霭理士
性心理学研究

第二卷

Havelock Ellis

SEXUAL INVERSION

性欲反向

〔英〕霭理士 著
吴杨义 邱娟 译

创于1897 商务印书馆
The Commercial Press

Havelock Ellis

SEXUAL INVERSION

(STUDIES IN THE PSYCHOLOGY OF SEX, VOLUME II)

根据威廉·海纳曼医学图书出版公司 1942 年版译出

译者前言

相较于西格蒙德·弗洛伊德（Sigmund Freud），与其同时代的哈夫洛克·霭理士在我国的知名度似乎并不算高。事实上，在性心理学领域，霭理士所做的贡献丝毫不亚于弗洛伊德在精神分析领域的成就，被公认为性心理学的奠基者。

1859年，霭理士出生于英国的克里登（Croydon），父亲是一艘远洋海轮的船长，常年在外工作。母亲是一位福音派基督徒。霭理士主要跟随母亲长大。青少年时期的霭理士似乎没怎么受母亲的清规戒律的影响，思维活跃，兴趣广泛，阅读了很多科学著作，其中包括英国医生詹姆士·辛顿（James Hinton）的《自然界的生命》（*Life in Nature*）。辛顿在书中感慨，若人类在性的问题上拥有更多的自由，那必然是一个幸福的新时代。霭理士由此受到触动，决定投身于性问题的研究。为了更好地实现自己的追求，1881年，霭理士进入了当时的圣托马斯医学院（St. Thomas's Hospital Medical School）学习。

对于辛顿的感慨和霭理士的触动，我们必须结合当时的时代背景来理解。辛顿和霭理士都生活在维多利亚时代的英国。尽管当时的英国经济处于蓬勃的发展期，各种科学发明层出不穷，文学艺术领域亦群星闪耀，但是在性的话题上，英国人保持了一贯的保守，甚至在医学领域也是如此。例如，霭理士曾抱怨，当时的医学手册竟然完全省略了关于性的生理学和解剖学知识。正是为了打破这种沉闷和压抑，让科学和理性之光照进一向被视为禁区的性领域，霭理士才萌生出探寻性问题的决心与追求。离开医学院之后的霭理士没有成为一名职业医生，而是围绕性的各个方面展开研究，著书立说，其中最具代表性的就是他于 1896 年至 1928 年陆续完成的《性心理学研究》(全七卷)。

《性欲反向》是《性心理学研究》的第二卷，1896 年先以德文出版，1897 年英文版首次出版。此书是第一部讨论同性恋的英文医学和心理学著作。可以想见，在性问题普遍被视为禁区的维多利亚时代，一本讨论同性恋问题的书籍会激起什么样的社会反映。也许可以说，即便在今天，同性恋在一定程度上依然是一个比较敏感的社会话题。在书中，霭理士抛开根深蒂固的社会偏见，基于科学研究的理性态度，将同性恋视为一种自然现象，反对将其理解为一种疾病或道德上的恶行。然而，这种超越时代局限性的远见在当时不可避免地遭到了误解。此书一度引起了警方的注意，有一位书商甚至遭到逮捕，罪名是售卖《性欲反向》这部“邪恶、下流和可耻的淫书”。

霭理士在第一章首先考察了性欲反向的定义及其与同性恋

的同异，追溯了“性欲反向”概念的发展过程。尽管“性欲反向”更多地凸显了同性恋的先天性因素，霭理士在书中经常在相同的意义上使用这两个概念。随后，霭理士基于已有的观察记录，详细地论述了同性恋在动物群体和人类社会当中的表现形式。通过归纳人类社会不同时期、不同国家和地区以及不同阶层的同性恋案例，霭理士认为有理由相信同性恋是一种普遍存在的自然现象。在欧洲及世界其他地方，同性恋的数量也许远远超出了人们的预期。在第二章，霭理士回顾了简短的同性恋研究史，强调同性恋问题是一个我们必须面对的社会现实问题。第三章的研究主题是男同性恋。在这里，霭理士倾向于把同性恋倾向理解为隐性性别的生理表达，以此解释出现在不同年龄段的同性恋冲动。在此基础之上，霭理士反对关于同性恋的传统分类，如先天性与习得性同性恋之分、真－伪同性恋之分，建议把所有具有性功能的人简单地分成三类：异性恋、双性恋和同性恋。第三章记录了 33 个男同性恋的具体案例，它们是霭理士开展研究的第一手资料，其中大部分来自同性恋者的个人自述。

第四章的研究主题是女同性恋。霭理士首先考察了世界各地的女同性恋现象，尤其是特定群体的女同性恋现象，如女演员、妓女、女学生、工厂女工等。从总体上来看，霭理士认为女同性恋与男同性恋同样普遍，尽管存在一定程度的差异。第四章记录了六个具体的女同性恋案例。在此基础之上，霭理士进一步讨论了女同性恋者的一般特征，如具备一定程度的男性化特征、喜欢穿男装、毛发异常等。在第五章，霭理士从民族、遗传、一般健康状况、春梦、生理异常、对异性的态度、艺术天赋、道德立场等角度，对自己所研究的案例进行了总体上的分析。霭理士强调了同性恋的遗传和先天性因素，认为反向者的自我认同感远远高于人们之前的推断。

第六章讨论了关于同性恋的现有理论，这些理论主要存在两种倾向：一种更多地强调它是一种习得性的后天行为；另一种更多地强调它是由先天性因素造成的。霭理士认为，两种倾向都有一定的道理，理性看待同性恋的方式必须同时考虑先天和后天的因素。霭理士把两种因素比喻成土壤和种子的关系：相同的种子（先天基础）撒进不同的土壤（后天影响），有些消亡了，有些则生根发芽，原因只能是土壤的差别。关于同性恋的先天基础，霭理士倾向于接受器质性双性恋的概念，即认为每种性别都是潜在的雌雄同体，在发育早期没有性别区分，随着发育的进行，雄性或雌性因素渐渐占据主导地位，直到个体发育成熟，只留下一些残留的异性特征。在同性恋者或双性恋者身上，原来的雄性或雌性因素因发育异常在数量或性质上出了问题，导致反向者在器质上的性冲动更适合同性，或者两种性别同时适用。霭理士推测，这种发育异常有可能与内分泌相关。霭理士同时强调，这种异常虽然偏离了正常轨道，但不应该被视为一种“病”，而仅仅是一种普通的有机体异常，就像红绿色盲或视－听联觉。

在第七章，霭理士首先讨论了针对同性恋的治疗方法，如阉割疗法、交往疗法、暗示疗法和精神分析疗法等。从整体上来看，霭理士对同性恋的治疗问题持否定态度，认为既无效果也无必要，与其把反向者“治愈”成表面上的正常人，不如让他们保持健康、自制和自尊；对于真正的器质性反向者，最理性的处理方式是自律和自我涵养，而不是压抑自己的本能。随后，霭理士考察了欧洲从古至今关于同性恋的法律问题。在霭理士看来，尽管法律一直对同性恋持反对态度，但这一点并没有影响同性恋的普遍程度。考虑到同性恋的真正性质，霭理士对当时英国关于同性恋的立法提出了质疑，认为有两个有责任能力的人，不论是同性还是异性，若私下自愿发生某种变态的性关系，法律不应该进行干预。对于社会态度和公众意见，霭理士的建议是避免走极端：一方面，不要指望它容忍那些玩世不恭和肆无忌惮的反向者；另一方面，也不能不分青红皂白一棍子打死，让反向者带着道德枷锁生活。

从总体上来看，《性欲反向》作为英语学界关于同性恋问题的开篇之作，兼具了学术性与通俗性。霭理士的文风通俗易懂，语言流畅自然，书中记录了大量人类学、民族学、心理学、法医学等相关学科的资料，对于我们了解和认识同性恋的真实性质大有裨益。全书结构严谨、逻辑清晰，以今天的学术标准来看，丝毫不亚于一部优秀的学术著作。把这样一部好作品译成中文，我们认为是一件十分有意义的事情。感谢李学梅和李婷婷两位编辑老师，若没有她们的慧眼，这部作品也许就像沧海遗珠，尚等着人们慢慢去发现。感谢冷雪涵编辑的辛苦编辑校对工作，若没有冷老师的细心谨慎和渊博学识，这部著作的首个中译本也许会留下过多遗憾。但即便如此，因原著所涉语种众多，概念庞杂，再考虑到霭理士把握该问题时所涵盖的历史深度和地域广度，想必译文中仍有疏漏之处，欢迎读者指正。

吴杨义　邱娟

桂林·雁山·桂林理工大学

目 录

第三版序言

威廉·奥斯特瓦尔德（Wilhelm Ostwald）曾经说过，同性恋是一个中世纪遗留下来的问题。在500年的时间里，反向一直和异端及女巫受到同等对待。这种看待问题的方式凸显了反向的社会和人文意义，而不是它的生物学及心理学意义。毫无疑问，反向问题的人文意义和科学意义同等重要。近些年来，随着对反向的科学价值的重视，围绕同性恋展开了大量的研究。

于是，在本书第二版发行之后的14年中，出现了大量相关的研究著作，因而有必要对其进行扩充和修订。几乎每一页都被重写并增加了内容，人名索引的长度增加了一倍。原书的结构改动更大，增加了16个新的案例，它们是我从其他案例中挑选出来的，有一定的代表性，且彼此各不相同。

在进行大量扩充的同时，也做了一些必要的删减。早期版本中很多简短和缺乏启发性的案例被删除了，另外还有三个看上去没有必要添加的附录也被删了。为了避免书中内容增加过多，我把上一个版本中关于异装癖或性审美反向的研究放到了第五卷，那儿的空间比这儿足。

哈夫洛克·霭理士

第一版序言

在讨论性本能的正常表现之前，我原本没打算出版一本研究性本能异常表现的著作。然而，这部分工作被先一步完成了。这样也好，我以后可以有更多的时间来完成核心部分的工作。我对计划的改变并不感到惋惜。

一开始，我没打算把性欲反向作为全书的主题。那时，我甚至打算把它当作一个令人不快的话题含糊过去，完全没想到要增加它的内容。幸而我及时发现，有几位我一向尊敬和仰慕的人天生具有这种异常。同时我也意识到，英国的法律和公众意见将这种本能的表达视为一种社会禁忌并加以惩处，且严厉程度超过其他任何国家，而这种本能在其拥有者看来似乎是正常的和自然的。因此，这个问题特别需要澄清和讨论。

毫无疑问，我们对于性欲反向者存在一种罕见的无知。我认识一些医生，在他们多年的经验中从未发现一位反向者。事实上，也许大家还记得 15 年前记录在研究文献当中的反向者，其总数还不如我在英国人身上发现的数量多。在我的第一个案例发表之前，还没有一个与监狱或精神病院无关的英国案例记录在案。可能有很多人从来没有意识到，对同性的性本能可能是天生的。事实上，假如列出当前一些女性反向者和男性反向者的名字，没有几个人不会感到震惊，他们在教会、政府、社会、艺术领域和文学界有着令人尊敬的地位。不能说他们都是天生的反向者，但大部分反向倾向是本能性的，出现在较小的年龄。大家必须记住，本书所讨论的每一个案例中的主人公既不是精神病人也不是囚犯。我们关注的是有着自由生活的人。除了有些人因自身的异常结构而承受巨大的痛苦，其他人都是正常的社会成员。有几位我们关注的反向者，其道德和艺术理想对他们的同类产生了广泛的影响力。大部分反向者本人对塑造这种理想的特殊结构一无所知。

我要感谢几位友人就该话题所做的笔记和观察，感谢他们给我写信提供帮助，尤其是 Z. 和 Q.，他们帮助我获得了大量可靠的案例；感谢附录中约西亚・弗林特（Josiah Flynt）关于流浪汉中的同性恋的研究（他的文章在《大西洋月刊》[*Atlantic Monthly*] 和哈珀 [Harper] 的杂志上引起了广泛地关注）；感谢基尔南（J. G. Kiernan）、弗兰克・利德斯顿（G. Frank Lydston）和塔尔博特（Talbot）几位医生在各方面为我提供的帮助；感谢美国女医生 K.，她不仅协助我获取案例，同时为本书提供了一个附录。

书中涉及医学或法医学的内容，包括大部分的案例，都曾刊载于过去 3 年中的《精神病学家和神经学家》（*Alienist and Neurologist*）、《精神科学杂志》（*the Journal of Mental Science*），《神经病学指要》(*the Centralblatt für Nervenheilkunde*)、《法医学杂志》(*the Medico-legal Journal*)和《性精神病档案》(*Archivo delle Psicopatie Sessuale*)。

出现在本书的案例都经过了轻微的删减，但其中所包含的心理学价值丝毫没有被削弱。由于本书英文版的出版工作出现延迟，我的一位朋友汉斯·库雷拉医生(Hans Kurella)翻译的德文版已经被收录在“社会科学图书馆丛书”(Bibliothek für Sozialwissenschaft，1896年)，他是《神经病学指要》的编辑。德文版包含一些在英文版中被删减和不那么重要的内容。另一方面，英文版中已经增加了足够多的内容，且全部经过了精心的调整。

最后要说的是，假如有人觉得我忽视了其他研究者提出的案例和论证，那绝不是因为我轻视先辈们在该领域做出的宝贵工作。唯一的原因是，我不想重复已经得出的结论，只想提出自己的研究结果。假如我没能提出一些新的事实，带来一些新的洞见，那么我也就没必要讨论这个话题了。

哈夫洛克·霭理士

第一章　导论

其他动物中的同性恋——低等民族——阿尔巴尼亚人——希腊人——爱斯基摩人——美国西北地区原始部落——欧洲士兵中的同性恋——欧洲下层社会经常表现出对同性恋的漠然——罗马的性欲反向——监狱中的同性恋——杰出人物和道德领袖群体中的同性恋——米雷——米开朗琪罗——温克尔曼——英国历史上的同性恋——沃尔特·惠特曼——魏尔伦——波顿关于同性恋的气候解释理论——民族因素——同性恋在今天的普遍性

1　这里所理解的性欲反向（sexual inversion），是指由先天体质异常引发的对同性的性取向。因此，它的范围比同性恋（homosexuality）要窄，后者包含所有的同性吸引，即便这种性吸引看起来是在自然对象偶然缺失的情况下发生的。在人类所有民族和大部分高等动物中间，普遍存在因性吸引的自然对象缺失而引发的同性恋现象。性欲反向直到近些年才被识别出来，此前一直和同性恋归为一类，而同性恋又通常被视为一种民族风俗或个人恶习，抑或是精神严重失常状态下的一种无关紧要的表现。[①] 进一步地，我们也需要将性欲反向及其他形式的同性恋与另一种反向区别开来，后者会让一个人觉得自己属于另一种性别，并尽可能地接受反向性别的品味、习惯和穿着，但性取向则依然正常，即保持异性恋。我把这种反向称为性审美反向（sexo-esthetic inversion）或异装癖（Eonism）。

2

我们这里所关注的性反常形态非常重要，而对它的命名则五花八门。大部分研究者困惑于怎么想出一个最好、最精确且不带偏见的名称。

早在1862年，乌尔里克斯（Ulrichs）基于柏拉图《会饮篇》中的著名神话给出了该领域第一个现代术语“Uranian”（Uranier）。后来，他又将其德语化，用“Urning”指男性反向者，“Urningin”指女性反向者，用“Urningtum”指反向现象本身。在此基础之上，他创造了大量相关术语，其中一些还相当时尚，只是它们过于奇特和惹眼，难以被大众接受。假如用在非德语中，它们当然不应该再具备德语形态。英语几乎不用

① 从整体上不加区别地看，就像警方那样，同性恋群体的数量似乎十分庞大。在法国，根据10年间（1860—1870年）流经其办公室的官方文件，卡利耶（M. Carlier）编制了一份多达6342人的鸡奸者名单，他们都在警方的管辖范围内。其中包括2049名巴黎人，3709名地方上的法国人，584名外国人。里面有3432人，或者说过半数人，不应该被判定存在违法行为。

“Urning”这个词，“Uranian”显然更合适。

在德国，第一个得到科学权威认可的概念是“反向性感觉”（Konträre Sexualempfindung）。它由韦斯特法尔（Westphal）于1869年提出，后来在克拉夫特-埃宾（Krafft-Ebing）和莫尔（Moll）的研究中得到运用。尽管为该领域内的早期权威所接受，也被看作是一个不带任何恶意且给出了模糊描述的术语，但它还是有点粗糙，现在德语中很少用，也从未走出德语，已经在很大程度上被“同性恋”所取代。“同性恋”的概念同样出现于1869年，只是一开始没有引起人们的关注，其创造者是一位鲜有人知，以柯本尼（Kertbeny）为笔名的匈牙利医生本克特（Benkert）。从语言学角度来说，“同性恋”一词是由希腊和拉丁两种元素杂糅而来，似乎显得粗俗，但其含义——同性吸引——则非常清晰，也不涉及任何态度问题。（爱德华·卡彭特[Edward Carpenter]曾建议将其改为“同类恋”[homogenic]以消除语言学上的杂糅特征，但这样一来意思就变了，成了“同类相恋”而非“同性相恋”，范围更广。德语中也已经有了表达此意的概念。）“同性恋”还有一个优点是，就其古典词源而言，它可以轻易地被翻译成多种语言。如今，对于我们正在研究的 3 现象，它成了使用范围最广的一般性概念。该领域内的首要权威希尔施菲尔德（Hirschfeld）直接以该概念作为其综合性著作的书名《同性恋》（*Die Homosexualität*）。

“性欲反向”（法语为“inversion sexuelle”，意大利语为“inversione sessuale”）的概念最初主要出现在法国和意大利。在法国，始于1882年沙尔科（Charcot）和马尼昂（Magnan）发表于《神经学档案》（*Archives de Neurologie*）关于这种异常案例的研究。在意大利，塔马西亚（Tamassia）在1878年的《精神病学实验评论》（*Revista Sperimentale di Freniatria*）上用到了这个概念。不过，我无法确定“性欲反向”的首次运用是在何时何地。在英语中，它可能远早于沙尔科和马尼昂的论文，首次出现在1871年10月《精神科学杂志》（*Journal of Mental Science*，当时由莫斯里医生［Dr. Maudsley］主编）刊登的一篇关于韦斯特法尔首篇论文的匿名评论中。在这篇文章里，德语的“Conträre Sexualempfindung”被翻译为“反向的性取向”（inverted sexual proclivity）。但据我所知，“性欲反向”在英语中的最佳运用出现在1883年西蒙斯（J. A. Symonds）私人印刷的论文《古希腊伦理学中的一个问题》（*A Problem in Greek Ethics*）中。后来，在1897年，这个概念在英语中得到了认可，我相信也是第一次得到公开的认可，即本书对它的认可。

在这里，我们没有必要过多谈论人们提出的其他诸多名称。（参见希尔施菲尔德的《同性恋》第一章关于命名的讨论；一些特殊概念可参见斯考滕［Schouten］的一篇论文，见《性问题》［*Sexual-Probleme*］，1912年12月。）倒是有一个古希腊的神学和法律专有名词“鸡奸”（sodomy，sodomia）必须被记住，因为它现在仍被广泛应用于关于此类性反常的讨论中，尽管现在通常是指肛交（intercourse *per anum*）的生理行为，甚至包括异性恋者之间的肛交，而与心理上的性取向少有联系。这个概念源自“罗得之访客”（Lot's visitors）的故事（《圣经》，“创世记”第19章）。索多玛城（Sodom）的居民想要与两位访客性交，随后索多玛和蛾摩拉城（Gomorrah）被毁灭。这个故事为此概念的应用提供了充分的基础，尽管犹太人认为导致索多玛覆灭的不是鸡奸，而是对穷人的冷酷无情。（J. 普鲁斯［J. Preuss］，《圣经－犹太医学》［*Biblisch-Talmudische Medizin*］，第 579—581 页）天主教和新教的神学家们也曾论证过，导致这些平原城市毁灭的不是同性恋，而是别的罪行。（如见《中间性类型年鉴》［*Jahrbuch für sexuelle Zwischenstufen*］第 4 卷第 199 页和希尔施菲尔德的《同性恋》第 742 页。）在德国，"鸡奸"一直被用来表示兽交，或与动物性交，但这种用法没有得到辩护。在英语中，有一个概念"buggery"与鸡奸的意思完全一样，同样经常被使用。"Bugger"（法语为 *bougre*）是"Bulgar"（保加利亚人）的变体。远古的保加利亚异教徒通常被认为喜欢鸡奸。每一个国家的人总是喜欢把其他国家的人与性变态联系起来。 4

本书采纳的术语是"性欲反向"和"同性恋"。第一个概念更多是指对同性有着与生俱来的、生理上的性冲动。第二个概念泛指同性相吸的一般现象，即便程度较轻和暂时性的同性相吸也在此列。也许要承认，并无精准的依据对这两个概念做出区分。但其所指现象之间的不同还是得到了普遍的认可。伊凡·布洛赫（Iwan Bloch）用"同性恋"表示先天性的同性相吸，用"伪同性恋"表示假的或模仿的同性相吸。对两种性别同时存在性取向的现象如今被称为"双性恋"（bisexual），这个概念比之前使用的"心理－性的雌雄同体"（psycho-sexual hermaphrodite）更方便。剩下的正常人被称为"异性恋"。

在对性欲反向案例展开较精确的科学研究之前，我们可以简要地了解一下它在各种动物及各个民族不同时期的表现。以前，这些有趣的现象要么几乎不为人知，要么是以完全不同的方式呈现在我们面前。

在家养或生活在限定区域内的动物中间，仅仅因为另一种性别的缺失，我们就可以轻易找到同性相吸的证据。① 古人也知道这一点。埃及人把两只雄松鸡视为同性恋的象征。亚里士多德指出两只雌鸽在周围没有雄鸽的情况下会相互交配。布丰（Buffon）观察到了很多例子，尤其是在鸟类之间。他发现，对于很多鸟类，如松鸡、家禽和鸽子，假如将同性关在一起，它们很快就会发展性关系，且雄性的同性关系比雌性出现的更快，也更频繁。更晚一些，圣－克莱尔·德维尔（Sainte-Claire Deville）观察到，当雄狗、公羊和公牛被单独关在一起，刚开始会焦躁不安并变得有攻击性，然后会获得一种持久的性兴奋，不再遵守发情规律，开始两两相配。不过，雌性的出现会立即让它们恢复正常状态。② 里斯本的邦巴尔达（Bombarda）声称，在葡萄牙，人们普遍知道，每一群公牛中间总会有一头

① 最早对动物同性恋资料（不含本书的案例）进行广泛收集是动物学家卡尔施教授（Prof. Karsch），见“动物中的鸡奸和雌雄同性恋”（Päderastie und Tribadie bei den Tieren），《中间性类型年鉴》第2卷。布雷姆（Brehm）的《野生动物》（*Tierleben*）中也包含很多例子。还可参见希尔施菲尔德《同性恋》中内容较短的第29章。

② H. 圣－克莱尔·德维尔，“寄宿学校及其对青年教育的影响”（De l'Internat et son influence sur l'éducation de la jeunesse），1871年7月27日宣读于道德与政治科学院，被引用在舍瓦利耶（Chevalier）《性欲反向》（*L'Inversion Sexuelle*）的第204—205页。

公牛乐于接受同伴的性变态。[①] 人们很容易就可以观察到，一头发情的母牛是如何让其他母牛变得兴奋，驱使它们扮演公牛的角色。拉卡萨涅（Lacassagne）也曾指出，尚未与异性发生关系的幼禽和幼犬，在完全自由的状态下会尝试进行同性性交。[②] 的确，我们经常可以观察到此类现象与类似的性反常，尤其在幼兽身上，尽管它们后期又会变得十分正常。在繁殖能力极强的白鼠身上，斯泰纳赫（Steinach）发现，雄鼠会在没有雌鼠的情况下进行同性性行为，尽管它们只和有着长久关系的同性发生性关系，较弱的雄鼠扮演被动角色。但只要雌鼠一出现，它们就会立即转向雌鼠。尽管它们偶尔不在乎性别，但事实上从不偏向同性。[③]

斯泰纳赫发现较弱的雄鼠会扮演雌鼠的角色。有意思的是，费雷（Féré）发现在昆虫当中决定同性恋中被动角色的是疲劳度。在金龟子那里，是由刚与雌性分离的雄性在另一只雄性那里扮演被动角色（同性恋关系中的罕见现象）。[④]

---

① M. 邦巴尔达，“国际犯罪人类学会议报告”（*Comptes rendus Congrès Internationale de L' Anthropologie Criminelle*），阿姆斯特丹，第 212 页。

② 拉卡萨涅，“动物犯罪”（De la Criminalité chez les Animaux），《科学杂志》（*Revue Scientifique*），1882 年。

③ 斯泰纳赫，“比较生理学研究”（Untersuchungen zu vergleichende Physiologie），《生理学全集》（*Archiv für die Gesammte Physiologie*），第 56 卷，1894 年，第 320 页。

④ 费雷，“生物学学会报告”（*Comptes-rendus Société de Biologie*），1898 年 7 月 30 日。也许我们可以将其与 E. 塞卢斯（《动物学家》[*Zoologist*]，1901 年 5 月和 9 月）对一只凤头鸊鷉的观察联系在一起。在交配过后，雄鸟和雌鸟会互换角色。鸽子身上也存在此类现象。塞卢斯提出这是原始雌雄同体的痕迹。但也许要指出来的是，一般而言雄性在性交中比雌性消耗更多体力。这一事实也许支持雌雄角色互换的行为。

6 同性恋似乎在鸟类之间尤为常见。正是鸟类之间的同性关系引起了古人的注意。更晚一些，人们已经观察到了无数有趣的现象。一位细心的鸟类观察者塞卢斯（Selous）发现，雄性流苏鹬（*Machetes pugnax*）会因为雌性的忸怩羞怯而性压抑，于是雄性经常寻求同性性交。更令人惊讶的是，雌性流苏鹬也会彼此间献殷勤和交配，甚至在雄性在场的情况下。[①] 我们也许可以把这种现象与鸟类高度的性发育、它们可能存在的勃起难度以及漫长的求偶期联系起来。

在高等动物当中，雌猴甚至在长大之后（据莫尔得到的信息）彼此间也会有性的互动，尽管很难说清楚这在多大程度上只是游戏。法兰克福动物园的主管塞茨医生（Dr. Seitz）曾给过莫尔一份详细的观察记录，其中记录了动物园中各种动物不同性别的同性恋现象（印度黑羚［*Antelope cervicapra*］，瘤牛［*Bos Indiens*］，山羊［*Capra hircus*］，绵羊［*Ovis steatopyga*］）。[②] 对于所有的这些案例，我们看到的不是"性欲反向"，而仅仅是性本能的偶然偏离。相似的替代物唤起了这种性本能。在自然对象缺失的情况下，这种本能甚至会被弥漫的感情因素唤起。

---

① E. 塞卢斯，"鸟类中的性选择"（Sexual Selection in Birds），《动物学家》，1907年2月，第65页；5月，第169页。一般性的性畸变在鸟类当中并不少见；如见 A. 海姆（A. Heim），"热带鸟类的性畸变"（Sexuelle Verirrungen bei Vögeln in den Tropen），《性问题》，1913年4月。

② 见莫尔，《关于性欲的研究》（*Untersuchungen über die Libido Sexualis*），第1卷，1898年，第369、374—375页。关于动物同性恋现象的总结，见 F. 卡尔施，"基于动物中的鸡奸和雌性同性恋相关文献的研究"（Päderastie und Tribadie bei den Tieren auf Grund der Literatur），《中间性类型年鉴》，第2卷，1899年，第126—154页。

7

尽管还没有确定的观察记录，但是在动物身上，我们很有可能发现真正的性欲反向，即更愿意在同性那里寻求性满足的自然倾向。研究鸽子的意大利权威穆乔利（Muccioli）发现，比利时信鸽可能进行由性欲反向导致的同性行为，甚至在大量异性就在周围的情况下。① 这种情况似乎属于真正的反向，尽管我们不知道它们是否同时对异性感兴趣。鸽子家族好像特别容易出现性反常。贝利－迈特尔（M. J. Bailly-Maitre）是一位具有丰富知识和敏锐观察力的饲养员。他在给吉拉德（Girard）的信中写道："它们的举止习惯非常奇特，而且谁观察它们越久，它们还越可能避开谁。没有什么动物比它们更放纵了。雄性与雄性交配，雌性与雌性交配，且后者更频繁，通常发生在幼龄期，约两岁的时候。我曾有好几对同性相配的鸽子。在几个月里，有两只雄鸽就像真正的配偶，彼此之间的互动十分自然。同巢的幼鸽有时候会发生这种情况。为了让它们繁殖，我们不得不将它们分开，各自与一只雌鸽关上几天。"② 柏林动物园也曾观察到，两只同性的鸟儿会偶尔黏在一起，对屡次经过身边独自活动的异性不为所动。例如，有两只埃及公鹅从各个方面来看都是一对配偶，总是在一起活动，不停地驱赶任何试图靠近的母鹅。类似的，有一只澳大利亚雄麻鸭还和其他物种的雄性配成了一对。③

---

① 穆乔利，"鸽子的堕落与犯罪"（Degenerazione e Criminalità nei Colombi），《精神病学档案》（*Archivio di Psichiatria*），1893 年，第 40 页。

② 《生物学家媒介》（*L'Intermédiare des Biologistes*），1897 年 11 月 20 日。

③ R. I. 波科克（R. I. Pocock），《田园》（*Field*），1913 年 10 月 25 日。

在一般的鸟类当中，人们有时候会发现，性欲反向似乎还伴随着反向性别第二性征的发展。有一位家禽饲养员描述了一只母鸡（杜金鸡）像一只公鸡那样打鸣，只是声音更尖锐，像一只小公鸡，而且还有着在公鸡身上从未见过的巨大鸡冠。这只母鸡经常试图把身边的母鸡压在身下交配。与此同时，它下蛋早，体积大，时间也规律。①在鸭子当中，人们也偶尔观察到母鸭可能具有雄鸭的毛色和性取向。此类观察记录在未来很可能会急速增长。动物当中真正意义上的性欲反向要比我们现在发现的更普遍。

在人类所有民族当中都可以发现同性恋的痕迹，有时候还十分普遍。在这个问题上，我们有可能搜集到相当多的证据。②但不幸的是，我们所依赖的记录来自旅行者及其他人，而他们耻于和同性恋者们接触，也不知道调查的要点是什么。因此，我们很难在任何低等民族那里发现真正意义上的性欲反向。旅行者们只会把同性恋模糊地理解为违背自然的罪行，而不是定义其中的真正关系，更不会去研究其中的性冲动在多大程度上是天生的。

从整体角度来解读关于各低等民族同性恋现象的已有记录，我们似乎不得不承认，存在一种普遍的自然本能推动男性同性

---

① R. S. 卢瑟福（R. S. Rutherford），“打鸣的母鸡”（Crowing Hens），《家禽》（*Poultry*），1896 年 1 月 26 日。

② F. 卡尔施－哈克（F. Karsch-Haack）教授在其 1911 年出版的巨著《原始民族的同性生活》（*Das Gleichgeschlechtliche Leben der Naturvölker*）中对此已给出充分的证明。他在 1901 年第 3 卷的《中间性类型年鉴》上也曾发表过一份相对简短的研究。

恋关系的发展，尽管在极少的情况下是出于社会目的。就整体而言，不自然的性交（鸡奸）已经被视为一种反社会的过失，有时候会受到最严厉的惩罚。例如，古墨西哥、秘鲁和中国是如此，波斯人、希伯来人以及伊斯兰教徒亦是如此。

甚至在人类历史的初期，我们也能够发现同性恋的迹象，不论它们是否得到允许。《汉谟拉比法典》及其他持敌视态度的文献就表明了同性恋在亚述和巴比伦的存在。[①] 至于埃及，弗林德斯·皮特里（Flinders Petrie）曾发现一些埃及草纸，经格里菲思（Griffiths）翻译之后，奥菲勒（Oefele）有过相关的讨论。[②] 从中我们可以发现，同性恋行为具有四千多年的漫长历史，古埃及人甚至把霍鲁斯（Horus）和赛特（Set）两位神灵塑造为同性恋者。古埃及人极为崇尚男性之美，似乎从不认为同性恋应当受到惩罚或斥责。还有一点值得一提的是，古埃及的妇女有时候也非常具有男子气概。赫斯菲尔德指出，介于两性之间的中间性别在古埃及人当中尤为盛行。[③]

9

也许有人会忍不住去想，当需要减少人口数量的时候，同性恋就会得到鼓励。亚里士多德曾说这就是克里特岛的法律允许同性恋存在的原因。哈顿（Haddon）教授告诉我，在托雷斯

① 关于这个问题的简要讨论可参见布伦斯·迈斯纳（Bruns Meissner）的“亚述学研究”（Assyriologische Studien），载于《近东社会研究》（*Mitteilungen der Vorderasiatischen Gesellschaft*），1907 年第 4 期。

② 《实用皮肤病学月报》（*Monatshefte für praktische Dermatologie*），第 29 卷，1899 年，第 400 页。

③ 希尔施菲尔德，《同性恋》，第 793 页。

海峡（Torres Straits）有一位当地人就因为这一点支持鸡奸。[1]然而从整体来看，没有什么证据表明基于这种目的的同性恋。同性恋似乎主要盛行于士兵和尚武民族当中。战争期间因为与女人分离，同性恋的本能得以发展。例如，它盛行于迦太基人（Carthaginians）、诺曼人（Normans）以及尚武的多里安人（Dorians）、塞西亚人（Scythians）、鞑靼人（Tartars）和凯尔特人（Celts）。[2]若没有出现强烈的道德谴责，这种本能就会培育起来，被理想化为一种军事美德，部分是因为它缓解了对温柔的家庭女性的思念，部分是因为它似乎可以增强英雄主义和团体精神（*esprit de corps*）。从大卫对约拿单的悲叹中，我们可以感受到野蛮的尚武民族的同袍之谊“传递着女人的爱”，尽管没有证据表明这种关系是一种性关系。不过，在新喀里多尼亚（New Caledonia），士兵之间的友谊无疑是一种同性恋，且得到了认可和管理。根据福里（Foley）的看法，由鸡奸建立的手足之情比血缘上的手足之情更神圣。[3]而且，我们最近在一个现代欧洲民族——阿尔巴尼亚人——那里发现了相同的案例。

罕（Hahn）在其《阿尔巴尼亚研究》（*Albanische Studien*,

---

① 彼尔德莫（Beardmore）也提到，鸡奸在新几内亚就因为这个原因而被“定期地放任”。（《人类学研究所杂志》[*Journal of the Anthropological Institute*]，1890年5月，第464页。）

② 有医学人士告诉我，同性恋在印度的锡克教徒当中很普遍，他们是印度最好的兵源。

③ 福里，《巴黎人类学学会通讯》（*Bulletin Société d'Anthropologie de Paris*），1879年10月9日。

1854年，第166页）中讲到，16至24岁的青年男子喜欢12至17岁的男孩。盖格（Gege）地区的男子会在24或25岁左右结婚，之后通常会放弃对男孩的喜爱，但不一定总是如此。据罕记载，下面这段话是一位盖格男子对他讲的原话："对男孩的爱如阳光般纯粹。心上人在心目中的地位高如圣人。这是人类的心胸所能承载的最高贵的激情。年轻男子的美貌让爱慕者惊叹，对这份美貌的期待让他欣喜难耐，全身心地投入其中。一见心上人，目光便无法移开；未见心上人，心中唯有万分思念，别无他想。假如心上人突然出现在眼前，他便惊慌失措，面色一会儿红一会儿白；他心跳加速，呼吸困难，所闻所见唯有所爱。不敢用手碰他，只敢亲他的额头，用诗歌唱出对他的赞美。对女人的爱则不至如此。"其中有一首阿尔巴尼亚盖格人的爱情诗是这么写的："太阳在清晨升起，小男孩，就如同你向我走来。黑色的双眼令我神魂颠倒，毫无招架之力。"

还需要补充的一点是，非常熟悉阿尔巴尼亚人的维甘德教授（Prof. Weigand）向贝特保证（Bethe，《莱茵语言学博物馆》[*Rheinisches Museum für Philologie*]，1907年，第475页），罕所描述的这种关系确实与性有关，尽管他的描述带有一定理想主义的色彩。数年前有一位在阿尔巴尼亚旅游的德国学者向纳克（Näcke）保证，他可以完全证实罕的陈述，尽管很难提供确凿的证据（纳克，《中间性类型年鉴》，第9卷，1908年，第327页）。他怀疑这种关系并非完全虚构。大部分此类关系发生在穆斯林当中，不过在基督徒中间也存在，还能够在教堂里得到牧师的祝福。这位作者提到，嫉妒经常发生，甚至会因为某个男

11

孩引发谋杀。

还有一点要提到的是，在楚科奇人（Tschuktsches）、卡查达尔人（Kamschatdals）及相关族群中（据1913年1月份的《性问题》在第41页引述的一篇俄罗斯人类学期刊论文）存在男性与男性之间的婚姻，偶尔也有女性与女性的婚姻，且有正式的仪式，得到公开承认。

阿尔巴尼亚人有可能和希腊多里安人的祖先具有相同的血统。对同性恋的公开承认，最重要也是最为人所知的民族，是在军事、伦理学以及理性创造方面处于巅峰时期的希腊人。就像前面提到的例子一样，同性恋倾向在这时候通常被认为可以带来好处，因而得到宽恕，甚至被培育成一种美德。普鲁塔克（Plutarch）屡次提到希腊的一种古老说法：贝奥蒂亚人（Beotians）、斯巴达人（Lacedemonians）以及克里特人（Cretan）最好战，因为他们有着最为强烈的爱；据说，一支由同性恋组成的军队是不可战胜的。好像是多里安人将娈童恋（*paiderastia*）这个概念作为同性恋的希腊语形式引入希腊，他们是最后一批入侵者。强壮的西北山地民族（其生活地域包括今天的阿尔巴尼亚）在整片地区蔓延开来，包括各个岛屿及小亚细亚，成为统治阶层。当然，同性恋在他们来之前就已经存在了。不过，是他们使得同性恋成为了一种荣耀。荷马从未提到这一点。据我们所知，同性恋也未能在伊奥尼亚或爱奥尼亚取得合法地位。贝特曾就多里安人的娈童恋有过珍贵的论述，其中提到多里安人承认一种同性婚姻，甚至是与被虏获的男孩之间的婚姻。贝特相信，从这种行为的盛行度来看，多里安人在入侵希腊前就形成了普遍的习俗。这种结合甚至还借助宗教仪式得到认可。而且，在克里特岛，年轻的贵族若没有同性情人会被视为一种耻辱，意味着人品不好。通过娈童恋，一个男人在所爱的年轻人身上以性交的方式传播自己的“美德”。 12

后来，娈童恋在希腊更多与体育运动而非战争相关，并通过诗歌和哲学得到了升华。毋庸置疑，埃斯库罗斯（Æschylus）和索福克利斯（Sophocles）都怀有对男孩的喜爱之情。而柏拉图在对话中对它的理想化表述使得自己的名字与它几乎被等同。早期的《查密迪斯篇》（*Charmides*）就描述查密迪斯这位年轻人的俊美及其激起的骚动。但即便在早期对话中，柏拉图也只是有条件地认同性交意义上的娈童恋。在《法律篇》中，他从整体上否定了娈童恋并加以谴责。[①]

贝特对希腊早期的娈童恋进行过非常有趣的研究。他发表过“多里安男孩的爱”（Die Dorische Knabenliebe，《莱茵语言学博物馆》，1907年）。西蒙斯就娈童恋后期特征，尤其是反映在古希腊文学作品中的娈童恋，写过一篇论文《古希腊伦理学中的一个问题》。这篇文章曾包含在本书早期的德语版本中，不过还没有以英语出版。（尽管作者在1883年私人印刷了十二份，也曾被他人私自盗印。）保罗·布兰特（Paul Brandt）在《中间性类型年鉴》的第8卷（1906年）和第9卷（1907年）中也研究了

---

① 如见O. 基弗（O. Kiefer），“柏拉图关于同性恋的立场”（Plato's Stellung zu Homosexualität），《中间性类型年鉴》，第7卷。

古希腊诗歌中的娈童恋；奥托·卡耐普（Otto Knapp）在研究中试图展现娈童恋的感官之欲（《人类繁衍》[*Anthropophyteia*]，第3卷，第254—260页）。另一方面，里希特（Licht）在某些方面与贝特一样，关注娈童恋中的道德因素（《性科学杂志》[*Zeitschrift für Sexualwissenschaft*]，1908年8月），指出它在道德方面的积极影响，并论证这在很大程度上使得娈童恋被认为是神圣的。里希特同样出版了一本知识含量丰富的学术著作，研究了阿提卡喜剧中的娈童恋，并评论说"没有娈童恋的古希腊喜剧是不可设想的"（《人类学》，第7卷，1910年）。斯特凡努斯（P. Stephanus）充分发掘了古希腊诗集中的娈童恋（《中间性类型年鉴》，第9卷，1908年，第213页）。研究过苏格拉底与同性恋之关系的基弗得出结论认为，苏格拉底是一名双性恋者，只是他的性冲动被升华了（基弗，"苏格拉底与同性恋"[Socrates und die Homosexualität]，《中间性类型年鉴》，第9卷，1908年）。另要补充的一点是，近来关于娈童恋的诸多研究成果归纳在希尔施菲尔德的《同性恋》的第747—788页、爱德华·卡彭特1914年出版的《原始部落中的中间类型》（*Intermediate Types Among Primitive Folk*）的第二部分、布洛赫的《卖淫》（*Die Prostitution*）第1卷第232页及以下诸页、《梅毒溯源》（*Der Ursprung der Syphilis*）第2卷第564页。

13

除了古希腊，似乎只有阿拔斯王朝（Abbasids）之后的波斯和阿拉伯文学对娈童恋形式的同性恋持温和态度并赋予其一定的美学情感，尽管《古兰经》禁止这种行为。①

生活在君士坦丁堡的德国反向者们告诉纳克，同性恋在君士坦丁堡极为普遍。大部分文明的土耳其人既会与男孩发生关系，也会与女人发生关系，尽管只有少数人是真正的同性恋。由此观之，他们的态度似乎主要受习俗和传统的影响。成年男性很少彼此间有同性关系，他们的对象通常是一位 12 至 18 岁的男孩。可以说，精英阶层中的这种现象与古希腊的娈童恋非常相似。不过，普通的同性卖淫行为较为普遍，在君士坦丁堡诸多经常通宵开放的澡堂中尤为盛行。澡堂中的侍者都是年轻人，几乎无需引诱，他们会主动在这方面满足客人。通常是通过相互的或单向的自慰，只要客人需要。这种行为尽管很少被提起，但几乎是公开的，据说不存在由此引发的敲诈勒索。②然而到了现代，阿德勒・贝（Adler Bey）认为土耳其的同性卖淫现象几乎绝迹了。③

有大量证据表明，同性性行为广泛存在于欧洲之外的世界各地，且不含任何明显的社会或道德目的。只是它们在多大程度上是与生俱来的，这一点往往值得怀疑。例如，在中国有专门的房间作为男性卖淫的场所，在数量上远少于用于女性卖淫的青楼，因为同性恋在中国并不普遍（在海外中国人之间盛行 14

① 贝特，引文同上，第 440 页。不过，根据 F. S. 克劳斯（F. S. Krauss，《日本人的性生活》[*Das Geschlechtsleben der Japaner*]，第 13 章，1911 年），在日本古代（1868 年的革新之前），武士们与其青年侍者的关系也类似于古希腊人的这种关系。

② 《犯罪人类学档案》（*Archiv für Kriminal-Anthropologie*），第 106 页，1906 年。

③ 《性科学杂志》，1914 年，第 2 册，第 73 页。

是因为缺少女人），而且主要发生在北方。[①] 富人在设宴之时，通常以女人的吹奏吟唱助兴，男孩们则陪侍在桌旁，以自己的巧言令色取悦客人。他们被精心培养出来，受过很好的训练。其精神素养甚至比肉体魅力更为人所看重。女性则没有这么好的待遇，也不会这么受重视。宴会过后，少年们通常会得到一笔可观的小费回家。接下来发生过什么，中国人很少提。看上去，这种关系经常会孕育出真正的深厚情感，一开始是柏拉图式的，最终是肉体的。后者在中国人看来并不是一件很值得关注的事情。在中国小说中，通常是某位文弱书生献身于同性之爱，正常爱恋的所有铺垫和发展都可从中找到，而肉体的结合则可能终结这段情感。然而在中国，违背自然伦常，即便是自愿之举，也可能招来惩罚，竹棍杖责一百下并关押一个月。至于更暴虐的惩罚，最重莫过于斩首。我不知道同性恋有多大的可能性被判处死刑。根据马提尼翁（Matignon）的观点，相较于欧洲，同性恋在中国受到了更多的约束和限制。他认为，这也许与中国人的一个特点有关：不同于欧洲人，他们从不与女人发生不自然的关系。马提尼翁对中国人这一风俗的解释也印证了莫拉赫（Morache）之前的说明。他说尽管同性恋很少被提

① 类似于中国和北亚其他诸多地区，在土耳其斯坦的萨特人（Sarts）当中，也存在一个受过良好训练和教育的同性卖淫阶层。据说因为一夫多妻制导致女性相对稀缺，再加上妇女的无知和粗俗，这个阶层的分布极为普遍，他们和陪浴侍者（*batsha*）有着相同的称呼。这种习俗有可能是从波斯传到土耳其斯坦来的。（赫尔曼［Herman］，“萨特人的娈童恋”［Die Päderastie bei den Sarten］，《性问题》，1911 年 6 月。）这似乎意味着，波斯有可能是这种相对高雅的同性恋形式在北亚地区的扩散中心。

起，但没有被看不起。他就男孩卖淫描述了一些有趣的细节。那些四岁左右被父母出卖（有时候是被拐卖）的男孩在接受教育的同时，也会进行特殊的身体训练（中国的妇女没有这项活动）。他们还被教会吹拉弹唱和吟诗作画。饭馆的伙计们一旦接到富人的宴会订单，总是知道上哪儿去寻找这些年轻的绅士。他们一般由一位保镖跟随，通常也不会发生严重的意外，因为他们知道自己的价值，钱也并不总是够花。他们非常柔弱有女人味，穿着奢华，香气袭人，几乎从不步行前往。不过，也有比这更低等的同性卖淫活动。①

印度的同性恋行为则比较显眼。迪布瓦（Dubois）提到了用作男性卖淫的房子，其中的男人像女人一样打扮，模仿女人的行为举止。② 波顿（Burton）在其翻译的《一千零一夜》（*Arabian Nights*）"结语"中写到，查尔斯·纳皮尔（Charles Napier）爵士在1845年征服和兼并信德地区（Sind）之时，在卡拉奇（Karachi）发现有三所妓院住着阉人和男孩。波顿曾受命前往采访他们。不过，就整体而言，印度人对于同性恋似乎持厌恶态度。在阿富汗，同性恋得到了更普遍的接受。波顿说 16

① 莫拉赫，"中国"（Chine）词条，《医学科学百科全书词典》（*Dictionnaire Encyclopédique des Sciences Médicales*）；马提尼翁，"中国的娈童恋"（La Pédérastie en Chine），《犯罪人类学档案》，1899年1月；乔芬（Von der Choven）在《神经学档案》中有过小结，1907年3月；茨－童－法（Scié-Ton-Fa），"中国的同性恋"（L'Homosexualité en Chine），《催眠术》（*Revue de L'Hypnotisme*），1909年4月。

② 《印度人的习俗》（*Moeurs des Peuples de l'Inde*），1825年第1卷的第2部分和第12章。在波顿提到的拉合尔（Lahore）和勒克瑙（Lucknow），达维尔（Daville）描述道"男人穿得像女人，戴花冠，长发飘飘，步履姿态、声音腔调无一不模仿女人，搔首弄姿，与追随者们眉目传情。"

“每一个商队都带着大量的男童和青少年，他们一身女人的装扮，涂眼影、抹腮红、留长发、涂指甲，奢华地骑在驼篮上。”

假如我们把目光转向新大陆，就会发现，在美洲的印第安人中，从阿拉斯加的爱斯基摩人到南边的巴西，再到更远的南方，都存在同性恋的风俗。它有时候被视为一种部落荣耀，有时候人们对它漠不关心，有时候会受到蔑视，但总是可以被容忍。尽管有地域性的区别，但总体而言还是有很多共同点。我能找到的最早的描述，是朗斯多夫（Langsdorff）[①] 关于阿拉斯加奥纳拉斯卡的阿留申人（Aleuts of Oonalashka）的记载：“假如男孩恰好长得俊美，一般会被当作百分之百的女孩来抚养，教给他们女人用以取悦男人的技能；他们的胡须一旦长出来就会被拔掉，下巴也会纹上女人纹的图案；他们的胳膊上和腿上都佩戴玻璃珠子制成的首饰，像女人那样捆扎和修剪头发，供这个地方的男人做情妇。这种令人震惊的、非自然的和不道德的行为很早以前就出现了，迄今没有受到任何的限制。这种男性被称为‘受嬖’（*schopans*）”。

朗斯多夫发现，这种习俗在贡亚嘎斯人（Konyagas）那里更为普遍。他提到，虽然母亲们是以这种方式养育自己的小孩，但她们看上去还是非常爱他们。大约在同一时期，李森斯基（Lisiansky）告诉我们：“就岛民们的所有习俗来说，最令人厌恶的是被称为‘受嬖’的男人，与男人生活在一起，替代女人的位置。他们自婴儿时期开始就与女性一起长大，被教会所

① 《远航与旅行》（*Voyages and Travels*），1814 年，第 2 部分，第 47 页。

有女人的技能。穿着打扮与行为举止与女人是如此相近，以至于陌生人会理所当然地把他们看成女人。这种令人憎恶的行为 17 之前是如此之盛行，以至于谁家房子里住着这么一位怪物都会被看作是有好运。然而，这种恶习存在的基础正日渐瓦解。”[①] 他提到有一位牧师差点与两个男人结婚，幸好有一位翻译进来告诉了他真相。

在阿拉斯加的爱斯基摩人那里，这种行为显然一直盛行到了最近。恩格尔曼医生（Dr. Engelmann）告诉我说，曾经有住在阿拉斯加巴罗角（Point Barrow）附近的人告诉他，在一个相对较小的家庭里最多可以找到五个这样的人（不了解情况的陌生人称其为两性人）。霍姆伯格（Holmberg）曾引用大卫杜夫（Davydoff）的描述，[②] 说男孩们之所以被选为“受嬖”是因为他们长得像女孩。这一点比较有意思，因为它暗示着“受嬖”的女性化不仅仅源自后天的培养，很有可能先天的女性特质也起到了作用。

在路易斯安那、弗罗里达、尤卡坦（Yucatan）等地，也存在或曾经存在类似的习俗。在巴西，有些男性像女性一样打扮，仅从事女性的工作。他们的地位并不是很高，[③] 被称为“库

① A. 李森斯基，《远航》（*Voyage*）等，伦敦，1814 年，第 1899 页。

② 《民族志概览》（*Ethnographische Skizzen*），1855 年，第 121 页。

③ 马蒂乌斯（C. F. P. von Martius），《美洲民族志》（*Zur Ethnographie Amerika's*），莱比锡，1867 年，第 1 卷，第 74 页。在古墨西哥，伯纳德·迪亚兹（Bernal Diaz）写道：“那里有各种形式的鸡奸行为，许多年轻人打扮成女人，游走于人群之中，以这种可耻的职业谋生。”（*Erant quasi omnes sodomia commaculati, et adolescentes multi, muliebriter vestiti, ibant publice, cibum quarentes ab isto diabolico et abominabili labore*）

迪娜斯”(*Cudinas*),已行割礼。在新墨西哥的印第安人村庄普韦布洛(Pueblo),这种人被叫做“穆杰拉多斯”(*mujerados*,意为“堕落的色鬼”,由玩弄女性的人[*mujeriego*]蜕变而来),在当地的同性恋行为中,他们是主要的被动受施者。据说,他们的女性特质是在小时候通过有意识的频繁手淫和持续性的骑马活动塑造出来的。[①]

在美国西北地区的所有部落中也都可以发现性欲反向的案例。蒙大拿人称这种反向者为“都不是”(*boté*,“不男不女”);华盛顿的印第安人称其为“不都是”(*burdash*,“半男半女”)。18 赫尔德医生(A. B. Holder)对“都不是”有过仔细的研究,[②] 发现他们穿着女人的衣服,说话和行为举止都很女性化。穿着和行为举止在童年时期就开始培养,但性行为直到青春期才会发生。性交的方式是口交(*fellatio*)。他们在给他人口交的同时,自己也很可能体验到性高潮。“都不是”不是鸡奸者,尽管这些印第安人经常发生鸡奸。赫尔德给一位非常讨人喜欢的“都不是”做过检查,此人身形极佳,富有魅力,健康状况近乎完美。尽管很不情愿,他还是同意配合进一步的检查。赫尔德发现他的性器官很正常,尽管与体格不成比例,没有预期的大。他从未与女人有过性交。脱掉衣裤之后,像一位羞怯的女子一样夹紧双腿,把性器官完全隐藏起来。赫尔德说他的大腿“真是超乎我的想象”,和女人的一样圆润。他曾听到一位“都不是”“乞求一位印第安人男性接受自己的爱抚”。赫尔德说“有

① 哈蒙德(Hammond),《性无能》(*Sexual Impotence*),第163—174页。

② 《纽约医学杂志》(*New York Medical Journal*),1889年12月7日。

一位小伙，在学校寄宿期间被发现经常偷穿女人的衣服，于是受到了惩罚。不过他最后从学校逃走了，成了一位‘都不是’。这是他的天命。”

在19世纪初的大溪地（Tahiti），特恩布尔（Turnbull）[①] 发现“在这个国家有一群男人，其公开职业是如此之令人厌恶，以至于我们的高雅语言都不允许提起它。他们被当地人称为‘玛互斯’（*Mahoos*）；他们的穿着、姿态和举止和女人一样，具有女人一切令人惊奇的怪脾气和风骚自负。他们也主要和女人们打交道，女人们也乐意与其混在一起。因为行为举止像极了女性，他们的工作也与女性一样，做衣服、帽子和垫子；他们的变化是如此之彻底，假如没有人给我指出来，我完全看不出来他们是男人。我要补充的是，几乎只有首领们对这种可恶行为持鼓励态度。这一点让我感到了少许宽慰。”

19

在马达加斯加的撒卡拉瓦人（Sakalaves）当中，按照拉内特（Lasnet）的描述，有些男孩被叫做“色卡特拉”（*sektra*）。他们显然是因为弱小或长的精致，被挑选出来被当作女孩抚养长大。他们的生活也和女人一样，与男人性交，可能通过鸡奸，也可能不通过鸡奸，以回报取悦他们的男人。[②]

在桑吉巴尔（Zanzibar）的黑人当中，据说各种形式的同性恋非常普遍，而且被认为是先天性的（也有后天获得的）。据说

---

① 特恩布尔，“1800年环球远航”（A Voyage Round the World in the Year 1800）等，1813年，第382页。

② 《殖民地卫生医学年鉴》（*Annales d'Hygiène et de Médecine Coloniale*），1899年，第494页。

这是受阿拉伯人影响的结果。先天性反向的男性在很小的年纪就表现出了对女性职能的兴趣，同时也缺乏男性职能的资质。随着他们慢慢长大，开始穿女人的衣服，梳着女人的发型，其行为也完全像女人。他们只与女性及男妓交往，通过模拟男女性交或肛交的方式获得性满足。从外观上看，他们与普通的男妓类似，后者在桑吉巴尔很常见。但值得一提的是，本地人对他们和男妓有着明确的区分。后者往往被瞧不起，但前者因为“受上帝旨意”如此，是可以接受的。①

同性恋普遍存在于非洲的各个地区。在乌亚维茨（Unyamwezi）和乌干达已经发现了男子女性化（*effeminatio*）和被动鸡奸的案例。在上刚果（Upper Congo）地区的班加拉人（Bangala）当中，男性之间的鸡奸非常普遍，尤其是在远离家乡身居异地或外出捕鱼之时。然而，假如一个男人与女人通过肛门性交，在以前可能会被处死。②

20 在新几内亚部分地区的巴布亚人（Papuans）当中，就像前

---

① 奥斯卡·鲍曼（Oskar Baumann），“桑吉巴尔地区黑人中的性欲反向现象”（Conträre Sexual-Erscheinungen bei die NegerBevölkerung Zanzibars），《民族学杂志》（*Zeitschrift für Ethnologie*），1899年，第6册，第668页。

② J. H. 维克斯牧师（J. H. Weeks），《人类学研究所杂志》（*Journal Anthropological Institute*），1909年，第449页。有一位美国医学人士写信告诉我，说同性恋在美国的黑人当中极度盛行。“我有很好的理由相信，”他写道，“它在黑人当中的流行度远远超过在任何白种人当中的流行度。假如说性欲反向是‘文明’的代价，那么这一点就很有意思了。也许，相对于他们的能力，黑人要比我们的文明程度更高。无论如何，他们的这种文明是被赋予的，而不是通过漫长的进化获得的。一般而言，有色人种中的反向者渴望与白人男性交往，但同时也不反感所属民族内部的男性。我相信，美国有10%的黑人是性欲反向者。”

面所提到的，据说对同性恋的认可度挺高。也许是为了方便，也许还有人口方面的考虑。[①] 但是在大不列颠新几内亚的里戈区（Rigo district），不存在鸡奸的习俗。塞利格曼医生（Dr. Seligmann）是前往托雷斯海峡的剑桥人类学远征队的成员，他有一些非常重要的发现。他观察到几位男性和女性从外表来看显然属于先天性的性欲反向，并且带有一定程度的审美反向，甚至有一些解剖学上的异常。[②] 值得一提的是，这些人都属于原始民族，没有受白种人污染，几乎仍处于石器时代。

最后，在另外一群类似的原始人即澳洲土著当中，同性恋似乎是一种早就建立起来的部落习俗。在金伯利（Kimberly）的原住民和西澳洲土著那里（后者绝不是低等民族，他们聪明灵敏，具有学习语言和音乐的特殊天赋），假如年轻男子没有妻子，别人就会赠送他一个 5 至 10 岁的小男孩做妻子（正是男性开始发育的年纪）。至于男童－妻子与其保护者之间的关系，其真实性质令人生疑。他们肯定有关系，但原住民以荣誉起誓，坚决否定和鄙视鸡奸的想法。[③]

---

① 在新几内亚的巴布亚人当中，女性具有很大的权力，结婚时间晚。在公共空间，年轻男子被隔离开。据莫斯科夫斯基所言（Moskowski，《民族学杂志》，1911 年，第 2 册，第 339 页），这里的同性恋几乎是公开的。

② 塞利格曼，“原始民族当中的性欲反向”（Sexual Inversion Among Primitive Races），《精神病学家和神经学家》，1902 年 1 月。据 J. C. 惠勒（J. C. Wheeler，《人类繁衍》[*Anthropophyteia*]，第 9 卷，第 376 页）报导，在西所罗门群岛的传说中，有一个故事讲到有一个男人成了女人，与另一个男人结婚并承担女人的工作。

③ 哈德曼（Hardman），“金伯利和西澳原住民的风俗习惯”（Habits and Customs of Natives of Kimberley, Western Australia），《皇家爱尔兰学院学报》（*Proceedings Royal Irish Academy*），第 3 辑第 1 卷，1889 年，第 73 页。

21　斯宾塞（Spencer）和吉伦（Gillen）的假说为澳洲同性恋的研究带来了新的启发。他们推断有一种被称为“米卡”（*mika*）的手术（尿道切口术）可以人为地造成尿道裂口，其目的就是为了同性恋的性交。卡拉兹（Klaatsch）基于来自西北海岸的尼欧尔－尼欧尔（Niol-Niol）的传教士提供的信息，讨论了“米卡”手术的同性恋起源。完成手术的男性充当女性的角色，通过切口与未做手术的男性性交。卡拉兹在 1906 年还听到过，在昆士兰的布利亚（Boulia）据传有一位做了手术的男人“拥有女阴”。①

已有的各种描述非常有意思，尽管大部分描述的确切意义值得怀疑。然而，其中有些解释，如赫尔德对“都不是”的描述，鲍曼对桑吉巴尔的同性恋现象的解释，尤其是塞利格曼在大不列颠新几内亚的观察，不仅仅表明存在性审美反向，还表明存在真正的和先天的性欲反向。随着越来越多称职的观察者的出现，证据无疑会越来越充分，一些关键的要点将不再被忽略。

就整体来看，现有证据表明低等民族对同性恋行为可谓相当地不在乎。假如其中存在真正的性欲反向（这一点毋庸置疑），一般也不会被察觉到。或者，他们有可能加入某种宗教团体，将其独特的同性恋倾向神圣化。

即便在今天的欧洲，我们仍然可以发现下层社会对同性恋

---

① 卡拉兹，“关于澳洲热带地区黑人的科学考察与笔记”（Some Notes on Scientific Travel Amongst the Black Populations of Tropic Australia），澳洲科学发展联合会（*Australian Association for the Advancement of Science*）会议论文，阿德莱德（Adelaide），1907 年 1 月，第 5 页。

行为鲜有反感。在这个问题上，和其他诸多问题类似，民俗学表明文明社会中没有受教育的人与野蛮人有着类似的特征。在英格兰，有人告诉我，有些士兵并不怎么介意与“性”致勃勃的顾客做皮肉交易，尽管他们为了性快感更愿意找女人。据说海德公园（Hyde Park）就是一个男妓中心。

“在英格兰和苏格兰的劳工大众当中，”Q写道，“‘同志关系’非常明显，尽管不是那么自觉（像在意大利那样）。朋友间经常相互亲吻，虽然这种习惯的含义要根据具体情况具体分析。男人们通常睡在一块，不论是不是工友，彼此间很容易熟悉。偶尔但不经常，这种关系会导致正常的婚姻耽搁一段时间，甚至变得不确定。有时候，这种关系表现得非常热烈和浪漫。毫无疑问，劳工中间具有这种关系的人数有很多，但他们中间没有以手工工人为常客的男妓（据我所知）。类似的男妓在伦敦已经够多了，但我个人对此了解不多。很多年轻人被富人们慷慨地‘包养’在公寓中，但别人也不是没有可能接近他们。也有很多年轻人以这种方式寄人篱下，还有一些则以此谋生，赚一点可怜的薪水：和女人一样，事实上。在唱诗班的男孩和私人卫兵那里同样存在此类情况。有些营房（尤其是骑士桥）简直是大中心。在夏夜，海德公园和艾伯特之门（Albert Gate）附近挤满了人，有些卫兵们连制服都不换，几乎没有任何伪装，进行一幕幕活色生香的交易。有时候，他们不过坐在僻静的椅子上聊一聊，或者在酒吧喝上一杯；有时候，他们会去一些大家都知道的寄宿小屋找个房间，或者到一两家给他们

22

提供场所进行交易的旅馆。无论在哪里，士兵们都会赚到一笔可观的零花钱。”拉夫洛维奇先生（Mr. Raffalovich）在谈到伦敦时说道：“从事卖淫的士兵多到我们不愿意相信。可以毫不夸张地说，某些军团的大部分男人简直唯利是图。”值得一提的是，士兵和警察在这个问题上有着完美的默契，前者一般需要后者的协助和建议。感谢我的联系人“Z”，他告诉我说：“干这一行的法国士兵一点也不比英国士兵或德国士兵少，在巴黎和某些守备区有专门的房间用于士兵卖淫活动。关于法国军队的诸多事实证明，这种风气是在阿尔及利亚形成的，然后在整个军队蔓延，其态势发展到了可怕的程度。关于法国在海外的驻军，乌尔里克斯讲述了的一些值得关注的事实（《希望广场》[*Ara Spei*]，第 20 页；《门农》[*Memnon*]，第 27 页）。他的消息源自一位可靠的目击者，后者本人就是军队里的一名受害者。这个男人是德国人，他告诉乌尔里克斯说西班牙、法国和意大利的士兵是施爱方，瑞士和德国士兵是受爱方（同见布罗西耶将军[General Brossier]的报告，波顿在《一千零一夜》第 10 卷，第 251 页中做了引用）。在卢锡安·迪斯卡瓦斯（Lucien Descaves）的军事小说《副产品》（*Sous Offs*，巴黎，1890 年）中有些细节涉及男性卖淫的机构。见第 322、412 和 417 页对一家名为‘军人之友’的酒吧的描述。酒吧里有一些男妓进行演出，他们也接待常客，其中还包括拉布里瓦特（Laprévotte）的副官。乌尔里克斯提到，在奥地利军队中，军校生和入伍新兵会定期举办以同性恋恶习为主题的讲座（《门农》，第 26 页）。一位退伍的士兵曾和我的一位朋友说起，他和他的很多战友在海外一个偏

23

远的驻地陷入了同性恋。回到英格兰后，他还保持着同性恋，‘因为与他同阶层的女人没有一丁点的吸引力。’一位英国军舰舰长说，在经历一段漫长的海上航行之后，他总是乐于将手下送上岸，因为不知道他们在长期不接触女人之后会发生多大的变化。”我要补充的一点是，阿蒙（A. Hamon）就同性恋在法国军队中的盛行有过详细的研究，尤其是在阿尔及利亚（阿蒙，《法国社会和政治》[*La France Sociale et Politique*]，1891年，第653—655页；同见其《军事心理学》[*Psychologie du Militaire Professional*]的第10章）。他认为这种情况十分普遍，尽管大多数士兵没有参与。他提到拉莫里西埃将军（General Lamoricière）在一封信中（谈起尚加尼耶元帅[Marshal Changarnier]时）写道：“我们所有人都在非洲，但他是真正留在了这里（*En Afrique nous en étions tous, mais lui en est resté ici*）。”

这种不在乎的原始态度，无疑也是同性恋在囚犯中盛行的原因之一，尽管还有另外两个因素需要考虑（先天的性反常和监狱的隔离效应）。在俄罗斯，塔诺乌斯基（Tarnowsky）观察到，所有的鸡奸者都认为普通人不在乎并能够容忍他们的性追求。他们把这种性追求自诩为“绅士们的游戏”。有一位记者评论道，“所有观察者都可以看到的一个事实是，相较于对正常性取向的态度，处于原始状态的人们并未对性反常表现出更多的反感。”[①] 他了解过很多案例，上层社会男性的注意力会使下层

① 有人告诉我说，正常人通常不会抵触与一名女性通过肛交发生关系。这种说法进一步解释了这种情况。

社会的男性感到飘飘然，尽管他们自己没有发生性反向。从这个角度来看，他提到的下述案例就非常有启发性：

> “我信任的一位同性恋者告诉我说，在过去的十四年中，他曾追求过一百多个男人，其中只有一次被拒绝（对方后来又主动献身），也只有一次遭到对方的勒索。在大部分情况下会形成稳定的同志关系。他承认自己会利用自身的社会影响力及一定数量的金钱照顾和帮助这些人——在生意上提供帮助，资助人家结婚，以及为他们寻找住处。”

24

在瑞士的农民那里，我也听说同性恋关系在结婚前并不鲜见，这种关系偶尔被称为“糊涂事”。无疑，在欧洲其他地方的农民那里也能发现类似的特征。

在欧洲，真正的性欲反向可以追溯到基督时代（尽管我们无法表明其中的先天性因素），尤其是在两个群体当中——罪犯和具有异常能力的人；也许，还可以加上神经病患者与那些被认为因退化（degenerated）而发生变性的人，可以认为此二者居于上述两种人之间，并与他们有一定的重合。同性恋与其他各种性反常及性放纵，似乎在罗马帝国时期就极为普遍，且很多皇帝自身就是同性恋者。[①] 尤利乌斯·恺撒（Julius Cæsar）、奥

---

① 舍瓦利耶（《性欲反向》，第85—106页）给出了大量的证据证明罗马皇帝治下的同性恋行为。同见莫尔的《反向的性感觉》（*Konträre Sexualempfindung*），第56—66页，1899年；希尔施菲尔德的《同性恋》，第789—806页，1913年。在文学上，佩特洛尼乌斯（Petronius）的作品生动地揭示了提比略治下罗马的同性恋生活。

古斯都（Augustus）、提比略（Tiberius）、卡力古拉（Caligula）、克劳狄乌斯（Claudius）、尼禄（Nero）、盖尔巴（Galba）、提图斯（Titus）、图密善（Domitian）、内尔瓦（Nerva）、图拉真（Trajan）、哈德良（Hadrian）、康莫德斯（Commodus）以及赫利奥盖巴勒斯（Heliogabalus）——他们当中很多人具有非凡的能力，从罗马的立场来看，也具有极高的道德价值——都基于或多或少的证据被指控有过同性恋行为。恺撒——被讥讽为“所有女人的丈夫和所有男人的妻子”——似乎同时具备极其强大的性能力和聪明才智。恺撒第一次被指控有同性恋行为，是在比希尼亚（Bithynia）与国王尼克蒙德斯（Nikomedes）有过长时间相处之后。随后类似的指控一直不断。恺撒为自己 25 身体的美感到非常自豪。就像一些现代性反向者一样，他习惯于剃须和脱毛以保持皮肤的光滑。哈德良爱上安提诺乌斯（Antinoüs）的故事广为人知，后者是一位俊美的奴隶。两人的爱似乎是相互的，且感情极深。安提诺乌斯还成为了神话人物，部分是因为神秘的死亡所引发的浪漫情怀，部分是因为他为雕塑艺术带来了一种新颖而奇特的美。[①] 埃拉伽巴路斯，人称“罗马皇帝中最像同性恋的同性恋者”，似乎是一位真正的性欲反向者，属于女性类型。他的穿着打扮像女人，并献身于自己深爱的男人。[②]

① 西蒙斯就这一点写过一篇有趣的文章；同见基弗的文章，载于《中间性类型年鉴》，第 8 卷，1906 年。

② 见谢夫勒（L. von Scheffler），“埃拉伽巴路斯”（Elagabal），《中间性类型年鉴》，第 3 卷，1901 年；杜维凯（Duviquet），“埃拉伽巴路斯”（Héliogabale），《文雅信使》（*Mercure de France*）。

同性恋行为在每个地方的监狱都很普遍。在这个问题上，我们有非常丰富的证据。在这里，我只引用威伊医生（Dr. Wey）的证据，他之前在纽约的埃尔迈拉城（Elmira）少管所当医生。（他在一封私人信件中写道）“在我们这里，性问题是最棘手的问题之一。至于有多少囚犯性变态，我没有具体的数据。按照我悲观的看法，所有囚犯都是；但很可能80%是一个中肯的估计。”提到某些男性对其他人的性影响，他说“有些男性的女性特征让其他人围着他们转，这让我想起了一群公狗围着发情的母狗转。”[①] 在纽约州新新监狱（Sing Sing prison），据说有20%的囚犯是主动的同性恋者，其他还有很多人被动地参与同性恋行为。监狱里的这种关系并不总是赤裸裸的肉体关系，麦克默特里（D. McMurtrie）讲到，有时候这种吸引力更多的是精神性的而非肉体上的。[②]

26

---

① 有人给我提供了下列描述：“巴尔扎克（Balzac）在《伏脱冷最后显形》（*Une Dernière Incarnation de Vautrin*）中描述了法国劳改所里的风气；陀思妥耶夫斯基在《西伯利亚的监狱生活》（*Prison-Life in Siberia*）涉及了同样的主题。见书中对西罗特金（Sirotkin）的刻画，第52页以下和第120页（麦克斯韦尔出版社，伦敦）。我们也许可以对比卡利耶的描述（《双性卖淫》[*Les Deux Prostitutions*]，第300—301页）来说明同性恋在法国监狱中的火热程度。他对英国监狱中的情况很熟悉。布查德（Bouchard）在《忏悔录》（*Confessions*，1881年，巴黎）中描述了1630年马赛监狱中的情况。”卡扎诺娃医生（Dr. Cazanova）曾经描述了法属圭亚那地区（French Guiana）圣让－杜－马罗尼（Saint-Jean-du-Maroni）监狱中的惯犯的同性恋现象。见《犯罪人类学档案》，1906年1月，第44页。同见戴维特（Davitt）的《狱中笔记》（*Leaves from a Prison Diary*）、伯克曼（Berkman）的《一位无政府主义者的狱中笔记》（*Prison Memoirs of an Anarchist*）和雷比尔（Rebierre）1909年的《快乐与癫狂》（*Joyeux et Demifous*）。

② 麦克默特里，《芝加哥医学札记》（*Chicago Medical Recorder*），1914年1月。

监狱生活发展和培育了囚犯们的同性恋倾向，但毋庸置疑，无论是同性恋倾向还是性冷淡的倾向，抑或双性恋的倾向，是很多囚犯自身固有的特征。在流浪者群体中，我们也可以发现大量类似案例。这个群体无疑属于生活上的失败者。除了特定的时间段，他们对监狱生活也不是那么熟悉。在这个问题上，我可以提供一些有趣的证据。这些证据出自一位敏锐的观察者，他曾与不同国家的流浪者群体分别生活过一段时间以便展开对他们的研究。[①]

但丁早就注意到，同性恋在智力非凡的男性当中尤为普遍：

> “你应知晓，所有这些人都曾是享有盛誉的神职人员和文人学士，但他们在世上都被同样的罪孽所玷污。”[②]

这一点自此之后经常被提及，在今天依然是一个显著的事实。

事实上，人们常常把先天的性欲反向与智力超群及艺术能力极高的人联系起来。在性欲反向者当中，虽然有些人故意从杰出人物身上发掘自己的性情与气质，以证明自身的优雅，但这一点仍然是一个经得起考验的事实。不论是过去还是现在，不论在哪个国家，很多杰出人物都存在性欲反向的倾

① 见附录 A：“流浪汉当中的同性恋”（Homosexuality among Tramps），约西亚·弗林特。

② 《地狱篇》（*Inferno*），第 15 章。文蒂纳·弗赖因·冯·沃舒勒（Undine Freiin von Verschuer）简要地讨论过同性恋在《神曲》的地位。见《中间性类型年鉴》，第 8 卷，1906 年。

向。比如我在序言中提到的观察。曼泰加扎（Mantegazza,《男人的爱》[*Gli Amori degli Uomini*]）评论说，在他自己熟悉的小圈子里有“一位法国时事评论家、一位德国诗人、一位意大利政治家和一位西班牙法官，他们品味优雅，极有教养。”他们都是性欲反向者。克拉夫特－埃宾在其《性精神病》(*Psychopathia sexualis*) 的前言中提到，他收到“无数”来自这些“大自然的继子”的信，“他们大多是具有较高智商和社会地位的男性，通常具备敏锐的情感。”拉夫洛维奇（《男同性恋》[*Uranisme*]，第 197 页）列举了一些杰出的性欲反向者，亚历山大大帝（Alexander the Great)、义巴敏诺达（Epaminondas)、维吉尔（Virgil)、伟大的康狄（Condé)、尤金王子（Prince Eugène）等。(维吉尔的性欲反向在《哲学杂志》[*Revista di Filologia*，1890 年，第 7—9 页] 有过讨论，但我没有读过这篇文章。）莫尔在其《著名的同性恋者》(*Berühmte Homosexuelle*，1910 年，“神经和灵魂的生活边界问题”丛书 [Grenzfragen des Nerven-und Seelenlebens]）讨论了很多著名人物的同性恋行为。对于其中大部分人物，他保持了一贯的谨慎与睿智。在谈到据说有同性恋倾向的瓦格纳（Wagner）之时，他给出了非常正确的评论：“根据女性特征来判断同性恋倾向是否存在，这种方法必须被摒弃。”希尔施菲尔德在不久前出版的巨著《同性恋》(1913 年，第 650—674 页）中讨论了更多有反向嫌疑的名人，包括古代和现代的历史人物，并简要地陈述了每一个案例所涉及证据的性质。他们总人数将近 300。然而，这些人并非每一个都堪称杰出。于是，我们从这份名单中剔除了 43 个英文名字，其中至少有 6 人是受到同性恋指控的贵族，但在智力上并不突出。剩下的无疑都是些名家，不过我们也没有充分的理由把他们都称为同性恋者。例如，斯威夫特（Swift）存在精神异常，但看上去更像异性恋者而非同性恋者；弗莱彻（Fletcher）亦包括在内，我们缺乏这方面的确定性证据；还有丁尼生（Tennyson），青年时期与亚瑟·海拉姆（Arthur Hallam）的感情和友谊极其类似于蒙田（Montaigne）与埃特纳（Etienne de la Boëtiegne）的友谊，而蒙田不在这份名单上。不过，可以补充的是虽然名单上有些英文名字极为可疑，但我们也可以添加一些人，因为他们无疑属于反向者。

我想，有一点人们还没有注意到——主要是因为证据不够清晰——即道德领袖和具有强烈道德本能的人倾向于以更高的形式对待自身的同性恋情感。这一点不仅可以追溯到古代的道德领袖，也体现在了今天的男男女女身上。我们有充分的证据说明为何如此。正如正常男女内心的爱在受到压制的情况下，会频繁地促使他们参与慈善活动，感受到同性之爱但无法表达的同性恋者，在为他人服务的工作中也会怀着一种常人难以察觉的激情。于他而言，道德与爱融为了一体。① 我在这里不打 28

① 希尔施菲尔德及其他人曾非常正确地指出，相较于正常人，反向者对社会阶层和地位不是那么在意。这种与生俱来的民主态度使得他们更容易达到赛普勒斯（Cyples）所谓的“人性的狂喜”状态。用赛普勒斯的话来说，这些稀有灵魂的情感状态可以让他们“毫不犹豫地亲吻穿在乞丐身上的破布，因为它们是穿在人身上。”爱德华·卡彭特（《原始部落中的中间类型》，第 83 页）认为伟大的道德领袖经常展现出女性特质，他补充道：“越来越容易设想早期的大人物——他们曾经是男性——如阿波罗、释迦牟尼、狄奥尼索斯、奥西里斯等——可能具有一定程度的双性恋气质，所以他们才具备如此深远的影响力，成为人类的领袖。”

算证明自己的观点。但我认为，若带着同情心去体察伟大道德领袖的历史与经验，可以在很多案例中发现这种情感的存在，它们或多或少是从可见的生理表达升华而来。

假如具有同性恋气质的人有可能在道德活动中表现卓著，那么毋庸置疑，他们在宗教中也是如此。多年以前（1885年），民族学家埃利·雷克吕斯（Elie Reclus）在其引人瞩目的《原始人》（*Les Primitifs*）[①]中阐述了因纽特人部落中（Eskimo Innuit tribe）的同性恋现象，并坚称反向者与神职人员之间自古就具有某种联系，爱斯基摩人中的“受嬖”就很好地说明了这种联系。不久前，荷尔诺菲（R. Horneffer）在其关于神职人员的详细研究中讨论了神职人员的女性特征。他指出，相较于其他各色人等，性反常尤其是具有同性恋气质的人表现出了神职人员的功能。在大众的眼中，非自然意味着超自然，反常的人看上去与世界的神秘力量尤为接近。后者自己也这么认为，并自视非凡。正如荷尔诺菲所言，他们一般真的具有某些特殊天赋。[②]卡尔施在其《原始民族的同性生活》（*Gleichgeschlechtliche Leben der Naturvölker*，1911年）中记述了土著人中间具有较高宗教和社会地位的跨性装扮群体，他们通常也是同性恋者。同时，爱德华·卡彭特的著作《原始部落中的中间类型》（1914

29

① 英文版，《原始部落》（*Primitive Folk*），当代科学丛书。

② 荷尔诺菲，《祭司》（*Der Priester*），两卷本，1912年。弗雷泽（J. G. Frazer）在其第3版《金枝》题为“阿多尼斯、阿提斯与奥西里斯”（Adonis, Attis, Osiris，第428—435页）一文中讨论过着女人装的祭司，并就这种风俗给出了各种解释。

年）也颇有见地表明了为何同性恋气质与非同寻常的精神或直觉力量之间存在有机的联系。若男同性恋者不尚武，女同性恋者不好家务，他们的精力就会通过不同于普通男女的方式释放出来，成为创新活动的发起者。于是，他们中间不仅会产生发明家、工匠和教师，还会有巫师、先知、巫医、鬼才、预言家和牧师。这些人尤其具有思考的动力，因为他们知道自己不同于常人。有人尊敬他们，也有人蔑视他们，于是他们不得不面对自身天性的问题，并间接地面对世界的一般性问题。卡彭特还指出，兼具男性特质和女性特质的人，其直觉和心灵远比普通人敏锐，因而能够在非常真实和自然的意义上做出预言。①

反向者在原始宗教、巫术和预言方面的天赋会激起大众的情感反应，尤其是在原始宗教形式变得不再神奇和声名狼藉之后。反向者会被视为虚假的邪恶宗教中的魔法师，变得臭名昭著。韦斯特马克（Westermarck）有一部研究道德观念的著作，其中有一章讨论了同性恋，也强调了这一点。② 他发现，在中世纪基督教的一般观念中，同性恋总是与异端联系在一起，甚至被相互混淆。在法国和英格兰，对同性恋的称呼源自于保加利亚异教徒。这就是很好的佐证。乍看上去，这一点令人费解。韦斯特马克相信，主要是因为同性恋被视为一种异端，再加上宗教狂热，同性恋者才遭受了如此强烈的排斥和残忍的惩罚。 30

---

① 爱德华·卡彭特，《原始部落中的中间类型》，1914 年。

② 韦斯特马克，《道德观念的起源与发展》（*Origin and Development of Moral Ideas*），第 2 卷，第 43 章。

在现代欧洲，我们有强有力的证据表明文艺复兴时期存在真正的性欲反向。这一时期倡导理性独立，向古典文化回归，由此似乎也让那些反向者释放并充分发展了自己的冲动。这种冲动原本得不到明确的表达，也不会在历史上留下任何痕迹。[①]

人文主义者米雷（Muret），一位杰出的性欲反向者，也许是一个典型的例子，体现着文艺复兴时期的此类天性与命运。1526 年，他出生在米雷（Muret，利穆赞地区［Limousin］）的一个穷困潦倒的贵族家庭。性格独立，有点反复无常，因为受不了老师的说教，主要靠自学成才，尽管也经常向朱立-恺撒·斯卡利哲（Jules-César Scaliger）请教。在他所处的时代，米雷的学识和口才受到了普遍的尊重。他不仅仅被看作是一位伟大的拉丁语专家和优秀的作家，也被视为一位高贵的高智商男性，并且在论辩中表现出了不起的谦恭品德。在那个时代，谦恭的品质并不常见。他的画像展现了一张略显粗糙和淳朴但充满智慧的脸庞。米雷生前已经赢得了荣誉和尊重，于 1585 年离世，享年 59 岁。早年间，米雷似乎基于个人经验给女人写过放荡的色情诗。但是在 1553 年，他因为鸡奸被关押在夏特勒监狱（Châtelet），处于人生的危险期。于是，他打算绝食自杀。不过，后来被朋友们救了出来，安顿在图卢兹（Toulouse）。但就

31

① 西蒙斯评论道，“意大利文学诞生了《雾凇赞》（*Rime Burlesche*）、贝卡德利（Becadelli）的《赫马佛洛狄忒斯》（*Hermaphroditus*）、费登提斯（Fidentius）的双语诗《狂欢长歌》（*Canti Carnascialeschi*）以及阿尔奇比亚德（Alcibiade）的《男学童》（*Fanciullo a Scola*），后者直白地为同性恋进行辩护。”

在第二年，他的肖像在图卢兹被烧毁，法庭宣判他是一名胡格诺派教徒（Huguenot）和鸡奸犯。于是他不得不逃离了图卢兹，逃离了法国。四年之后，他又因类似的指控不得不逃离帕多瓦（Padua）。尽管朋友很多，但没有人帮他抗议这种指控，只是帮助他逃离惩罚。米雷是不是一名胡格诺派教徒，这一点非常可疑。在他的作品中，每当提到鸡奸，他都表现出强烈的反对。但是，他的作品也体现了对男人的热情友谊。他也没有过多地反驳鸡奸的指控。假如这种指控不符合事实，于他而言，将是一种可耻的不公正。在逃往意大利之后，米雷心身疲惫，患病发起了高烧。据说正是在这时候，（床边的医生们用拉丁语说："让我们拿这个没用的家伙做个实验吧"[*Faciamus experimentum in anima vili*]）他给出了著名的反驳："你要把'基督所为之献身的人'叫做没用的家伙吗？"（*Vilem animam appellas pro qua Christus non dedignatus est mori*）①。

另一位比米雷更伟大的人文主义者伊拉斯谟（Erasmus），年轻的时候在斯坦因的奥古斯丁修道院（Augustinian monastery of Stein）似乎看上了另一位教友（后来成为修道院院长）。他给后者写了很多充满热情和爱意的信件，但好像没有得到回应。②

随着文艺复兴的发展，同性恋在杰出人物中间似乎变得越

---

① 米雷的生平详见 C. 德若布（C. Dejob）的《马克－安托万·米雷》（*Marc-Antoine Muret*），1881 年。

② 尼古拉斯（F. M. Nichols），《伊拉斯谟斯书信集》（*Epistles of Erasmus*），第 1 卷，第 44—55 页。

来越明显。波利齐亚诺（Poliziano）被指控有鸡奸行为。阿雷蒂诺（Aretino）是一名鸡奸者，教皇尤利乌斯二世（Pope Julius Ⅱ）似乎也是如此。阿里奥斯托（Ariosto）在他的讽刺文学中夸张地写道：

> “有几个人没这个习惯？”[①]

32

塔索（Tasso）的天性中就有一种同性恋的紧张气质，但他的体质阴柔虚弱，情感上敏感，身体上脆弱。[②]

在这一时期及接下来的一段时间，艺术家之中的同性恋也许是最显眼的，被发现的案例也最多。达·芬奇（Leonardo da Vinci）在年轻时期就有同性恋的嫌疑。令人奇怪的是，他的作品表明他的理想型是双性恋。1476 年，24 岁的达·芬奇在佛罗伦萨政府官员面前被多次指控犯有违背公共道德罪。尽管这些指控没有被坐实，但确实有一些证据表明达芬奇在年轻的时候进过监狱。[③] 终其一生，达·芬奇都喜欢被俊美的年轻人包围，其弟子的容貌远比他们的技艺引人注目。达·芬奇至少对其中一位弟子有过强烈的依恋，也没有记录表明他曾爱恋过某位女

---

① 布克哈特（Burckhardt），《文艺复兴时期的文化》（*Die Kultur der Renaissance*），第 2 卷，附录。

② 在其 1899 年出版的《塔索的心理－病理研究》（*Studio Psico- patologico sopra T. Tasso*）的第 5 章，F. 高登西（F. de Gaudenzi）充分考察了这位诗人的同性恋倾向。

③ 赫伯特·P. 霍恩（Herbert P. Horne），《达·芬奇》（*Leonardo da Vinci*），1903 年，第 12 页。

子。弗洛伊德曾用他一贯的严谨研究过达·芬奇，认为他的特质可以被称为“理想型的同性恋”。[①]

文艺复兴时期最重要的艺术家之一，米开朗琪罗（Michelangelo），无疑是一位性欲反向者。他的信件和诗就是证据，而近来关于他的诸多研究——帕拉格雷科（Parlagreco）、谢夫勒以及西蒙斯等——也许进一步证实了这一点。[②] 米开朗琪罗家有五人，其中四位从未结婚，迄今亦无子嗣。第五位仅有一个男性后人。他的传记作家说他是“一个奇怪的男人，不是很健康，有点神经质”。他对女人冷漠，在漫长的一生中仅有一位女性友人。他对男性之美很敏感，其友谊温柔而热情。不过，没有理由认为 33 他与男人有过任何肉体的关系，甚至他的敌人也从未这样指控过他。我们也许可以接受西蒙斯对其性格的判断：

> “米开朗琪罗天性敏感，鉴赏能力非同寻常，是一位既杰出又普通的男人。他不好女人，但对年轻男子的美貌具有明显的热情……他在身体欲望方面比较冷淡，对男性的美极为敏感。这种敏感惯常地将他的情感哲学化，使得现实中的倾慕对象在他眼中显得亲切可爱，不仅仅是因为他

---

① 弗洛伊德，《达·芬奇的童年记忆》（*Eine Kindheitserinnerung des Leonardo da Vinci*），1910 年。

② 见帕拉格雷科，《米开朗琪罗》，那不勒斯，1888 年；谢夫勒，《米开朗琪罗：文艺复兴研究》，1892 年；《精神病学档案》，第 15 卷，第 1、2 节，第 129 页；西蒙斯，《米开朗琪罗传》，1893 年；普里托里乌斯（Jur. Numa Praetorius），“米开朗琪罗的同性恋倾向”（Michel Angelo's Urningtum），《中间性类型年鉴》，第 2 卷，1899 年，第 254—267 页。

们的个人特征，也因为他们在审美上的吸引力。”[①]

这种特质对于那个时代的男性来说似乎没有意义，他们对所有未导致鸡奸的同性恋情感都视而不见。虽然柏拉图已然把这种吸引力视为关于情感的形而上学的研究主题，但只有到了我们这个时代，它才再次成为了一个有趣的研究主题。然而，它对米开朗琪罗的艺术无疑有着深远的影响，驱使他发掘男性身体上每一处美感，同时展现女性身体的庄重、高贵或柔和之美，不带一丝肉欲的气息。这种扎根于米开朗琪罗内心深处的反常，是理解其忧郁特质及其艺术神秘性的关键。

巴齐（Bazzi，1477—1549），一位和米开朗琪罗同时代的画家，似乎也属于极端的反向者。亦因如此，人们给他取了一个外号“索多玛”（Sodoma）。不过，由于他有婚姻且有孩子，用我们现在的话说，他是一个双性恋者。也许部分是因为瓦萨里（Vasari）的偏见——后者崇拜米开朗琪罗而看不上“索多玛”，对他极吝赞美之词——部分是因为他的作品在意大利之外少有人知，且人们难以领略其作品之美，巴齐是一位没有受到公正对待的伟大艺术家。他的人生可用鲁莽、错乱和古怪来形容。但是，他的画作却表现出一种独特的和女性化的柔和与温暖——这一点我们似乎也可以在他位于天主教大橄榄山修道院（Monte Oliveto Maggiore）的自画像中看出来——以及一种明显

34

① 西蒙斯，《米开朗琪罗传》，第2卷，第384页。

的、对男性之美的微妙情感，这种男性美几无阳刚之气。[①]

切利尼（Cellini）也很可能是一位同性恋者。他曾被指控犯有违背自然的罪而入狱，且在自传中对此次入狱只字未提。这不得不令人怀疑。[②]

在17世纪，另一位著名的雕刻家耶若莫·达克斯诺依（Jérôme Duquesnoy）（他的哥哥，更杰出的弗朗索瓦［François］在布鲁塞尔完成了“撒尿小童”的雕像），人称佛兰芒的切利尼（Flemish Cellini），也是一位反向者。最终，他被指控在根特教堂（the Ghent Cathedral）的私人祈祷处与一名年轻人发生性关系，当时他正在这里为主教雕刻一座纪念碑。尽管本人有不小的影响力，主教也做出了多方面的努力，但他还是为此付出了代价，被绞死和焚尸。[③]

更晚一些，新希腊文艺复兴和古典艺术之现代鉴赏的发起者温克尔曼（Winkelmann），似乎也有性欲反向的嫌疑，且疑点很多。在他写给男性友人的信中充满了热情洋溢的爱。他的

---

① 伊里萨尔·冯·库普弗（Elisar von Kupffer）研究过索多玛的生活与性情，临摹了大量他的画作。见《中间性类型年鉴》，第9卷，1908年，第71页等；见H. 霍巴特·卡斯特（H. Hobart Cust）的《乔瓦尼·安东尼·巴齐》（*Giovanni Antonio Bazzi*）。

② 切利尼，《我的一生》（*Life*），西蒙斯译，导论部分第35页和第448页。奎林吉（Queringi）论证过切利尼不是同性恋（《切利尼的内心》［*La Psiche di B. Cellini*］，1913年）。

③ 见埃克胡德（Eekhoud）关于达克斯诺依的有趣讨论（《中间性类型年鉴》，第2卷，1899年）。埃克胡德是一位著名的比利时小说家，因为在自己的小说《埃斯卡－维格城堡》（*Escal-Vigor*）和《可恶的轮回》（*Le Cycle Patibulaire*）中描写同性恋的场景而受到指控，见《中间性类型年鉴》，第3卷，1901年。

惨死似乎与其跟一个男人的爱情大冒险有关。凶手是一个本已被判死刑的厨子，完全没有受过教育。在抢劫和杀害温克尔曼

35 不久之前，有人看见他和温克尔曼关系私密。[①] 值得一提的是，人们频繁地发现性欲反向与古典文化研究之间存在联系。然而，绝不能因此认为，取消对希腊文化和艺术的研究就能够极大地消除性欲反向。也许，基于上述案例及更早的一些案例，我们可以得出的结论是，研究希腊古典文化对于先天的性欲反向者很有吸引力，因为他们从中可以找到对自身冲动的解释和赞扬。毋庸置疑，这种研究会促进这些冲动。

虽然显眼的只有能力超群的男同性恋，但他们绝非孤例。他们身上的特质，无论是在文明时代，还是在野蛮时代，都可以在四处传播的同性恋行为中发现踪迹。在每一个国家都可以轻易找到例证。在这里，我只谈谈法国、德国和英格兰。

---

① 见贾斯提（Justi）的《温克尔曼传》（*Life of Winkelmann*）和莫尔的《反向的性感觉》，第 3 版，1899 年，第 122—126 页。在此书以及拉夫洛维奇的《男同性恋及其性行为》（*Uranisme et Unisexualité*）、莫尔的《著名的同性恋者》（1910 年）和希尔施菲尔德《同性恋》的第 650 页及以下诸页，讨论了诸多名人的同性恋嫌疑，且证据有一定的可靠性。被怀疑是同性恋的德国作家有普拉滕（Platen）、莫里茨（K. P. Moritz）和伊夫兰德（Iffland）。普拉滕显然是一名先天的反向者，但只是通过柏拉图式的友谊来满足自己的冲动。他写的同性恋诗歌及最近出版的未删减版日记值得好好研究。路德维希 · 弗雷（Ludwig Frey）对他有过充满同情的解读，见"普拉滕的内心生活"（*Aus dem Seelenleben des Grafen Platen*），《中间性类型年鉴》，第 1 卷和第 6 卷。其中还有很多国王和统治者，包括苏丹巴伯（Sultan Baber）、法王亨利三世、英王爱德华二世、威廉二世、詹姆斯一世和威廉三世。而安娜王后（Queen Anne）、乔治三世、腓特烈大帝和他的兄弟海因里奇（Heinrich）、教皇保罗二世（Paul Ⅱ）、教皇希克斯图斯四世（Sixtus Ⅳ）、教皇尤利乌斯二世（Julius Ⅱ）、巴伐利亚（Bavaria）的路德维希二世（Ludwig Ⅱ）等也似乎具有同性恋的倾向。

在13世纪的法国，同性恋的盛行对教会的触动是如此之深，以至于其在巴黎会议（1212年）和鲁昂会议（Rouen, 1214年）上宣布鸡奸将受到死刑的惩罚。相传，主动拒绝女人的行为都可能让一个男人背上鸡奸的嫌疑（如玛丽·德弗朗斯[Marie de France]的诗歌《蓝瓦的谎言》[*Lai de Lanval*]所示）。[①] 鸡奸还和异端联系在了一起。在13世纪末（约1294年），阿兰·德利勒（Alain de Lille）为此专门写了一本书《自然的控诉》（*De Planctu Naturæ*），以唤起人们对盛行的同性恋情感的注意。他也把对女人的忽视与鸡奸联系起来。“男人成了女人，”他写道：“他抹黑了自己的性别，维纳斯的魔法让他具有了两种性别。”高贵俊美的年轻男子“将自己的爱情之锤变成了铁砧”，“有多少吻从未落到少女们的嘴唇上”。结果是“自然的铁砧”，即被忽视的处女们，“为她们的爱情之锤的缺失而哭泣，在悲伤地呼唤他们”。阿兰让自己成为了呼唤他们的声音。[②]

36

数年之后，在14世纪的初期，鸡奸仍然被认为非常流行。这时候，它与圣殿骑士的关系尤其紧密，据说是他们将其从东方带来。然而，这种猜测无法说明同性恋在法国的存在。也有人经常用这种猜测来解释同性恋后来为何盛行于意大利裔的凯瑟琳·德·梅第奇（Catherine de Medici）的宫廷，但这一猜测同样是多余的。

尽管很普遍，但鸡奸行为仍然会受到严厉的惩罚。1586

---

① 舒尔茨（Schultz），《宫廷生活》（*Das Höfische Leben*），第1卷，第13章。

② 《自然的控诉》被道格拉斯·莫法特（Douglas Moffat）翻译成了英文，《英文耶鲁研究》（*Yale Studies in English*），第36卷，1908年。

年，曾任巴黎大学校长的达东（Dadon）因对儿童实施鸡奸而被绞死和焚尸。[①] 到了17世纪，同性恋仍然很普遍。据说，塔勒芒·德雷奥（Tallemant des Réaux）出版的《历史学家》（*Historiettes*）中有无数处省略几乎都是指鸡奸。[②]

同性恋在18世纪的法国有多普遍，我们可以从一位夫人的信中窥知一二，信中频繁地提到了同性恋。写信的女士是摄政王的母亲，她的丈夫身体柔弱，很可能是一位反向者。[③] 在18世纪的更晚一些，这样的证据更加好找。这时候的巴士底狱具备了一项很有用的功能，这项功能一直被历史学家们忽视，直到最近才引起重视，即作为非正常人士的安全庇护所（*asile de sureté*）。这些人的自由行动被认为对正常人的安全构成了威胁。反向者们的行为无法被容忍，所以成为了巴士底狱的常客。事实上，里面"有非常多的同性恋者"，数量远多于任何其他类型的性变态者。一些事件的发生使得巴士底狱具有了现代气息。其中有一件事很可能发生在1702年，巴士底狱被揭露存在有组织的同性卖淫行为。此事牵涉到一名相貌英俊、身材匀称的年

37

---

① 埃图瓦勒（P. de L'Estoile），《回忆录》（*Mémoires-Journaux*），第2卷，第326页。

② 拉博德（Laborde），《马萨林宫》（*Le Palais Mazarin*），第128页。

③ 因此，她在1701年是这么写的（《通信集》[*Correspondence*]，布吕内[Brunet]编，第1卷第58页）："我们的英雄们都以好男风的赫拉克勒斯、提修斯（Theseus）、亚历山大和恺撒为榜样。那些一方面信仰《圣经》，一方面又沉沦其中的人，觉得只有当世界上人口不多时它才是一种罪。现在，它可以被视为一种消遣娱乐（*divertissement*）而大行其道。事实上，普通人对这种事往往避而不谈，但上流社会却毫不避讳。有一种说法还说，自从索多玛和蛾摩拉城被毁之后，上帝再也没有因此事惩罚过谁。"

轻人，名叫勒贝尔（Lebel）。此人之前是一个仆役，后来伪装成上流人士。10岁左右，他被一个很有名的鸡奸者杜普莱西斯（Duplessis）诱奸。自此之后，他就一直周旋于诸多同性恋者之间，包括政府官员、神父和侯爵们。卷入此案的一部分人被活活烧死，有些人选择了自杀，还有些人被释放或被转移到比塞特（Bicêtre）。① 在18世纪的后半期，我们也发现了另一项在法国得到承认的现代同性恋行为：有一些地方成为了同性恋者们悄悄约会的中心。②

反向行为在德国一直不难被发现。罗马历史学家阿密阿那斯·马西里那斯（Ammianus Marcellinus）见证了罗马晚期同性恋在一些德国部落的盛行。③ 在中世纪，正如舒尔茨所指出来的，德国的鸡奸事件一点也不罕见。德国王室中的诸多王子及中世纪其他王室的王子们，皆以彼此间的亲密友谊著称。后来，人们更多地是关注德国式友谊带来的情感上的温暖，甚至在不涉及任何真正的同性恋关系的时候。这种温暖也经常被视 38

① 色吕松（Sérieux）和利贝尔（Libert），“巴士底狱中的囚徒们”（La Bastille et ses Prisonniers），《大脑》（*L'Encéphale*），1911年9月。

② 威特利（Witry），“法国同性恋史”（*Notes Historiques sur l'Homosexualité en France*），《催眠术》，1909年1月。

③ 在条顿人时代（Teutonic）的早期，德国对同性恋行为几乎没有任何惩罚。根据赫曼·麦克里斯（Hermann Michaëlis）的观点，直到教会控制西哥特之后，才出现了对同性恋的惩罚。在阿拉里克二世时期（Alaric Ⅱ，506年）的袖珍本《圣经》中，鸡奸犯将被施以火刑。到了7世纪，根据国王辛达文斯（King Chindasvinds）的法令，鸡奸犯将被阉割。在法兰克人占领时期的查理大帝时代，同性恋者被判通过苦修来赎罪。在13和14世纪，同性恋者将被火刑处死。德国人颁布的法令比他们师法的查士丁尼（Justinian）法典更加残忍。

为德国友谊的标志。[①] 到了18世纪，卢梭引燃了人们对情感的放任，这种喜悦的氛围尤其适合友谊的发酵。在此基础之上，若存在真正的反向倾向，很容易就会浮出水面得到表达。我们发现，亨利希·冯·克莱斯特（Heinrich von Kleist）的诗歌就是一个很好的例证。此人似乎具有双性恋的特质，相较于对朋友的感情，他对自己希望与之结婚的女孩的感情要淡得多。1805年，28岁的他曾写到一位朋友恩斯特（Ernst von Pfuël，后来成为普鲁士的陆军部长）："你让我回到了希腊的时光；我愿与你同床共枕，亲爱的少年，我对你魂牵梦绕。过去每当你沐浴在图恩湖（Lake of Thun）中，我凝视着你那美丽的身体，心中泛起情感的涟漪，犹如面对一位美丽的少女。你的美，值得让艺术家去研究。"接下来他对朋友的美和古希腊"少年之爱的观念"给出了热情的说明。然后总结道："和我一块去安施帕赫（Anspach）吧，让我们享受友谊的甜蜜……我将永不结婚，你就是我的妻子，你就是我的孩子。"[②]

39 在所有的社会阶层和活动领域中，19世纪的德国产生了诸多著名的或声名狼藉的同性恋者。其中既有高知识分子群体，如

---

① 拉夫洛维奇讨论了德国式的友谊，《男同性恋者及其性行为》，第157—159页。同见伯恩鲍姆（Birnbaum）的文章，《中间性类型年鉴》，第8卷，第611页。他借助诗人格莱姆（Gleim）和雅各比（Jacobi）的通信诠释了这种友谊。此二人的通信中经常充斥着情人间的用语。

② 这封信收录在恩斯特·舒尔（Ernst Schur）的《亨利希·冯·克莱斯特通信集》（*Heinrich von Kleist in seinen Briefen*）第295页。萨德格尔医生（Dr. J. Sadger）对克莱斯特进行过病理学和心理学的研究，突出了他的同性恋气质。见"神经和灵魂的生活边界问题"系列丛书。

亚历山大·冯·洪堡（Alexander von Humboldt），一贯谨慎的纳克通过调查说自己有很好的证据相信他是一名反向者，[①] 也有成功的商业家和工业家，他们离开德国前往卡普里岛（Capri），在这块自由的土地上寻求志趣相投的慰藉。其中著名的埃森工厂（Essen factory）的领袖克鲁伯（F. A. Krupp）也许是一个典型的例子。[②]

在英国（今天的美国也同样如此），尽管同性恋不像以前那样公开地表达，也没有人对此进行彻底的发掘，但我怀疑其盛行程度并不亚于德国。事实上，似乎有证据表明其盛行程度在早期还超过了德国。在9世纪和10世纪的忏悔书中，“自然通奸和鸡奸”被经常放在一起，两者需要进行同等的忏悔。人们在那时候认识到，神父、主教以及普通人都可能犯下此罪，主教需要做出的忏悔是普通人的三倍。在无处不在的诺曼人（Normans）当中，同性恋显然很普遍。11世纪，鸡奸在法国的蔓延就是拜诺曼人所赐。他们的到来似乎一度让同性恋成为了 40

---

① 威廉·冯·洪堡（Wilhelm von Humboldt），亚历山大不那么有名的兄弟，尽管不是同性恋，但有一位女子写信说他具有“女人的灵魂，在我见过的所有男性中最具女性的温柔感情。”他也承认自己具有女性特质。斯普兰格（Spranger）说“他具有两种性别的特质，没有这一点就达不到人性的道德巅峰”（《威廉·冯·洪堡》[*Wilhelm von Humboldt*]，第288页）。

② 克鲁伯在卡普里岛引起了诸多丑闻，他身边经常聚集着本地相貌俊美的年轻人、曼陀林演奏者（mandolinist）和流浪的阿拉伯人，与他们混得很熟，也舍得在他们身上花钱。H. D. 达夫雷（H. D. Davray）是一位可靠的目击者，他写过一篇“回忆克鲁伯在卡普里岛”（Souvenirs sur M. Krupp à Capri），《欧洲》（*L'Européen*），1902年11月29日。不过，很难确定克鲁伯有完全成熟的同性恋气质（例如见《中间性类型年鉴》第5卷，第1303页及以下诸页）。《前进》杂志（*Vorwärts*）曾发表过一篇文章谈论其在卡普里岛的生活，克鲁伯后来针对该杂志发起了诉讼，不过后来他很快去世了。人们普遍认为，克鲁伯去世前亲自撤销了诽谤的指控。

一种时髦，法庭上几乎所有的案件都牵涉到它。在英国，威廉二世（William Rufus）无疑是一名反向者，后来的爱德华二世、詹姆士一世以及不是那么明显的威廉三世也在此列。[①]

具有一半诺曼人一半英国人血统的奥德里克斯·维塔利斯（Ordericus Vitalis）说，诺曼人在他所处的时代变得非常有女人气。在征服者威廉（William the Conqueror）死后，鸡奸开始在英格兰和诺曼底盛行。纪尧姆（Guillaume de Nangis）在他关于1120年的编年史中提到，亨利（Henry）的两个儿子与同行的年轻贵族几乎都是鸡奸者，一起随着白船（*White ship*）沉入了海底。亨廷顿的亨利（Henry of Huntingdon）在他的《历史》（*History*）中把白船的沉没看作是上天对鸡奸的惩罚。安瑟尔谟（Anselm）在写给副主教威廉（Archdeacon William）的信中通知他关注最近的伦敦会议（1102年），就如何处理犯有鸡奸罪的人提出了一些建议，提醒他不要对那些尚未认识其严重性的人过于苛刻，因为“此罪如此之普遍，几乎无人为它感到羞愧，因而很多人投身其中而没有意识到它的严重性”。[②] 以安瑟尔谟的地位和人格，尚给出如此温和的建议，面对同性恋的盛行，其意义远高于各种谴责。

在远离城市和宫廷的宗教圈，正如我们所猜到的，同性

---

① 摄政王的母亲在其1701年10月12日、11月4日以及11月13日的信中，屡次提到了这一点，暗示当时随英国大使波特兰勋爵（Lord Portland）来访巴黎的英国人支持这种行为。当时的国王对女人非常冷淡。

② 安瑟尔谟，“书信62”，见米涅（Migne）的《教父》（*Patrologia*）。来自索尔兹伯里（Salisbury）的约翰在其《波利克拉特斯》（*Polycrates*）第159卷第95目中记述了同时代的同性恋和女性化习俗。

恋被视为洪水猛兽，尽管有证据表明它同样普遍存在。因此，41 在成书于1196年的英文著作《来自伊夫舍姆修道士的揭秘》（*Revelation* of the Monk of Evesham）中可以看到，在环境最恶劣的炼狱场关押着数不清的鸡奸者（揭秘者认识其中的一位富人、一位聪明人、一位有学识的牧师和一位法律博士）。这些人能否获释还不一定。相较于伊夫舍姆修道士见到的其他罪人，他们的救赎之路最不确定。

鸡奸在教会眼中始终是一种罪。1533年的教会法（第25号，亨利八世［Henry Ⅷ］，第6款）使其成为了一种重罪。波洛克（Pollock）和梅特兰（Maitland）认为此举“几乎足以证明，教会法庭此前没有惩罚鸡奸行为，长久以来没有人因此送命。”[①] 然而，世俗法对同性恋的镇压从来不是很成功。在这一时期，文艺复兴蔓延到英国，随之而来的是一切领域的复苏，其他地方亦是如此，通常也包含对同性恋的理想化。[②]

杰出的人文主义者和戏剧文学的著名先驱尤德尔（Nicholas Udall）毫无疑问具有同性恋的品味，尽管没有在其文学作品中留下痕迹。他被认为是第一部英语喜剧《拉尔夫·罗伊斯

---

① 波洛克和梅特兰，《英国法律史》（*History of English Law*），第2卷，第556页。

② 柯勒律治（Coleridge）在其《席间漫谈》（*Table Talk*, 1833年5月14日）谈道：“在特定道德情感中，一个男人可能会对另一个男人产生某种给可称之为爱的感情——一种超越友谊、远离肉欲的感情。在伊丽莎白和詹姆士时代，拥有这么一段感情几乎成为了一种时尚。显然，《阿卡迪亚》（*Arcadia*）中描写的两位友人穆西多罗斯（Musidorus）和皮罗克利斯（Pyrocles），二者之间的交往和男女爱情无异。”柯勒律治的这段话很有意思，它体现了一位杰出的天才对理想化同性恋的早期英国式认同。

特·多伊斯特》(*Ralph Roister Doister*)的创作者。尤德尔是新教运动的早期支持者，在成为伊顿公学（Eton）的校长之后，他以喜欢对男孩施以肉刑知名。图塞（Tusser）说自己曾经因为“一丁点的过错，甚至没有任何过错”受了尤德尔53下鞭笞。这显然是一种性虐的冲动，因为尤德尔在1541年（创作《拉尔夫·罗伊斯特·多伊斯特》这一年）被指控犯有违背自然之罪并在枢密院（Privy Council）前承认自己的罪过。他被解职并投入监狱，不过只在监狱呆了很短的时间。“而他的名声，”其现代传记作家写道，“并未受到永久的伤害。”他获得了布伦特里（Braintree）教区的职位，并深受爱德华六世（Edward Ⅵ）的赏识，后者将其提名为温莎地区（Windsor）的受俸牧师。皇后玛丽同样喜欢他，让他担任了威斯敏斯特学院（Westminster School）的校长。[①]

伊丽莎白时代的抒情诗人理查德·巴恩菲尔德（Richard Barnfield）即便不是反向者，至少具有反向者的气质。他的作品水平极高，甚至被认为出自莎士比亚之手。他写给男性友人的诗饱含激情，以至于在一个甚为宽容的年代都引起了争议。巴恩菲尔德的生平鲜为人知。他生于1574年，在20岁的时候出版了第一本诗集《深情的牧羊人》(*The Affectionate Shepherd*)。这本诗集是匿名发行的，其中体现了很多新颖的诗情和文学技巧。它是写给一位年轻人的，诗人如此形容此人：

---

① 见《英国国家人物传记词典》(*National Dictionary of Biography*)中关于尤德尔的内容。

“假如爱上一位可爱的小伙是一种罪，
那么就让我承受这种罪吧。”

在下一部作品《辛西娅》(*Cynthia*，1595年)中，巴恩菲尔德声称自己之前的诗集只是模仿维吉尔《牧歌》中的第二首诗，没有任何别的意图。但是，这本诗集中的十四行诗反而暴露了更多的同性恋倾向，尽管他后来接着说自己最终遇到了一位少女，其美貌超过“那位我永远也得不到的情郎”。31岁之后，巴恩菲尔德停止了创作，搬到了位于什罗普郡(Shropshire)的乡村庄园。在这种轻松的环境中生活了20年之后，巴恩菲尔德去世了，留下了妻子和儿子。[①] 他有可能具有双性恋特质，尽管这种情况在同性恋案例中不是经常发生。也许他的同性恋倾向早年在古典教育和大学氛围的影响下得到了发展，而异性恋倾向在后期得到发展。异性恋与平淡无奇的生活更紧密，就像某些双性恋者表现的那样。只有在作为一名同性恋者之时，他才是一位真正的诗人。 43

在那个年代，还有比巴恩菲尔德更伟大的人物可能具有同性恋倾向。马洛(Marlowe)就被怀疑是一名同性恋者，其最具

---

① 《巴恩菲尔德诗歌全集》(*Complete Poems of Richard Barnfield*)，1876年，格罗萨特(A. B. Grosart)主编，并写了一份导论。阿尔伯(Arber)也编纂过巴恩菲尔德的诗集，收录在《英国学者文库》(*English Scholar's Library*)，1883年。一直对同性恋十分恐惧的阿尔伯争论道，巴恩菲尔德对同性恋的追逐仅仅是出于猎奇，“最多不过是找乐子，不是出于个人原因或更严肃的理由。”然而，巴恩菲尔德的读者若是了解同性恋文学，一定会从他的诗歌中读出他的个人热情。这也是莫尔在其《著名的同性恋者》中的观点。

影响力的戏剧是描绘爱德华二世与宠臣关系的《爱德华二世》（*Edward II*）。有一位无知的告密者指控他具有自由思想倾向并犯有其他罪，后来又指控他宣称不喜欢男孩的人是傻子。这些指控无疑是带有偏见的小道消息，但也绝不是某些挨千刀的如这位告密者的凭空捏造。[①] 而且，马洛的诗歌不但体现了对女性美的冷淡，还体现了他对男性美的独特敏感性。对于一切不合法的事情，马洛明显有一种不管不顾的喜好，他很可能具有双性恋的特质。人们也从这个角度讨论过莎士比亚。然而，我们唯一可以确定的是，莎士比亚曾给一位年轻的男性友人写过一首很长的十四行诗，字里行间洋溢着情人间的温柔与高贵，一点也看不出作者对这种关系感到羞愧或认为世人是如此看待它。此外，莎士比亚的性格非常敏感且具有多面性，而这些诗 44 仅仅展现了其中的一面。[②] 在他的作品中，我们找不到其他证据说他具有同性恋的天性，这一点不同于马洛。此外，我们也有丰富的证据证明莎士比亚对女人一直很专注。

因此，莎士比亚勉强不算杰出人物中的反向者。而对于弗朗西斯·培根（Francis Bacon），这位与莎士比亚同时代的伟人，我

---

① 我主编的《美人鱼文集》（*Mermaid Series*）中收录了马洛的作品，见第一版的附录。关于马洛的希腊友人“加韦斯顿”（Gaveston），一个“雌雄同体的灵魂”，相关研究见 J. A. 尼科林（J. A. Nicklin）的《自由评论》（*Free Review*），1895 年 12 月。

② 正如拉夫洛维奇敏锐地指出，第 20 首十四行诗中的一句“这事对我来说他毫无意义”，足以说明莎士比亚不是一名真正的反向者，否则的话他应该能够发现所爱男子的阳刚之美。他的十四行诗也许和丁尼生的《悼念集》（*In Memoriam*）同属一类，而丁尼生也绝非一名反向者，尽管他在年轻的时候格外珍惜与另一位年轻人的友谊。蒙田也是如此。

们有很好的理由认为他在名单之内。奥布里（Aubrey）在自己不辞辛劳编纂而成的《人生苦短》中（*Short Lives*），表现出了对培根的友善和钦慕，同时也明确地说他是一位鸡奸者。奥布里只是一位流言搜集者，他的话经常不可信。不过，西蒙斯·迪尤斯爵士（Sir Simonds D'Ewes）在其《自传》（*Autobiography*）中也有过类似的陈述。他的家族和培根的家族来自萨福克（Suffolk）的同一个地区。西蒙斯爵士对培根没有好感，但这并不足以令他说出诽谤之语。他的学术品行一贯正直，受人尊敬。更重要的是，他是一位受过训练的律师，有很多机会接触第一手信息，因为他从小就生活在大法官法庭的办公室。西蒙斯爵士很清楚培根与其仆从之间的同性恋行为，无论是在他下台之前还是下台之后。他甚至知道那位"脸蛋非常女性化的年轻男子"的名字，后者是培根的"变童与床伴"。他进一步提到曾经发生的一些事情，可能会让培根面临鸡奸罪的审判。培根母亲的一封信也许可以佐证这种说法（信件原文见斯佩丁［Spedding］的《培根生平》［*Life of Bacon*］。母亲在信中就听到的传闻责备他与那名威尔士男子的行为，后者原来是他的仆从，后来成了他的同床。值得一提的是，培根似乎对威尔士男子尤为着迷（我们甚至可以在亨利七世［Henry Ⅶ］这个威尔士男人的生平中找到证据）。威尔士人性情活跃，与他自己的性格截然不同。亦因如此，他与善变的托比·马修爵士（Sir Toby Mathew） 45 有着长久而亲密的友谊。培根称后者是"另一个被阉割了的自己"。此人早年生活放荡，尽管我们没有听说他是一个同性恋者。培根有很多男性友人，且没有证据表明他曾爱过或珍惜过任何一个女人。女人在他的生活中没有扮演任何角色。他在 46 岁的成熟年龄结婚，婚后没有子女。他维持婚姻的方式就像做生意，尽管夫妻之间相敬如宾，但很可能妻子受到了忽视，妻子对他的付出也定然没有得到回报。在培根的晚年，他的妻子与其礼官建立了关系，并随后结婚。最后要补充的一点是，在培根的作品与信件中也没有体现出对女人的爱或迷恋。在《随笔》(*Essays*) 中，他对婚姻的判断简短直接，而在友谊的话题上滔滔不绝，其中关于美的论述也局限于男性之美。

在 18 世纪的上半期，我们有清晰的证据表明，盛行于伦敦的同性恋与当前各大城市的同性恋具有相同的特征。同性恋者有一个广为人知的称呼，即“茉莉”(Mollies)，显然是因为他们经常表现出的女性化特征。他们有私下常去的场所（“茉莉屋”[Molly houses]），也有专门的公共场合供他们寻找约会对象，和今天一模一样。1725 年左右，上芜田地区（Upper Moorfields）的同性恋者特别地多。在这一时期，警局派出的侦探在中央刑事法庭给出过如下证词：“我在那条路上转了一圈，然后停下来靠墙倚着；不一会儿，嫌犯走了过来，仔细地盯着我，在离我很近的地方面对着墙站住，做出要撒尿的样子；然后他侧着身不断靠过来，直到挨着我。‘今晚上真不错，’他说；‘是啊，’我说，‘是挺不错’。然后他抓起我的手，把玩了一会儿之后把它放到了自己的裤子里。”于是该侦探立即抓住这名男子的性器官以控制住他，直到治安官赶来将他逮捕。

46

在同一时期，通常被叫做克拉普妈咪（Mother Clap）的玛格丽特·克拉普（Margaret Clap）在霍尔本（Holborn）的菲尔德路（Field Lane）有一栋房子，那里是有名的同性恋聚集地。每晚大约有 30 或 40 名客人到这里过夜，星期天可能会到 50 人。在今天的柏林及其他城市，这可算得上是盛大的同性恋联欢之夜。房子里的每个房间都有床位。据说“男人们会坐到其他男人的腿上，淫荡地相互亲吻，上下其手。事后他们会站起来跳舞，并行屈膝礼，模仿女人的声音，‘噢，呸，不要脸’——‘求求你，先生’——‘亲爱的’——‘老爷，你怎么能这样对我？’——‘我发誓我要大声喊了’——‘你真是个坏蛋’——‘你脸皮真厚’——‘嗯，你真是一只可爱的癞蛤蟆’——‘来啊，开车’。他们会相互拥抱、打闹和调情，然后又成对走进同一层的另一个房间，去‘结婚’，用他们的话说。”

从整体上来看，考虑到同性恋在 18 世纪的盛行度，我有一个印象就是伦敦在当时的同性恋行为比今天还普遍。[①] 然而，绝不可以认为这是法纪松弛和管理不严的结果。情况恰好相反，一旦落实到位，对鸡奸的处罚是死刑，而这种处罚也经常发生。若没有证据表明在同性性交过程中发生过鸡奸，则会被视为“未遂”，通常被处以枷刑并罚以重金，再加两年监禁。而且，这种行为更多地是由警方揭露和发起指控的，警方在过去

① 范布勒（Vanbrugh）的《故态萌发》（*Relapse*）有一个场景，还有斯摩莱特（Smollett）在《蓝登传》（*Roderick Random*）中对斯特鲁韦尔大人（Lord Strutwell）的描述（第 51 章），也许都可以说明人们对反向的熟悉程度。斯特鲁韦尔大人对蓝登说：“在我们国家，这种恶习的传播非常快，很可能在短时间内成为一种时尚，而不仅仅是简单的通奸。”想必这番话在现代同性恋者听来非常熟悉。

的参与度比今天要多。例如，前面引述的侦探证词就体现了这一点。

47 经营或持有一处同性恋聚会场所也是一种会受到严重惩罚的罪行。1726年，妈咪克拉普在中央刑事法庭被指控“经营一处为鸡奸提供方便的场所”。她辩护说自己不可能参与这种行为，但于事无补。她不能提供有利的目击证人，被判罚款，处以枷刑，外加两年监禁。这个案子以就事论事的方式得到处理，后来频发的此类案件也以类似的方式得到处理，对此类犯案者没有表现出特别的仇恨和苛刻。假如被指控的事实可疑，尽管证据对被告不利，通常也会宣判无罪。假如被告能够找到目击证人证明自己品行一贯良好，也可能被免予处罚。1721年，教会里一位已婚的年轻人被指控与两位睡一起的年轻人尝试鸡奸，他被处以罚款和枷刑，在监狱关了两个月。第二年，另一个男人受到类似的指控但脱罪了；还有一名体面的男子被判“未遂”，尽管有证据表明他可能完成了鸡奸，被罚款和戴上枷锁，再加两年监禁。1723年，一位男教员被指控鸡奸一位15岁的学生，尽管证据明显对他不利，但因其声誉良好而被判无罪。1730年，有一个男人因对自己年轻的学徒实施鸡奸被判处死刑。这个案子很恶劣，医生发现学徒的会阴部有撕裂伤。可以看出，尽管法律严厉并执行到位，人们依然无所畏惧，各种同性恋行为遍地开花。①

---

① 关于18世纪伦敦同性恋的此类描述，主要出自中央刑事法庭于1734年出版的《审判选集》(*Select Trials*)。

更晚时期的拜伦经常被认为具有同性恋的情感。据说他的一些诗名义上是写给女人，但实际上是受男人的启发。可以确定的是，他对自己的男性友人有非常强烈的感情。“我的同窗之谊，”他写道，“曾让我激情澎湃。”后来，当他在意大利遇到其中一位 48 朋友克莱尔勋爵（Lord Clare），变得激动难安，一听到对方的名字，心中便久久不能平静。22 岁的时候，他强烈地迷恋上一位年轻的男子，后来还根据他的意愿给对方留了 7000 英镑。[①] 然而，和莎士比亚类似，还有丁尼生对年轻友人亚瑟·海拉姆的爱和蒙田对埃特纳的友谊，尽管这种感情包含某种性感情的因素，但我们没有证据表明其中有真正的和确定无疑的同性恋冲动。这种同性恋情感不过是受热烈而敏感的诗情的激发。[②] 无疑，歌德（Goethe）身上也被激起了同样的诗人的情感。据传，他为自己的同性恋对象写过挽歌，但至今没有出版。

在英国，离我们时间最近、最有名的同性恋审判案是奥斯卡·王尔德（Oscar Wilde）的案子。他在文学上的声誉今天依然在上升，不仅仅在英国，甚至是在全世界。王尔德的父母都

---

① 努玛·普里托里乌斯（《中间性类型年鉴》，第 4 卷，第 885 页）基于这个观点研究过拜伦。在他看来，尽管拜伦的传记中没有关于其性生活的充分记载，但拜伦很可能具有双性恋的气质。拉夫洛维奇亦持这种观点（《男同性恋及其性生活》，第 309 页）。

② 青春气息对诗人的吸引力，在 19 岁就去世的多尔宾（Dolben）身上得到了很好的体现。他不仅非常喜欢古希腊的诗歌，从他的诗歌中还可以看出，他极其珍惜自己与一位同窗的浪漫友情。后者比他稍年长，但从未觉察过他对自己崇拜之情。多尔宾的朋友，另一位为杰出的诗人罗伯特·布里奇斯（Robert Bridges）记述过他的生平，并主编过他的作品。（《D. M. 多尔宾诗歌集》，布里奇斯编并撰写传记，1911 年。）

能力非凡，同时也有点古怪。这两种倾向在他身上表现得更集中。可以说，他天生讨厌平庸，对悖论与矛盾有一种天然的喜爱。他能够在精致的文体中形象化地表达人物特征。同时我们也不要忘了，尽管喜欢运用矛盾修辞，他关于生活和文学的重要判断通常是正确合理的。其散文《社会主义下人的灵魂》（"The Soul of Man Under Socialism"）既展现了广博、进步的生活观念，也体现了他对福楼拜（Flaubert）理智而坚定的文学品味的钦慕。王尔德在早年没有表现出同性恋倾向，结了婚，生了小孩。在迸发出年轻人的狂热与夸张和功成名就之后，他的反向倾向开始在好奇心的驱使下得到发展。这种好奇与兴趣有时候就是同性恋冲动的迹象，王尔德就是一个例子。最终，人们发现他与社会地位低下和品行可疑的年轻人相处甚欢。尽管这种冲动出现在人生的后半段，但我们不能说他的同性恋是后天习得的。考虑到他的体质与人生历程，不难得出结论：王尔德具有先天性的同性恋潜质。可以说，他的反向就是我们今天所说的迟滞性先天反向。

49

在英国，通常没有人主动怀疑王尔德会涉及任何的犯罪活动。是他自己的行为使其卷入了风暴之中，甚至他本人也模糊地预感到了这场风暴。他的被捕、审判和定罪立即激起了人们对他的憎恶，甚至法官也是如此。相较而言，18世纪的法官们在类似案例中的态度要更加公正。出狱之后，王尔德想通过自己的文学作品东山再起。然而，从雷丁监狱（Reading gaol）出来之后，社会于他而言只是一所更大、更冷酷的监狱。很快，他意识到自己在精神上受到的打击比身体所受到的打击更严重。王尔德游荡到了巴黎，不久就死在那里，除了少数几位朋友，其他人都躲着他。[①]

爱德华·菲茨杰拉德（Edward Fitzgerald）是一位一流的作家，他翻译的欧玛尔·哈亚姆（Omar Khayyam）的诗歌极具个性化，堪称不朽。在他身上，我们也很容易找到同性恋的元素，尽管这种元素似乎从未得到充分的和有意识的发展。菲茨杰拉德很古怪，虽然家境富裕，和同时代的杰出人物也保持着良好的关系，但他总是与周围环境格格不入。他觉得被迫与一位自己不爱且没有任何共同语言的女人结婚，非常不幸福。他的情感皆与同性友人相关。在早年，他对一位名为布朗（W. K. Browne）的友人感情极好，并在《幼发拉底人》（*Euphranor*）对其大加夸赞。“布朗对我而言，是约拿单，是迦玛列，是阿波罗——是朋友，是主人，是神——我对他的忠诚与钦慕，无以复加。”[②] 在布朗早逝之后，菲茨杰拉德的心都空了。1859 年，他在洛斯托夫特（Lowestoft）写给布朗夫人的信中说，“我常在 50

---

① 在《男同性恋及其性生活》的第 241—281 页，拉夫洛维奇全面地讲述了奥斯卡·王尔德的案子。梅森（Mason）也做过全面报导。亚瑟·兰塞姆（Arthur Ransome）的王尔德传记也许是最好的。安德烈·纪德（Andre Gide）的回忆录《奥斯卡·王尔德》很值得一读（也被翻译成了英文）。努玛·普雷托里亚斯讨论过王尔德与同性恋的关系（中间性类型年鉴，第 3 卷，1901 年）。另外值得参考的是，王尔德的《自深深处》（*De Profundis*）有一部分曾经没有出版，后来发表在《时代》（*Times*），1913 年 4 月 18 日。他在这里将自己的不幸归咎于一位朋友，宣称自己对此人的“古老情感”变成了“憎恶、怨恨和轻蔑”。这清晰地体现了王尔德性格中脆弱的一面。

② T. 赖特（T. Wright），《爱德华·菲茨杰拉德传》（*Life of Edward Fitzgerald*），第 1 卷，第 158 页。

夜晚的沙滩上徘徊，希望有人向我走来，填满我内心的空虚。”正是在这时候，他遇到了“帅哥”（约瑟夫·弗莱彻［Joseph Fletcher］），一位六英尺高的渔夫。据说此人无论身材还是性格，都是萨弗克人（Suffolk）中最棒的。他让菲茨杰拉德想起了自己逝去的友人布朗，于是雇他在自己的帆船上任船长，随后一心一意地待他。据菲茨杰拉德的描述，“帅哥”是“长的最好的萨克森人，充满活力和阳刚之气（*vif, mâle et flamboyant*），有俊美的脸庞，蓝色的眼睛，鼻子长得不输罗马人，比希腊人的鼻子更好看，一头纯红褐色的头发，任何女人见了都难免嫉妒。而且他很单纯，看问题公正，性格亲切柔和，是大自然创造的一位完美绅士，”事实上是他遇到过的“最了不起的人”。然而，此人可没有这番描述所说的那么完美，后来两人因文化和社会传统的差异产生了各种各样的误会。菲茨杰拉德曾给“我亲爱的帅哥”写过无数封信，这些问题反映在了现存的几封信中。[①]

51

近代伟大的沃尔特·惠特曼（Walt Whitman），被尊称为关于民主的先知－诗人，[②] 在《草叶集》（*Leaves of Grass*）中对

---

① 大部分信件都被“帅哥”不小心遗失或毁掉了。詹姆士·布莱斯（James Blyth）出版了其中一部分，《爱德华·菲茨杰拉德和“帅哥”》（*Edward Fitzgerald and 'Posh'*），1908 年。

② 这是惠特曼应有的地位。我反对当前诸多争论中的看法，即仅仅将其视为一名反向者，并因此或中伤或美化他。不论反向的心理特征对于惠特曼的人格有多重要，它也仅仅在其少数作品中扮演了有限的角色。对于很多人来说，这一点微不足道。（可参考大约 30 年前我在《新精神》［*The New Spirit*］上写的一篇文章。）

友谊激情或其所谓的“男人之间的爱”的同情态度，激起了人们的讨论。在书中——见“芦笛集”（Calamus）、“桴鼓集”（DrumTaps）及其他——惠特曼赞颂了一种以身体接触和撩人的情感为必要元素的友谊。为了确定“芦笛集”的准确意义，J. A. 西蒙斯曾写信给惠特曼，坦率地问起了这个问题。惠特曼（从新泽西的卡姆登［Camden］，1890年8月19日）在回信中仅表达了对同性恋的态度。因此，信中的原话应当被记录下来：

> “人们对《芦笛集》及其他诗篇产生的一些疑问，让我十分不解。《草叶集》只能通过并仅仅通过它自身营造的氛围和必要特征——每一页每一段话都是如此——才能被正确理解。《芦笛集》有可能让人得出你提到的这种理解，这真让人感到可怕。我乐于见到，人们不会因为这种莫名其妙的、让我做梦也想不到的和不受欢迎的病态推断而想起这些诗歌——这是我所不允许的，也应当受到诅咒。”

从信的内容来看，[①] 惠特曼似乎从来没有意识到，他所体验 52

① 需要补充的是，西蒙斯（在其关于惠特曼的书中）把此信所表达的立场视为惠特曼的最终坦白和表态，认为他对性欲反向定然持敌视态度，甚至想都没有想到这种现象，他“没有考虑过，性欲反向与他对友谊的态度存在不可避免的相通之处。”然而，他记得惠特曼在1876年卡登姆版《芦笛集》的最后部分写过：

> “这是我最后的话语，也是最难懂的话语，
> 这是我身上最脆弱的地方，也是我身上最坚强的地方，
> 我在这里隐藏自己的想法——我不暴露它们，
> 然而，我其他任何一首诗都没有像它们这样暴露我自己。”

并歌颂的，关于男人间肉体接触的激情，和他所理解的有违自然伦常的犯罪，这两者间存在某种联系。惠特曼也许是一个特例，因为相对于《草叶集》所描绘的情况，很多反向者在不那么肉体和激情的友谊中找到了满足感。惠特曼天性专注细节，容易情绪化和听从本能，缺乏吸收各方面的影响并使之平衡的分析能力。他很可能会断然否定自己是一名性反向者。但不可否认的是，“男人之间的爱”在他的作品中居于主导地位，这种情感在“平常人”那里很少见，尽管惠特曼很希望他们能够接受。一个体质正常的男人，假如他的态度如惠特曼那般率真，那么必然更愿意与女人发生性关系，和女性的情感联系也会远远超出《草叶集》中的描述。在现存的一些惠特曼写给年轻男子的信中，尽管没有给出直接答案，但也表现出了他对后者的款款深情。[①] 而且，尽管其体格非常健壮，却从未有过结婚的念头。[②] 也许我们还很难从性的角度对惠特曼进行归类，但可以肯定是，他有同性恋的倾向。

53

① 惠特曼深爱着一位年轻的电车司机，此人名叫彼得·多伊尔（Peter Doyle），文化程度不高。惠特曼写给他的信收录在布克医生（Dr. Bucke）主编并在波士顿出版的《芦笛集：相关的信件》，1879 年。

② 不过，惠特曼承认（在西蒙斯提到的信中）自己有 6 个孩子。他们都是在惠特曼的前半生出生的，那时候他生活在南方。（关于惠特曼的孩子，见爱德华·卡彭特的《和沃尔特·惠特曼在一起的日子》[*Days with Walt Whitman*]，1906 年。）不过他的兄弟乔治·惠特曼说过：“我从不知道沃尔特爱上过哪位年轻女孩，甚至从未注意过她们。”而在其后半生陪伴他长达 10 年的多伊尔也说过：“他的脑子里从未想过这种意义上的女人。”前半生的异性恋关系似乎是惠特曼生活中的一个例外。至于孩子的数量，有一位在南方认识惠特曼的女士认为，没有理由怀疑惠特曼有小孩的事实，但若是说有 6 个的话，那很可能包括孙子和外孙。

值得说道的是，惠特曼的一些朋友和倾慕者并不打算把他写给西蒙斯的信看作是某种证据。下面的陈述来自匿名者“Q”：

“我认为，太看重这封信是一种错误——也许就不应该提到它，因为一旦被提及就必然会受到重视。我的理由有三个或四个：

1. 信的内容（反对的语气很强烈）与《草叶集》的整体‘氛围’不相符，后者追求开放和自由。

2. 信的内容完全与《芦笛集》相冲突。不论惠特曼在写这些诗的时候设定了怎样的道德边界。在我看来，他未曾想到人们可能会对这些诗歌做病态的或其他什么的引用，这一点令人难以置信。

3. 这封信写于他患病去世前的几个月，似乎是他就该问题做出表态的唯一文献，没有别的什么可以佐证。

4. 此信是对西蒙斯的回复，但西蒙斯的信从未出现过，因此我们不知道其中用了怎样轻率的措辞让惠特曼（极其谨慎地）将自己与可疑的行为切割开来，以防别人说他为后者辩护。”

我想补充的一点是，我曾费力寻找西蒙斯的原信，但他既无法复述出来，也没有保存副本。

应该说，惠特曼对西蒙斯很是赞赏和钦佩。“爱丁顿·西蒙斯是一位非常出色的男人，”他临死前评价道，“就某些方面，他是我们这个时代眼光最长远、最具启发性，也是最重要的人。西蒙斯是一个奇怪的家伙，我很爱他。他受过大学教育，精通文学，性情多疑，也能享受事物带来的乐趣。这个了不起的家伙善于钻研人和细节，甚至钻研生理学和胃，极其聪明。”但这一回，他什么都没有钻研到。

54 上述评论（大部分也包含在本书的之前的版本中）主要是基于西蒙斯提供的信息。但后来，从惠特曼这边获得的信息让这封著名的信件展现了更多有意思的东西。霍勒斯·特劳贝尔（Horace Traubel）是一位热情与技巧兼备的作家，他的心血之作《与沃尔特·惠特曼在卡姆登》（*With Walt Whitman in Camden*）正在出版当中。此书有着博斯韦尔传记般（Boswellian）的耐心，其中通过对话明确揭示了惠特曼对西蒙斯所提问题及致信心态的态度。

从1888年4月27日开始，惠特曼向特劳贝尔回忆了很多关于西蒙斯的事情（没多久特劳贝尔就开始了自己的工作）。西蒙斯曾不断地给他写信，似乎都与惠特曼所说的“男人与男人的激情关系”有关。“他总是问我：这是《芦笛集》的真正含义吗？——是因为我还是别的什么原因，这就是它的含义？我说不是，但这无法让他满意。（西蒙斯这边没有记录表明惠特曼在这个时候写信向他表达过这些意思。）但是，这封信——从整体上来看，它写得很机灵、很聪明，饱含真诚，追问得很紧，甚至是在强迫我——语气很急促并一直在坚持：就像站在路中间说‘你不回答我的问题，我就不让开。’你看，这封信很老了吧——16年前的信——在最近的一封短信中，他还在问我这个问题。他当然是一个出色的男人——少见，整洁——具有纯洁的灵魂和英雄主义的性格……‘将来你也会就《芦笛集》写点东西吧’，惠特曼（向特劳贝尔）说道，‘这封信以及我说的这些话也许有助于你理清思路。《芦笛集》所表达的含义应当得到澄清，它很容易被无辜歪曲，偏离它的本意和动机，偏离它所遵守的原则。’”

有一封日期标注为1872年2月7日的长信在后来公开了。它展现了信的作者从《草叶集》尤其是其中的“芦笛集”所获得的巨大帮助。“男人对男人的爱在过去是什么，”西蒙斯写道，“我想我知道了。同时我也知道，它在此时此地是指什么——哎！在您的诗歌里面，我朦胧地觉察出您说它可以是什么和应该是什么，但这些难以让我感到满意——我很想知道您所表达的真正含义。也许，终有一天——以某种形式，我知道哪些形式不合适，但具体形式由您选择——您会告诉我更多关于朋友之爱的东西。我会一直等下去。”

“惠特曼：‘那么，你认为它是什么？你觉得这个问题有答案吗？’‘我不知道为什么您觉得我的信有压迫感。它的内容很简单——只是提问题，而且提问题的方式也很柔和’‘我假定你是对的——不应该说有压迫感：但你知道我讨厌别人鼓动我。毫无疑问，西蒙斯提问题是对的：但我回答或不回答问题也是对的。我经常和自己说《芦笛集》——也许它的含义比我自己所想的更丰富或更简单——具有不同意义：而我不知道它所有的意义——也许从来没有知道过。对于西蒙斯写的信，我的本能反应是进行激烈地抗争，粗暴地说不是、不是、不是。事后我又想道，也许我不知道自己作品的所有含义，我对自己说：你，同样走开，回去研究自己写的书，像别人或陌生人那样去研究它，看它究竟在说什么。我会找个时间写信给他，明 55

确地和他谈谈《芦笛集》——告诉他我在表达什么或我想让它表达什么。'"

一个月之后(1888年5月24日),惠特曼再次向特劳贝尔谈到来自西蒙斯的一封"漂亮的信"。"你会看到,他又开始唠叨《芦笛集》。我不知道它为什么会让他这样,但他在这个问题上不停地纠缠,这让我有点生气。我想你可能会说——为什么你不直接回答他让他闭嘴?因为我认为这个问题不存在合乎逻辑的答案:但我也可以回敬一句:'他有什么权利一而再、再而三地追问我?'"惠特曼笑了一下。"不管怎样,他几乎每次写信都会把这个问题扔到我跟前。在这一点上,他也算礼数周到,这也是我不憎恨他的理由。我想整件事情终有一天会随着某个答案而了结。"

随后惠特曼向特劳贝尔展示了信的内容。西蒙斯写信的主要目的,是希望惠特曼不会因为自己三年前就《芦笛集》提出的问题而对他感到不耐烦。

"我(特劳贝尔)对惠特曼说:'这封信写得很谦逊,我没有看到任何刺激人的内容。他没有让你回答老问题。事实上,他是在为自己曾经提出这个问题而向你致歉。'惠特曼火气一下子就上来了,'谁受刺激了?至于这个问题,他一遍又一遍地问我,就是问!就是问!就是问!'看到他生气,我笑了。'那么,就算他问了?可这也没有造成伤害。此外,你也没有什么需要隐瞒的。我觉得,可能是你的沉默让他觉得你心里有鬼。''噢,胡说!可是30年来,我的敌人和朋友一直在不停地问我关于《草叶集》的问题：我已经厌倦不去回答问题了。’当他说这句幽默的反讽句时，他脸上的表情很有趣。最后，他放松下来补充了一句：‘不管怎样，我爱西蒙斯。一个能够写出这样一封信的人，谁不爱呢？我知道他还会向我要答案，该死的！’”

显然，这番对话很大程度上削弱了惠特曼信中所做声明的力度。从表面上看，这封信也许代表了一个男人突然发现自己的作品可能受到歪曲之后迅速做出的回应：愤怒而坚定地否认这种曲解。西蒙斯一直在温和、体贴甚至谦逊地向他提出一个完全合法的问题。当然，西蒙斯也很执着，至少坚持了 16 年。 56 假如答案真的是一个有力的“不是”，那么答案应该早在 1872 年而不是 1890 年才给出。而且，惠特曼在面对这个不断出现的问题之时，竟然一直和朋友们说自己很喜爱西蒙斯，钦佩其聪敏才智。对于一个不断暗示自己的作品可能让人产生某些“可怕”“变态”和“糟糕”联想的人，产生这种情感也太反常了。显然，惠特曼这些年只是不知道该如何回复。一方面因为谨慎，不愿意表达对一切所谓不自然或不正常事物的认同，他在面对这个问题之时感到恐惧；另一方面，他又渴望通过自己的作品来给出辩护，宣称保持坚定的开放性。对于别人做出的这种推断，他可能多少有一点自觉和认同。只有到了人生的最后阶段，当性生活永远成为过去，身体和意志变得衰弱，不希望再让任何事务消耗自己的精力之时——已然无力给出各方面都考虑周全的科学声明——他才会选择最简单、最容易的方式来解决这个难题。①

57 至于另一位伟大的现代作家——保尔·魏尔伦（Paul Verlaine），法国第一位现代诗人——我们对他的判断似乎容易得多。魏尔伦是一位典型的缺乏责任意识而又敏感的天才。他一辈子都在正常情感和同性恋之间摇摆，一段时间喜欢女人，另一段时间又喜欢男人——正如其作品所表现的，他自己也承认这一点。在我看来，他毫无疑问是一位双性恋者。他早年与一位年轻的诗人——亚瑟·兰波（Arthur Rimbaud）——有关联，两人的关系后来终结于一场激烈的争吵，并导致魏尔伦在蒙斯（Mons）入狱。晚年的魏尔伦把这一段感情称作"我那辉煌灿烂的罪孽"（*mon grand péché radieux*），见诗歌"欢快的旅行者"（*Læti et*

① 很多作家都或多或少承认沃尔特·惠特曼具有同性恋性情。德国的爱德华·伯茨（Eduard Bertz）和英国的 W. C. 里弗斯医生（Dr. W. C. Rivers）深入地发掘了惠特曼人格和作品中的同性恋特征。伯茨出版了三种著作，尤其是他 1906 年的《洋基救世主》（*Der Yankee-Heiland*）和 1907 年的《惠特曼之谜》（*Whiteman-Mysterien*）。里弗斯的论证包含在题为《沃尔特·惠特曼的异常性》（*Walt Whitman's Anomaly*）的小册子里（伦敦：乔治·艾伦［George Allen］, 1913 年）。伯茨和里弗斯都强调了惠特曼身上的女性特质。约翰·庄士敦医生（Dr. John Johnston）对给西蒙斯回信时候的惠特曼有过有趣的、独立的描述，并亲自拍摄了一些优秀的照片。见《访沃尔特·惠特曼》（*A Visit to Walt Whitman*），1898 年。还需补充的一点是，有些研究者很可能高估了惠特曼身上女性特质的程度和重要性。大部分艺术家和天才式的人物都具有一些女性特质，但这不能作为反向倾向在他们身上存在与否的证据。克拉克·贝尔（Clark Bell）医生就里弗斯的书给我写信说道："我私下认识沃尔特·惠特曼。在我看来，他非常强健，格外具有阳刚之气，在我眼里毫无女性特征，身体方面很有男人气概。问题在于，一个具有诗人气质的强壮男子，热情而温和，也许会经历特定的情感阶段，后者容易被误解。"和伯茨及里弗斯的立场相反的巴泽尔杰特（Bazalgette）也表达过类似的观点（他曾著有一部深入研究惠特曼的法语著作）。尤其见 1913 年 7 月 1 日、10 月 1 日及 11 月 15 的《文雅信使》。

Errabundi），载于《平行集》（*Parallèlement*）。在后来的诗歌中，他的激情稍有减退，关于肉体关系谈得少了，但仍然超出一般的友谊，如《幸福集》（*Bonheur*）中有一首诗题为“我的朋友，让我欣喜若狂的友谊，我的最爱”（*Mon ami, ma plus belle amitié, ma Meilleure*）。①

以上，我们简要地从民族、历史、宗教及文学等方面介绍了关于同性恋的一些情况。还有一种现象需要说明的是，同性恋现象虽然在各个地方都或多或少地存在，但我们似乎可以在某些民族和地区发现更高程度的同性恋倾向（是否涉及更高程度的先天性反向，这一点还不清楚）。② 在欧洲，南意大利的情况就很好地说明这一点。在这方面，据说南意大利人和北意大 58

① 勒佩勒捷（Lepelletier）写过一本也许可以被称之为魏尔伦官方传记的著作（《保尔·魏尔伦》[*Paul Verlaine*]，1907 年），试图通过解释来淡化或消除魏尔伦生活中的同性恋特征。同见兰波（Rimbaud）内兄里贝肯（Berrichon）的文章，《文雅信使》，1911 年 7 月 16 日和 1912 年 2 月 1 日。P. 埃斯科贝（P. Escoube）在一篇很有见地的文章中（收录在《偏好》[*Préférences*]，1913 年）提出了一种更合理的解释。他认为，抛开指向魏尔伦具有同性恋倾向的其他证据，至少从他一贯真诚的诗歌中无法读出这一点。

② 理查德·波顿爵士传播了这种观点，将此现象归咎于“地理和气候，而非种族”的原因。他认为，在其所谓的索达迪克区域（Sotadic Zone）内，“这种恶习是一种广受欢迎的风俗，至多被视为一种小过失。在该区域北方和南边的民族，它只是零星发生，并备受谴责。一般来说，人们在生理上就无法做这种事情，觉得它恶心至极。”他还补充说：“根据我的推测，唯一引发该行为的生理原因，是索达迪克区存在一种男性阳刚之气和女子阴柔之气的杂糅，而这种杂糅在其他地方只是偶尔发生”（《一千零一夜》，1885 年，第 10 卷，第 205—254 页）。索达迪克区域理论无法解释同性恋在诺曼人、凯尔特人、塞西亚人、保加利亚人和鞑靼人当中的广泛存在。而且，这些地区在不同的时期有着不同的态度。波顿完全不懂如何展开关于性欲反向的心理调查。事实上，心理调查方法在他那个时代还尚未出现。

利人有所不同。意大利人通常比北边的其他民族更愿意承认自己的同性行为。[1] 很难说清楚，南意大利更普遍的同性恋在多大程度上受到了希腊文化和希腊血统的影响。

必须要知道，像英国这样的北方国家中的同性恋现象，其表现方式不同于今天的南意大利或古希腊的同性恋现象。在古希腊，同性恋冲动得到了认可并被理想化。一个男人既可以是一名公开的同性恋者，又可以是一名伟大的和尊贵的公民，如义巴敏诺达（Epaminondas）。一个在精神和生理上都正常的男人，没有任何理由不去接受一种被认为值得尊敬，甚至有时候被视为一种特殊荣耀的习俗。但是在今天的英国或美国，这显然是不可能的。[2] 在这些国家，所有的传统、道德理想和法律，都在积极地反对同性恋情感的任何表达。强制性的社会力量全方位地将个人限制在异性恋的方向。要与之对抗，就需要异常强大的推动力。若一个具有同性恋倾向的个体受过良好教育并过着同时代的正常生活，理解自己周围的社会情感，那么这种推动力只能是来自于一种根本性的——通常很可能是天生的——性本能异常，他的性取向在器质上就是反常的。在这

---

[1] 斯巴克塔托（Spectator）特别提到了索伦托（Sorrento）的邻近区域（《人类繁衍》，第 7 卷，1910 年），说南意大利人认为被肛交（passsive *pedicatio*）不雅，但认为主动肛交（active *pedicatio*）无伤大雅。这种漠然的态度使得南意大利人能够发掘他们认为特别有吸引力的外来同性恋者，发展出了繁盛的同性恋产业。

[2] 的确，小的同性恋团体有可能在现代大都市中产生，形成一个在某种意义上属于他们自己的环境，其反常能够得到接纳。然而，这种情况在大潮流中几乎可以忽略不计。

里，我们要关注的就是这种根本性的异常，它通常被称为性欲反向。没有证据表明古希腊的同性恋是一种先天性的变态，尽管凯里乌斯·奥里利厄斯（Cœlius Aurelianus）说过，巴门尼德（Parmenides）认为它可以遗传。在亚里士多德关于肉体之爱的论述片断中，虽然对同性恋整体持宽容态度，但只言片语间似乎也区分了先天性同性恋与习得性的同性恋恶行。无疑，有一定比例的同性恋冲动是器质性的。同时，也有可能希腊人当中存在一种器质性的和民族性的同性恋倾向，多里安人就是这样的。但无论其源头怎样，社会情感状况导致很多正常人将同性恋视为一种时尚。或者说，社会环境尤其有利于潜在的同性恋倾向得到发展。所以，结构性反常在古希腊同性恋者当中所占的比例，远低于在英国同性恋者中所占的比例。类似的——尽管我认为这种类比有点不恰当——还有杀婴和遗弃儿童。在希腊早期，有些完全健康和正常的父母会有此类行为。在英国，残害自己孩子的已婚妇女几乎都被视为不正常或有病。基于这 60 一理由，我不认为古希腊的同性恋——作为很有意思的社会学和心理学问题——像英国或美国的同性恋那样有助于关于性欲反向的研究。

性欲反向和同性恋现象的普遍存在是毋庸置疑的。这个问题在德国得到了最充分的研究。在柏林，莫尔说他自己见过600至700名同性恋者，还听闻过250至350名其他同性恋者。希尔施菲尔德说他知道超过10000名同性恋者。

有人告诉我，在柏林有数家大咖啡馆，其顾客几乎全部是反向者。他们在这里调情和结识他人。由于街头男妓（Pupenjunge）也经常光顾这里，反向者们若领着在咖啡馆认识的人去家里或去旅馆，就有可能被敲诈或抢劫。所以这儿也有很多同性恋酒吧（*Kneipen*），小而低调。这些酒吧事实上就是提供男同服务的妓院，居住着一些性取向正常但已失业或想赚点的零花钱的成年男子和少年。反向者们认为这些地方很安全，因为经营者会尽力维持良好的秩序，不允许出现勒索现象。警察们虽然知道这里，但从不干预。柏林也有女同性恋者们专门光顾的咖啡馆。

有理由认为，同性恋在德国和德国人当中特别盛行。我前面曾提到过，德国式友谊经常表现出高度情感化的特征。在德国，反向者们公然发起了捍卫同性恋和反抗社会偏见的运动，且得到了很多支持。这是独一无二的。对性欲反向的研究首先出现于德国。德国出版社所出版的关于同性恋的科学研究专著和文学作品，论其数量和重要性，也许要超过其他所有国家的总和。对于居住在国外的德国人，他们的同性恋倾向在很多国家引起了注意。在我研究的英语国家当中，德国裔同性恋者比我们预期的要多很多。据说巴黎的男妓们都知道德国人的同性恋癖好。重要的是，（纳克从一名对土耳其很熟悉的德国反向者那里获悉）相较于其他任何地方的人，在君士坦丁堡，手上既有女孩又有男孩的皮条客们更倾向于把德国人和奥地利人看作同性恋者。然而，德国人一般会否认自己国家的人有任何特殊的同性恋倾向，此类统计（尽管只能算估计）也不能体现同性恋在德国有何显著地位。希尔施菲尔德认为，我们应该首先

61

想办法获得同性恋者在总人口中的占比。[①] 这个数字在不同地区，尤其是不同职业中的差别也许会很大，相差 1 到 10 个百分点。不过从总人口的比例来看，一般认为其平均数超过 2%。如此，在德国大约有 150 万同性恋者，希尔施菲尔德认可这个数字。[②] 这只是一个最低的估算，真实数量肯定要更高，因为没有人可以在一个由大量熟人组成的群体中，确定每一个人的真实性取向。[③] 这个数字不能说明法国群体当中的同性恋比例 62 要比德国低。日本人的比例大致接近于整体的平均数值。诸多研究权威，尤其是在德国，都相信法国的同性恋和德国一样普遍。[④] 不过，圣－保罗（Saint-Paul）（化名"劳普特斯医生"[Dr. Laupts]）不接受这个结论。作为一名常年服役于非洲的军医，他得以亲眼见证同性恋在法军非洲军团尤其是骑兵部队中有多盛行，在步兵当中则要少一些（同见雷比尔的《快乐与癫狂》）。但是总体上在法国士兵当中，他很少发现同性恋现象。在法国人当中亦是如此。[⑤] 纳克也倾向于认为，相较于日尔曼

---

① 尤其见希尔施菲尔德的《同性恋》，第 24 章和 25 章。

② 乌尔里克斯在其 1869 年的《阿尔贡提克斯》（*Argonauticus*）中给出的估计只有 25000 人，但他承认这个数字很可能被显著低估了。布洛赫（《卖淫》，第 1 卷，第 792 页）认为有理由相信，在 15 世纪的科隆（Cologne）地区，这个比例接近希尔施菲尔德对当前的预估。布洛赫在数年前认为希尔施菲尔德 2% 的估计"完全是瞎说"（《文集》[*Beiträge*]，第 1 部分，第 215 页，1902 年）。

③ 希尔施菲尔德提到了两名男性艺术家的例子。两人是很亲密的朋友，其中一人已婚。他俩在很多年之后才发现彼此是一名反向者。

④ 见努玛·普里托里乌斯和费南（Fernan）的文章，他们认为同性恋在法国只会多不会少（《性问题》，1909 年 3 月和 12 月）。

⑤ 劳普特斯医生,《同性恋》(*L'Homosexualité*),1910 年，第 413 页和 420 页。

民族和斯拉夫民族（Slavonic），凯尔特人和一般的拉丁民族国家当中的同性恋出现得更少。纳克相信这也许与民族有关。[①]但问题仍然存在。有可能，法国和其他拉丁民族国家的同性恋现象，之所以相较于日尔曼民族不是那么显著，不是因为先天性反向的人口比例低，而主要是因为性格和社会反应的差异。[②]相较于德国人，法国人对女性地位的同情和理想化程度要高很多，且法国的反向者们能够合法表达自身不满的机会和场合要远少于德国的反向者。此外，认为先天性反向者在法国出现的概率比在德国出现的概率要低，这种观点同样值得怀疑。

至于同性恋在英国[③]和美国的盛行，我们已经有了大量的证据。在英国，其普遍程度可谓让人大跌眼镜，完全不亚于德国，尽管因社会和民族差异而稍有不同，尤其是英国人的保守、清教主义和假正经。[④]在美国，这些因素对于同性恋的外在表达起到了更大的限制作用。希尔施菲尔德虽然精于调查同

63

① 纳克，《中间性类型年鉴》，1908 年，第 6 期。

② 关于法国人对同性恋的态度，有一个重要的事实是，心理学家圣-保罗医生在就该主题著书立说之时用了笔名，尽管这种方式完全没有问题。

③ 有几篇讨论英国尤其是伦敦同性恋整体情况的文章，信息量非常大，即便熟悉伦敦的人读了也会有所收获（帕维（L. [Pavia]，“英国的男同性恋”[Die männliche Homosexualität in England]，《科学人道主义委员会季度报告》[*Vierteljahrsberichte des wissenschaftlich-humanitären Komitees*]，1909—1911 年）。同见希尔施菲尔德《同性恋》第 26 章。关于英国同性恋的历史本质，可参见尤金·德伦（Eugen Dühren，即伊凡·布洛赫）的《英国的性生活》（*Das Geschlechtsleben in England*）。

④ 无疑，这就是为什么很多英国反向者移居海外的原因。据说英国的男同性恋纷纷涌向巴黎、佛罗伦萨、尼斯、那不勒斯、开罗以及其他地方。

性恋现象，但是在谈到在费城和波士顿的调查之时，他坦诚自己几乎找不到同性恋的证据，尽管后来有熟悉当地情况的人告诉他，这两个城市有着“庞大”的同性恋群体。同性恋出现在美国无数宗罪案和丑闻当中，而在美国经常曝光的异装癖或跨性别装扮案例中，似乎有相当一部分与同性恋有关。

根据某些人的观点，近些年英语国家中的同性恋现象比以前显著增多。有人认为这与王尔德的案子有关。无疑，王尔德名气再加上报纸对此案的广泛报道，也许会让很多以前只是模糊地意识到自己不寻常的反向者坚定了自己的性倾向，并给其他反向者传递了更大的勇气（尽管这一点看似矛盾），但这不足以增加反向者的数量。有人也许会说，同性恋现象之所以变得显著，毋宁说是因为城市生活的发展使得同性恋相较于其他性变态更容易得到表现和满足。至于反向者在总人口中的比例有多高，我们很难做出肯定的判断。反向者自身的判断不可靠，因为他身处同性恋群体，且有时候会误读一些非决定性的细微迹象而高估反向者的数量。对反常现象持厌恶态度的正常 64 人，一般来说他们的判断同样靠不住，因为熟人当中的同性恋者会在他们面前小心翼翼地隐藏自己的性取向。研究同性恋现象的学者和同性恋者一样，容易高估它的普遍程度。尽可能地剔除掉这些因素，仅仅考虑那些我在日常生活环境中接触过并熟知其情感模式的个体，我的结论仍然是这个比例相当高。在英国中产阶级的职业人群和最有文化的群体当中，这个比例肯定比较高，有时候也许会达到 5%，尽管这种估算不一定准确。同一个阶层中女同性恋者的比例至少还要高一倍，虽然女同现象不如男同现象那么清晰和根深蒂固。对于中产阶级，这还是一个温和的估计。必须要知道，他们当中有很多人在其他方面也存在一定程度的反常。无疑，同性恋现象在工人阶层当中不如在高阶层当中那么普遍，即便他们对同性恋的态度更加无所谓，我们前面也提及过这一点。从整体来看，我们也许可以认为这个比例与其他相关或相邻大陆的比例大体一致，即略高于 2%。据此，我们可以估算出大不列颠的同性恋者约有 100 万人。

第二章 对性欲反向的研究

韦斯特法尔——赫斯里——卡斯帕——乌尔里克斯——克拉夫特-埃宾——莫尔——费雷——基尔南——利德斯顿——拉夫洛维奇——爱德华·卡彭特——希尔施菲尔德

韦斯特法尔是柏林的一位著名精神病学教授。他也许是为性欲反向研究奠定坚实科学基础的第一人。1870年，他在自己任过多年编辑的《精神病学档案》（*Archiv für Psychiatrie*）上发表文章，详细记述了一位年轻女子的情况。这名女子在小时候就不同于其他女孩：喜欢打扮成男孩，只关注男孩们玩的游戏；长大之后，只对女性有性趣，并与诸多女性形成了亲密的关系，通过相互爱抚获得性满足；她会在女人面前，尤其是自己爱上的女孩面前感到害羞和脸红，在男人面前则总是表现冷漠。韦斯特法尔——他是格里辛格（Griesinger）的学生，后者 65

已经注意到此类性反常群体偶尔表现出的高超天赋——具有敏锐的科学洞察力，对于向自己寻求治疗的患者又怀有难能可贵的同情心。正是这两种因素的结合，帮助他把握了此类案例的真正性质。在那个时代，绝大多数医生只会轻率地将其视为一种庸俗的恶习或精神错乱。韦斯特法尔觉察到，这种反常是先天性的，不是后天习得的，因而不能被视为恶习。他坚持认为这种反常只有神经学方面的原因，不存在任何算得上精神错乱的原因，并把这种情况命名为“反向性感觉”。在德国，这种情况也因为这个概念而很早被人们所了解，为相关研究开辟了道路，人们对它的认识获得了快速的发展。新的案例很快被发表出来，刚开始只是在德国，尤其是在韦斯特法尔任编辑的《精神病学和神经系统疾病档案》(*Archiv für Psychiatrie und Nervenkrankheiten*)，后来很快其他国家也开始发表，主要是意大利和法国。[①]

66

韦斯特法尔是开始科学研究性欲反向的第一人。在他之前，有很多人也曾隐约注意过此类现象。1791 年的一篇文章曾经提到过两个案例，[②] 涉及男性对男性的情感吸引。不过，这篇文章没有明确这种反向是不是先天的。1836 年，有一位名为海因里希·赫斯里(Heinrich Hössli)的瑞士作家出版了一本少有传播但很了不起的作品《厄洛斯》(*Eros*)，其中包含很多涉及这种

① 在英国，1867 年 2 月 9 日的《医学时报》(*Medical Times and Gazette*)提到了反常的性本能及从事异性职业的倾向。萨维奇爵士(Sir G. Savage)在《精神科学杂志》(*Journal of Mental Science*)首次描述了一个“性变态”的案例，1884 年 10 月，第 30 卷。

② 莫里茨，《经验心理学杂志》(*Magazin für Erfahrungsseelenkunde*)，柏林，第 8 卷。

情况的故事人物。当时发生的一起案子引起了人们极大关注，他似乎受此触动写出了这部作品。一个有着良好社会地位的男人突然谋杀了一名年轻人，随后被处决。在赫斯里看来，这个案子是因同性之爱和嫉妒而起的。赫斯里不是一名受过训练的学者，而是一位经验丰富的商人。他在格拉鲁斯（Glarus）的生意做得很好，是这里最成功的女帽贩卖商。他自己有可能是一名双性恋者。当地政府将他的这部作品列为禁书，库存的书随后毁于一场大火。因此，此书发行量非常小。然而，现在有人把它看作是继柏拉图《会饮篇》之后第一部严肃看待同性恋问题的作品。[①]

到了1852年，德国当时的法医学权威卡斯帕（Casper）——要知道，为性欲反向研究奠定基础的是德国人——在其《季刊》（*Vierteljahrsschrift*）指出，宽泛意义上的鸡奸有时候是一种“道德上的雌雄同体”（moral hermaphroditism），是由先天性的生理状况导致的，且并不必然涉及肛交（*immissio penis in anum*）。卡斯帕就这些最重要观点列举了大量珍贵的证据，他是第一位注意到这一点的研究者。[②] 遗憾的是，他未能充分认识到它的意义，

67

① 卡尔施对赫斯里及其著作进行过有趣的讨论，见《中间性类型年鉴》，1903年，第5卷，第449—556页。

② “尤金·德伦”（伊凡·布洛赫）提到，萨德（de Sade）在其《阿丽娜和瓦尔古》（*Aline et Valcour*）似乎认识到反向有时候是天生的，或至少是自然的，且有可能在很小的年纪得到发展，即便周围阻力重重（《关于萨德侯爵及其时代的新研究》[*Neue Forschungen über den Marquis de Sade und seine Zeit*]，第436页）。他借助萨米恩托（Sarmiento）之口说道：“假如这种倾向不是自然的，那么它有可能来自于童年时期吗……在我们有足够把握确定这一点之前，最好把它视为一种天性。”更早时候，有一位名为卡雷托（Carretto）的意大利神父在1676年就认识到同性恋倾向是天生的（《性问题》，1910年1月，第66页）。

也没有产生直接的影响，尽管塔迪厄（Tardieu）在1858年承认有些男同性恋具有先天性的因素。

在揭示性欲反向现象的事情上，出力最多的人既不是相关的医疗人员，也不是关于同性恋犯罪的研究者。为解释和辩护同性之爱奔走多年的乌尔里克斯（1825年出生于奥利希附近）是一位德国汉诺威省的法律官员。他自己是一位性欲反向者，据说其观点在一定程度上引起了韦斯特法尔对该问题的关注。从1864年开始，最初用“努玛·普里托里乌斯”的笔名，后来用自己的真名，乌尔里克斯在德国诸多地方陆续发表了一系列讨论这个问题的作品，为改变性欲反向在德国的法律定位做出了各种尝试。

尽管其言论不像心理学观点那样具有科学分量，但乌尔里克斯表现出了极高的能力。据说他的知识也是最渊博的，不仅在自己专长的法学和神学领域造诣颇深，他对自然科学的诸多分支及考古学也非常熟悉。同时，他也被很多人视为那个年代最好的拉丁语学家。1880年，他离开德国定居在那不勒斯，后来又去了阿布鲁奇的阿奎拉（Aquila in the Abruzzi），在那里发行了一份拉丁语期刊，最后于1895年逝世。[①] 1891年去过阿奎拉的西蒙斯写道：“乌尔里克斯像极了克里索斯托莫斯（*Chrysostomos*），亲切、高尚，是一位真正的绅士和天才。他相貌精致，气质高贵，想必一度无人能及。”[②]

68

① 关于乌尔里克斯，见《中间性类型年鉴》，1899年第1卷，第36页。

② 霍雷肖·布朗（Horatio Brown），《约翰·爱丁顿·西蒙斯传》（*John Addington Symonds, a Biography*），第2卷，第344页。

多年来，乌尔里克斯为了让先天性同性恋在科学上得到认可而独自奋斗。他创造了“uranian”或“urning”的概念（暗示柏拉图《会饮篇》中的人物Uranos），此后经常用它们指代同性之爱，而以“dioning”（对应希腊神灵Dione）称呼正常的异性恋。他把同性之爱理解为一种先天的性反常，一种女性灵魂与男性身体的结合——困在男性身体里的女性灵魂（*anima muliebris virili corpore inclusa*）——这种假设为诸多其他类似的假说提供了一个基础。就为同性恋的辩护而言，乌尔里克斯的著作在很多方面都极为出色，但它们没有对相关的科学研究产生显著的影响。[①]

这一荣耀落在了韦斯特法尔身上。当他表明性欲反向的发生方式，在自己的杂志上接纳相关研究并发表之后，一时间出现了大量新的案例。同时，里蒂（Ritti）、塔马西亚、隆布罗索（Lombroso）及其他人也开始在意大利研究此类案例。1882年，沙尔科和马尼昂在《神经学档案》发表了涉及法国的性欲反向及类似性变态的第一项重要研究。他们认为，性欲反向属于更基础的遗传性变性（hereditary degeneration）的阶段性症状（syndrome），并将其与嗜酒症和盗窃癖之类的病态瘾症进行了比较。后来，从法医学的立场来说，法国关于性欲反向的研究在布鲁阿代尔（Brouardel）那里得到了深化。随后的拉卡萨涅又更进一步，他在里昂的研究成果起到了激励作用，他的很多

69

① 乌尔里克斯尚未主张同性恋与异性恋同等正常和健康，但这种观点在后来得到了辩护。

学生在后来取得了丰硕的成果。[①]

理查德·冯·克拉夫特－埃宾（1840年生于曼海姆[Mannheim]，1902年逝世于格拉茨[Graz]）的著作在性欲反向的理论发展历史上具有更为重要的地位。他在维也纳大学担任过多年的精神病学教授，也是那个时代最杰出的精神病医生之一。他在精神病学的所有领域都很活跃，且编写过一本著名的教科书。自1877年始，他对性冲动的病理学产生了特别的兴趣。他的《性精神病》记录了两百多个案例，不仅包括性欲反向，还包括其他形式的性变态。多年来，此书是唯一的一本关于该学科的著作，也是载有相关案例的首要资料库。它被多次出版并翻译成多种语言（英语译本有两种）。此书风行一时，但并不令人称羡。

克拉夫特－埃宾的研究方法容易受到批评，其思维并不是那么严谨。他总是很快地再版此书，更新和补充内容，有时候进行重塑，一次又一次地对性变态的种类进行新的细分。这种细分无疑推动了关于该学科的科学研究并提升了它的精确性，但一直没有得到普遍认可。克拉夫特－埃宾的巨大贡献来自对性变态的临床研究热情。他坚信自己是在攻克一个伟大但被忽视了的变态心理学领域，这个领域本该属于医生们。他积累了

70

① 尤其是舍瓦利耶1893年出版的《性欲反向》，一部内容丰富的综合性著作，尽管有些地方不够严谨；还有圣－保罗医生化名“劳普特斯医生”著的《反常与性欲倒置》（*Perversion et Perversité Sexuelles*），该书于1896年首次出版，增加一部分内容后，于1910年以《同性恋与同性恋的类型》（*L'Homosexualité et les Types Homosexuels*）为名重新出版。

大量详尽的人物经历细节，且毫不扭捏造作。他的声誉使得各地的性反常者们都把自己的自传寄给他，希望能够以此帮助自己的同类。

我们应当把克拉夫特－埃宾看作是一名临床医生而不是心理学家。一开始，他把性欲反向视为变性过程当中的一种功能信号，是神经病变和心理病变的部分显现，此类病变在大部分案例中都是遗传性的。这种性变态似乎同时伴随着性生活的发展变化。在没有外在原因的情况下，个体表现出性生活的反常，因而可能是先天性的。或者，它是由某种特殊的伤害引发的性反常，因而也可能是后天获得的。不过，克拉夫特－埃宾在仔细研究一些可能是后天获得的案例之后，最终相信诱因是潜在的同性恋倾向，或至少有双性恋的倾向，其表达需要一些偶然性因素的刺激。在克拉夫特－埃宾著作的最终版本中，他不再那么坚信性欲反向是遗传性变性的阶段性表现，而倾向于把它简单地理解成一种异常，并承认自己的观点与反向者们自己早就形成的看法是类似的。①

克拉夫特－埃宾在去世之前改变了自己的观点。之前，他和其他精神病医生们一样，普遍认为同性恋是一种变性的征兆；后来，他完全接受了一些科学研究者及反向者自己提出的类似观点，即性欲反向仅仅是一种异常现象，不论人们认为这种异常有何价值，并成为了持这种观点的权威。这种观点甚至为弗

---

① 1900年，克拉夫特－埃宾在一篇宣读于巴黎国际医学会议的论文中表达了自己的最终观点（《会议报告》，“精神病学分会”[*Comptes-rendus*, Section de Psychiatrie]，第421页和第462页；同见《中间性类型年鉴》，第3卷，1901年）。

洛伊德及今天大部分精神分析学家所持的一种观点开辟了道路，因而对精神－神经科学的发展有着深远的影响，即认为同性恋倾向是正常且可持续的。1891年，柏林的阿尔伯特·莫尔出版了他的《反向的性感觉》。此书后来经多次扩充和修订，对性欲反向进行了全面的记录和明智的讨论，很快取代了之前的所有著作。莫尔不仅仅满足于呈现最新的临床材料，而是从最重要的地方入手：性欲反向的性质和成因。他更多地是从心理学家而不是医生的角度讨论该现象，对问题有更全面的考虑，对已然得到认可的观点持敏锐的批判立场，在结论中也表现出明智的审慎。莫尔扫清了很多克拉夫特－埃宾有时候也未能避免的古老偏见与迷信。他接受了一种得到普遍认可的观点，认为性欲反向通常出现在那些具有各种神经和精神失调问题的家族当中。不过，他同时指出并非所有案例中的个体都具有遗传性的神经问题。莫尔同时拒斥任何关于性欲反向的详细分类，只承认心理的雌雄同体和同性恋。同时，他也对是否存在严格意义上的习得性同性恋表示了怀疑，除了一些偶然的案例。他指出，即便青春期正常的异性恋冲动出现在前，同性恋冲动出现在后，也有可能异性恋是习得性的，而同性恋是先天的。

在美国，对性欲反向的关注很早就有了。特别值得一提的是基尔南和弗兰克·利德斯顿，两人在30年前就提出了关于同性恋现象的简便分类法。[①] 更晚一点（1911年），有一位美国作

① 基尔南，《底特律柳叶刀》（*Detroit Lancet*），1884年；《精神病学家和神经学家》，1891年4月；利德斯顿，《费城医疗和外科报告》（*Philadelphia Medical and Surgical Reporter*），1889年9月7日；《演讲与论文集》（*Address and Essays*），1892年。

家以沙维尔·迈恩（Xavier Mayne）为笔名，私人印刷了一部名为《两性人：作为社会生活问题的同性主义史》（*The Intersexes: A History of Similisexualism as a Problem in Social Life*）的巨著。此书 72 通俗易懂，资料来源众多，从主观的而非科学的立场宣称同性关系是自然的、必要的和合法的。①

从现代的视角来看，英国人首次严肃看待同性恋问题的时间比较晚，相关研究成果不是秘密出版就是在海外出版。1883年，约翰·爱丁顿·西蒙斯私人印刷了一篇名为《古希腊伦理学中的一个问题》的论文，讨论了古希腊的娈童恋。1889—1890年，他又进一步写出并于1891年私人出版了《现代伦理学中的一个问题：对性欲反向现象的探索》（*A Problem of Modern Ethics: Being an Enquiry into the Phenomena of Sexual Inversion*）。1886年，理查德·波顿爵士在其翻译的《一千零一夜》的结语中谈到了同样的问题。1894年，爱德华·卡彭特在曼彻斯特私人出版了名为《同类之爱》（*Homogenic Love*）的小册子。在书中，他批评了诸多当时把反向视为精神病的观点，在宣称同性之爱与异性之爱同等正常的同时，提出同性之爱具有一种特质因而可以升华为一种更高的、更具精神性的境界。如此，同性之爱可能具有一种有益的社会功效。更晚一点（1907年），爱德华·卡彭特以《两性之间的性》（*The Intermediate Sex*）为名出版了讨论同性恋及其问题的论文集。再后来（1914年），他还出了一本更

① 此书印刷量极少，对其结论的小结参见希尔施菲尔德的《季度报告》，1911年10月，第78—91页。

特别的著作，研究早期宗教和战争中反向问题的《原始部落中的中间类型》。

1896年，拉夫洛维奇在法国出版了《男同性恋及其性行为》(收录在拉卡萨涅的《犯罪学图书馆丛书》[*Bibliothèque de Criminologie*])，是当时研究英国同性恋的最全面的著作。此书主要考察先天的同性恋，没有给出新的案例，但揭示了关于该73问题的诸多认识。对于反向的性质与治疗，对于社会大众对待反常性行为的态度，拉夫洛维奇都给出了很多正确和明智的反思。尤为有趣的是此书的历史部分，主要谈论性欲反向在英国的极度盛行，而这一点经常被以前的研究者忽略。从整体上来看，拉夫洛维奇的态度是哲学的而非科学的。他将先天的反向视为人类生活中一个巨大且不可避免的因素。然而，基于天主教的立场，他又谴责一切性行为，无论是异性之间还是同性之间，敦促反向者约束本能在身体上的表现并追求理想化的纯洁。从整体上来看，这本书出自于一位以个人方式达成自身目标的思想者，因而此书具有原创性，没有受到传统的影响。

近些年来，没有人能像柏林的马格努斯·希尔施菲尔德医生那样，为我们对性欲反向的认识提供一个广博而精准的基础。希尔施菲尔德在德国及其他一些国家对同性恋展开了详尽的研究，对同性恋现象的所有方面有着无与伦比的熟悉。他收到了近千名反向者讲述自己人生经历的信件，据说还面见过一万名同性恋者。希尔施菲尔德创办了《中间性类型年鉴》(1899年)并担任主编，又出版了诸多重要的专著，尤其是关于两性转换的心理与生理过渡阶段的研究。在其名著《男女同性恋》于1914年出版之前，就已经为该领域的研究做出了巨大贡献。此书是该领域出现过的最精确、详尽和全面的——甚至也是最浓缩的——鸿篇巨著。事实上，它是一部关于同性恋的百科全书。希尔施菲尔德之所以能完成这一巨著，是因为有着多年的积累和准备。他热心于医生和研究者的事业，也是法庭上的法医学专家，还是“科学－人道主义委员会”的主席，该委员会旨在捍卫同性恋者在德国的利益。在希尔施菲尔德的书中，性欲反向从未被视为一种病态行为。同性恋首先被看作是 74 一种普遍存在的生物学现象，其次是一种具有严肃意义的社会现象。希尔施菲尔德无意于创造新理论，事实上，此书的主要价值在于不断地努力接近确定的事实。正是这一品质，使得此书对于那些试图就该问题寻找启发和获取准确信息的人来说是不可或缺的。

希尔施菲尔德这一著作的出现，足以说明这一学科的发展是多么的迅速。数年前——例如当保罗·莫罗医生（Dr. Paul Moreau）写出他的“感觉畸变”（*Aberrations du Sens Génésique*）之时——性欲反向的概念还没出现。在过去，它是一种令人作呕和难以启齿的恶行，只能被迅速而谨慎地拎在一旁。现在，它是一个如此有趣的心理学和法医学问题，我们无需害怕面对它。再说，它也是一个非常严肃的社会现实，我们必须要面对它。

第三章　男性的性欲反向

性冲动在早期处于相对未分化的状态——弗洛伊德主义的观点——校园里的同性恋——关于习得性同性恋的问题——潜在的反向——迟滞性反向——双性恋——反向的真实性问题——案例

75　当性本能在青少年早期首次出现的时候，其倾向性远不如后期具体。不仅对性别的取向不够具体，甚至有时候连性对象都不确定。[①] 这一点可通过如下事实看出来：人们相信，强迫青年男子与女性发生关系，可以避免其发展出非自然的性

① 戈达德（Godard）说过，开罗的小男孩为了取乐会不加选择地与男孩或女孩玩性游戏（《埃及和巴勒斯坦》[*Egypte et Palestine*]，1867 年，第 105 页）。在英国及其他地方也可以观察到此类现象。

取向。[①]

同性恋现象的发生，最明显和最重要的地方自然是学校。在英国，尤其是公立学校。在有着同样现象的法国，塔尔德（Tarde）提请我们注意："大部分这样的关系通常属于原始意义上的柏拉图式的，在友谊与爱之间犹疑不决，犹如黎明之前的沉睡之心，即将苏醒但尚未苏醒"。让塔尔德感到遗憾的是，还没有人研究过他们。在英国，我们经常听到关于公立学校中此 76 类现象的模糊影射。在报纸上，公立学校一次又一次被谴责为"邪恶的温床"。匿名作者评论说"我们的公立学校几乎要激起平原城市所受到的惩罚"。[②] 但是，人们几乎从未对这些指控进行准确的调查，甚至从未要求进行调查。公立学校的医生和校长们有机会研究这个问题，但他们一般没有受过心理学的训练，似乎也因为对同性恋感到恶心而不屑于关注它。因自身学识所限，基于公立学校利益的考虑，他们更愿意将这些事情掩盖起来。当丑闻发生，一两位小伙子会被逐出学校，带着终生的伤害，甚至会因此殒命。而尚未被发现得以留下来的同性恋

① 17 世纪的奥尔良公爵（Duc d'Orleans）就属于这种情况，正如布查德在《忏悔录》中提到的。我的一位通信人写道："这位贵族的想法和坎帕内拉（Campanella）在《太阳城》（*Città del Sole*）中表达的想法一样，为了避免性变态，应该允许年轻男子自由地与女性结合。阿雷蒂诺（Aretino）和伯尼（Berni）描写了男同性恋一同在罗马教士法庭受审的场景，视其为一种不齿的性行为"。罗马人同样意识到了年轻男子之间的同性恋关系，但是他们做出了相反的选择并提供一些方式使这种需求得到满足。卡图卢斯（Catullus）所提到的姘夫（*concubinus*）就清楚地说明了这一点。

② "我们的公立学校：路径与教训"（Our Public Schools: their Methods and Morals），《新评论》（*New Review*），1893 年 7 月。

者也不会因此获益，他们逐渐觉醒的性生活在智识上几乎没有得到任何的同情。

在本章及《性心理学研究》其他卷提及的一些同性恋案例中，会具体谈到英国公立及私立学校里的同性恋（同见第一卷关于“自淫”[Auto-erotism]的研究）。同性恋与自淫现象在不同学校的普遍性有所不同，在同一所学校的不同时期也不一样。在小的私立学校当中，此类现象也许还尚不为人知。作为一个英国男学生，我自己就从未见过或听说过此类行为。在德国，古利特（Gurlitt）教授及其他研究者证实，他们在自己整个学生生涯中都没有发现过类似的现象，尽管男生之间经常谈论性，拿性开玩笑（《新生代》[*Die Neue Generation*]，1909年1月）。下面是一位离开英国公立学校没多久的通信者写给我的信：

“当我还是公立学校中的一员的时候，我就看到和听说过很多同性恋的事情，尽管直到近两年我才知道它的意思。作为一名维持纪律的学长，我和学长讨论过检验和惩罚同性恋的方法。据我观察，我认为处理校园同性恋的通常方法错在把所有77 校园同性恋归为一类，处理方式也只有一种——第一次被发现是鞭打，第二次被发现则是开除。其他人也认同我的看法。现在，我认为校园同性恋也许可以分成三类：

（a）有很小的一部分同性恋者很可能反向程度极高，他们毫无顾忌地牺牲其他无辜的年轻男孩来满足自己。这种人，且只有这种人，在道德上对其他人构成真正的威胁。我相信这种人的数量很少。

（b）有些男孩在年少的时候被动地发展出了同性恋倾向，现在继续扮演主动或被动的同性恋角色。这种男孩各个年纪的都有，不过他们只和已知的同性恋者发生关系，不会腐蚀无辜者。这一类男孩或多或少意识到自己的不一样，但不能认为他们对道德纯洁的男孩构成了威胁。

（c）有些男孩是在自己的身体发育过程中，或者是受到了第一类年长男孩的指引，在自慰或同性性交中获得了快感。（我过去从未在自己的学校听说过同性性交，只听说过一次口交的案例，有人试图冒犯一名十分年轻的男孩，后者向房东投诉，冒犯者被驱逐了）。这一类男孩很可能缺乏或没有性道德的观念，因而不应该受到道德上的指控。

我提议对这三类同性恋者进行不同的治疗。开除也许对于（a）类男孩偶尔必要，但这一类男孩人数少且很狡猾，很难被发现。可恶的是，学校在过去总是开除错误的人。我并不认为后两类男孩应当被开除。即便开除是不可避免的，也应当尽可能等到学期结束，以使其看上去就像正常的离开。毕竟，没有理由让一名16岁的男孩因表现出的一点点兽性就前程尽失。绝大多数这个年纪的男孩都是可以被矫正的。

对于另外两类男孩，我的建议是在他们进入公立学校之前，对他们进行远超过普通程度的性启蒙教育。我们要么将一个一无所知的男孩送入学校，让他受惑于令人困惑的性本能，犯下自己隐约意识到或完全没有意识到的错误；我们要么给他提供足够多的信息去约束他的好奇心，警示他不要进行一些表面上无害的身体行为，否则他会出于好奇心而自然地尝试这些行为，并从中获得快感。人们也许不希望一个男孩进入学校之前具备充足的性知识，但肯定更不希望他带着对性的浓烈好奇心，一无所知地走进学校。我深信，假如男孩们被传授足够多的知识，敞开心扉而不羞于谈性，我们在防止校园同性恋的工作上可以收获更多。我认为，男孩们谈论性所获得的大部分快感，来自于性被视为一枚禁果而激发出来的好奇心和可能被抓住而引起的冒险精神。在我看来，坦诚远比禁令合乎道德。我不会删除校园版名著中涉及性的描写。莎士比亚笔下坦荡的下流远没有情色审查及禁止印刷那般不道德。以这种方式给男孩们划重点，他们回家之后会从完整版中阅读到被删减的内容，带着明显的罪恶感。这才是一种伤害。”

78

很可能只有极少数校园同性恋男孩算得上“邪恶”。霍什（A. Hoche）描述了德国校园里的同性恋（“关于性犯罪的法医评估问题”[Zür Frage der forensischen Beurteilung sexuellen Vergehen],《神经学概要》[*Neurologisches Centralblatt*]，1896年，第2期）。他通过汇总不同男医生关于自己青少年时期学校经历的描述，发现这种关系极为普遍，通常发生在不同年龄、不同学校和班级的男孩之间。据其中一位医生的观察，扮演女性或被动角色的总是某位具有女孩外表和气质的男孩。这种关系在某些方面类似于正常的情人关系，有亲吻、诗歌、情书和嫉妒，有时候会相互邀请同床共枕，但没有自慰、鸡奸或其他粗鲁的身体表现。霍什自己在年轻的时候看到了十分相似的现象，并评论说这种情侣无论如何不应该被视为校园中的邪恶因素。（年龄稍长一点的学生，21 或 22 岁的年纪，与房间里的女仆形成了稳定的性关系。）很有可能，英国校园里的同性恋在原则上并不比霍什所描述的同性恋关系更邪恶，只是对此类关系的隐瞒和掩盖导致了夸张。在 30 年前的一场相关讨论中，“欧列姆·伊托尼亚西斯”（Olim Etoniensis）写道，在写下自己所知道的伊顿公学中的邪恶男孩名单之时，他发现“正是这些男孩成为了内阁大臣、政治家、官员、牧师、乡村绅士等，而他们几乎全部都儿女众多，受人尊敬，前途光明”。（《教育杂志》[*Journal of Education*]，1882 年，第 85 页。）但是，正如马尔罗（Marro）所言，问题并没有到此为止。公共领域的成就并不必然说明个人品德的高尚。

有时候，校园或其他青少年聚集地出现的这些现象并非真正的同性恋，而仅仅是某种性本能的体现，只是这种性本能还不成熟，多少有些野蛮或性虐的倾向。这一点也许可以在下述事例中得到说明，涉及伦敦的一所仓库：“一位年龄约 16 岁半的男孩离开了我的班，”通信人写道，“去 G 大道的一家批发公司做学徒。幸运的是，他在正式入职前有三周的试用期。在第一周结束的时候，他来找我，让我和他妈说说（他没有父亲），不要让他回公司。他告诉我说，几乎在每一个晚上，尤其是来了新人之后，宿舍里的年轻人（有 11 人）会截住他把他放倒，然后按照某首滑稽歌曲或舞曲的节奏摩擦他的生殖器。速度最快的男孩享有这项操作的优先权。大部分人都会轮流成为受害者，直到新人的到来。有人有时候会连续一周受此折磨。大部分男孩未经实习期就直接成为了学徒而无法离开，这名男

79

孩家教严格，对此颇为震惊和不解，很是警惕。但他们不让他说出去，他也不敢说。我帮他离开了这个地方，告诉他们经理发生了什么。”在此类案例中，往往有一位身体强壮、野蛮且带有变态倾向的男孩在起主导作用，其他人要么顺从，要么太弱而无力反抗。

马克斯·德索（Max Dessoir）[①]得出结论认为，“一般而言，在青春期的第一年——即13至15岁的男孩，12至14岁的女孩——具有某种未具体分化的性感觉是正常的。但是在后期，这种情况必须被视为病理性的。”他补充的一点非常正确：早期的性感情还不是以性器官为中心。那些怀疑少男少女感情倾向的成年人总是遗忘这一点，对其感到厌恶和恐惧，但这种怀疑一般不可靠。青春期早期的性本能的未分化程度究竟如何尚不明确。它只是相对未分化，除了极少数情况，这种未分化不是绝对的。

然而，我们也许应该承认，根据最新的性生理学家如卡塞尔（Castle）、希普（Heape）及马歇尔（F. H. A. Marshall）等人的观点，每一种性别都包含着另一种性别或隐性性别的潜在特

80 征。每一种性别都隐藏在另一种性别之中，每一种性别都包含两种性别的特征（可传递隐性的性别［recessive sex］），因而是潜在的雌雄同体。也许，同性恋的倾向由此可以被简单地理解为隐性性别在生理上的表达，这种表达容易受环境变化的影

① 马克斯·德索，“论性生活的心理学”（Zur Psychologie der Vita Sexualis），《精神病学普刊》（*Allgemeine Zeitschrift für Psychiatrie*），1894年第5期。

响，如青春期的到来，与新陈代谢的变化也有关系。[①]

威廉·詹姆士（Willian James）将反向视为“一种大多数男性都很可能具备天然的性爱好”（《心理学原理》[*Principles of Psychology*]，第 2 卷，第 439 页）。康诺利·诺曼（Conolly Norman）亦认为“性激情在最开始出现的时候总是不确定的，很容易走错方向”（“性变态”[Sexual Perversion]，见图克 [Tuke] 的《心理学医学辞典》[*Dictionary of Psychological Medicine*]）。他似乎是基于这一点与神经官能症的早熟来解释反向。奥比西（Obici）和马尔凯希尼（Marchesini）谈到，性感觉在发展之初具有两种性别之间的特征（《学校里的“友谊”》[*Le 'Amicizie' di collegio*]，第 126 页）。我的一位通信者相信，青春期早期的性感觉尚未分化，但同时校园生活对此也有一定的责任。“不过，”他补充说，“假如男生们有姐妹，姐妹又有自己的朋友，漫长的假期足以让他们抵消这一点。在学校需要学习和工作，回家后自然会精力过剩，我想大多数男孩会和仆人们或姐妹的朋友们在一块‘耍耍’。”莫尔认为，这一点虽然不能证明未分化的性感觉必然存在，但我们不得不承认它经常发生（《反向的性感觉》，1889 年，第 6 页和第 356 页）。在他后来写的（《儿童的性生活》中 [*Das Sexualleben des Kindes*]，1909 年，英文版的第 4 章），莫尔坚持了同样的观点，认为在正常小孩身上经常可以发现同性恋的倾向，但他们后来发展得十分正常。从 7 至 10 岁（甚至从 5

① F. H. A. 马歇尔，《生殖生理学》（*The Physiology of Reproduction*），1910 年，第 650—658 页。

岁）左右开始，可能会持续到 20 岁。

近些年来，弗洛伊德接受并发展了这种观点，指出在早期生活中存在一定程度的同性倾向是正常的。他在 1905 年的“对某例歇斯底里症的部分分析”中（Bruchstück einer Hysterie-Analyse，重印在第二卷的《神经官能症理论小集》[*Sammlung Kleiner Schriften zur Neurosenlehre*]，1909 年），视其为一个广为人知的事实，即男孩和女孩在青春期往往表现出同性恋倾向的一般特征。在有利的情形下，这种倾向会被克服掉。但是，假如未能建立一段愉悦的异性之爱，这种倾向在适当刺激的影响下

81 仍有可能重现。在神经官能症患者身上，同性恋的种子会发育得更加成熟。“在我所有的精神分析对象那里，无论男女，”弗洛伊德说道，“还没有发现有人不具有明显的同性恋倾向。”费伦茨（Ferenczi）也认为，在不考虑性冲动之生理基础的情况下，“儿童具有将原本无倾向性的性欲引向一种或两种性别的精神能力”（《精神分析研究年鉴》[*Jahrbuch für Psychoanalytische Forschungen*]，1911 年，第 3 卷，第 119 页），并把这种特质命名为“两性态”（*ambisexuality*）。也许可以说，认为处于青春期早期的青少年普遍具有同性恋因素，这种观点已经得到了大部分精神分析学家的认可，甚至从未受过弗洛伊德影响的学派亦是如此。斯特克尔（Stekel）走得更远，他把各种心理上的性异常都视为隐性双性恋倾向的标志，如心理性的阳痿，男性对具有阳刚气之女性的倾慕，女性对具有阴柔气之男性的喜爱，各种形式的恋物癖，都被他理解为同性恋的面具（斯特克尔，《精神分析文摘》[*Zentralblatt für Psychoanalyse*]，第 2 卷，1912 年 4 月）。

校园男孩的情感和激情欲望在很大程度上是与性感情同时发展的，尽管表现方式可能取决于收到的具体示范或暗示。随着性感情变得越来越强烈，年轻的小伙子离开中学或大学融入世界中的男男女女，其本能通常会自然调到正常的频道。从青春期之初甚至更早，大多数男孩的本能就已经被引导着调向这一频道。但是，仍有一部分男孩对女性的影响不甚敏感，这些人也许可以被看作是真正的性欲反向者。其中有些人的性本能很可能没有发育。从心理学的角度来看，这些人很有研究价值。但事实上，他们身上相对停滞的性感情发育很少受到关注。从这个角度来看，在一位通信人写给我写的信中，有几段话值得一提，他的消息很可靠：

“下述事实也许对你有帮助，尽管我对他们的描述必然笼统而模糊。我碰巧认识三位男性，还与他们关系很近。他们只对男性产生感情。第一位还是男孩时就自慰，后来停了大约有十年（甚至到了禁止自己做春梦的程度），再后来又有计划地进行自慰（约两周一次），以替代和异性的性交。对于异性，他从未有过一丝的渴望。但是在偶尔和男性朋友睡觉的时候，拥抱就可能让他梦遗。第二位总是受春梦和梦遗的困扰，甚至到了不正常的程度（我不得不说），于是医生建议他服药以减少次数。最近，他已经对女性有了性趣，但出于伦理及其他方面的原因，不和她们性交。对于第三位，我无法说太多，因为他没有和我聊过这个问题。但是我知道他从未与女人性交，他对这种事总是抱有自然的和本能的排斥心理。我猜，他们三位在生

82

理上的性冲动不如一般男性那么强烈；与此同时，情感上的冲动则很强烈，已经催生了唯有在柏拉图的对话中才能看到的友谊。而且，在逐渐发觉自己这种明显不同于普通男性的特征之时，除了觉得有些奇怪，他们并没有自责或感到羞愧。相反，发现自己的情感能力要比男女之间的情感联系更精细和更具精神性，反而让他们很高兴。他们三位的智识都高于一般人，其中一位积极地参与世事，能力突出，受人尊重，性格可亲。我之所以说起这一点，是因为谈论该话题的书籍似乎习惯性地将这种关系理解为病理性的，并举例说有些人因此受到悔恨和羞愧的折磨。在我提到的这几个案例中，根本没有这回事。

在所有的此类案例中，人们总是把生理上的性吸引作为这种关系的基础。但是就个人感受而言，并在一定程度上从理论上来说，禁欲的理念也可以成为这种关系的基础。

这些是我仅有的亲自接触并熟知的几个案例。但没人会否认，在公立学校和大学总是可以观察到相关的现象。对我来说，显然存在大量‘友谊’与爱情的边界不甚清晰的情况。很有可能，习俗与公众的意见影响了大部分具有这样情况的人，将其生理激情引向了异性。”

对各种各样的同性恋进行分类是一件困难的事情，且不存在任何根本性的分类法。克拉夫特－埃宾及其他人在早期尝试的详细分类是不可取的。若强行进行分类，即便最基本的分类也会变得可疑。先天同性恋和习得性同性恋的古老区分不再有

83 意义。性取向正常的人，若所处环境特殊（如在船上或监狱）

而无法进行正常的性行为，便会产生同性恋的倾向。当我们意识到这一点，则很难沿着这种思路给出进一步的区分。[①] 到这里，我们必须承认，除了更具体的性欲反向，还存在一种普遍的和未定义的同性恋——一种性质不明的同性关系。[②]

也许可以说，现在所有的权威们都认为，真正的反向必然同时受到先天因素和后天因素的影响，明确的反例数量太少而无足轻重，甚至强调同性恋倾向可以借助一种特殊心理机制而被建立起来的弗洛伊德都是这么看的。克拉夫特－埃宾、纳克、伊凡·布洛赫曾经都相信存在习得性反向的可能，但他们都抛弃了这种观点。甚至是施伦克－诺丁（Schrenck-Notzing），20 年前支持习得性反向观点的第一人，都承认有必要认可先天因素的影响。如此，先天性反向和习得性反向的区分不再重要。[③] 的确，假如我们认为真正的反向可以只是纯粹后天获得的，那么任何一个案例都很难被定义为先天的性反向，即便在忽略其后天的生活背景的情况下。

甚至在晚年发生反向的案例（叔本华早就引用过）都不足 84

---

① 伊凡·布洛赫在《我们时代的性生活》(*The Sexual Life of Our Time*) 区分了“同性恋”（对应真正的反向）和“伪同性恋”（pseudohomosexuality）。然而根据我的认识，“伪同性恋”的概念既无必要，也不正确。后来，布洛赫(《卖淫》，第 1 卷，1912 年，第 103 页）更喜欢用“第二种同性恋”（secondary homosexuality）取代伪同性恋。相较而言，这个概念更能让人满意。

② 例如，见希尔施菲尔德关于此问题的讨论，《同性恋》，第 17 章。

③ 克拉夫特－埃宾去世之后，阿弗雷德·福克斯（Alfred Fuchs）编辑出版了前者的《性精神病》，在书中区分了两种先天的同性恋：一种无需任何刺激便会得到表现，一种需要受到特定的外在刺激才会被唤醒。(《中间性类型年鉴》，第 4 卷，1902 年，第 181 页）。

以妨碍人们接受先天性反向的观点。在这些案例中，反向只是迟滞了。迟滞性反向（retarded inversion）——潜在的先天性反向在晚年才得到表达——由托伊诺（Thoinot）于1898年在他的《有伤风化》（*Attentats aux Moeurs*）中首次提出，以取代另一个让他感到不满的概念，即习得性反向。图瓦诺认为，迟滞性反向相对稀少，也不甚重要，但更容易受治疗措施的影响。三年后，克拉夫特－埃宾在去世之前采纳了这个概念。在他这里，用该概念描述的案例都具有双性恋的倾向，一般同时伴随有感觉过敏。纳克很快接受了这种看待同性恋问题的视角。现在，也许可以说它已经得到了广泛的接受。①

早于图瓦诺的莫尔曾经指出，若不是因为异性恋的冲动天生较弱，很难相信晚年会出现同性恋倾向。我们一定不要否认遗传的可能性，即便同性恋出现在50岁或60岁。②

莫尔相信，对异性恋的厌烦不足以导致同性恋。纳克谨慎地把一些曾经被认为非常重要的案例撇在一边，即失去性能力的老年男性，或相对年轻但是在异性恋中纵欲过度的男性，开始对小男孩感到着迷。这些案例大多被视为晚年的同性恋。但

---

① 克拉夫特－埃宾，“关于迟发性的同性恋”（Ueber tardive Homosexualität），《中间性类型年鉴》，第3卷，1901年，第7页；纳克，“同性恋领域的问题”（Probleme auf den Gebiete der Homosexualität），《精神病学普刊》，1902年，第805页；出处同上，“关于迟发性的同性恋”，《性问题》，1911年9月。努玛·普里托里乌斯（《中间性类型年鉴》，1913年1月，第226页）认为，迟发性的案例不应该被视为双性恋，而应该是一种真正的反向，只是一开始成了伪异性恋者。他认为此类案例仅仅表明，性倾向在青春期的未分化阶段有所延长。

② 莫尔，《关于性欲的研究》，1897年，第458页。

纳克认为这种同性恋不过是一种假象，退而求其次（*faute de mieux*）的人不再倾向于正常的性活动。

相较于通常受到的关注，此类案例无疑需要更细致的心理学研究。费雷曾经调查了一个这样的案例：一位年轻男性（尽管带有轻微的遗传性神经质）在20至23岁之间性交过度——通常更多地是受“自负”（*amour propre*，或阿德勒所谓的男性对自身器官劣势的抗议）而非性渴望的驱动——然后突然阳痿了，同时失去了一切欲望，但其他方面的健康没有受损。六个月后，性能力开始恢复，尽管没有恢复到原来的程度，然后他结婚了。35岁的时候，他身上开始出现共济性运动失调（locomotor ataxia）的症状，几年后又阳痿了，但这一回没有丧失性欲。突然有一天，当他在共享餐桌上坐在一位年轻男性身边，两人靠得很近之时，发生了强烈的勃起。后来，他发现在其他年轻男子身边同样如此。尽管在心理上对他们没有欲望，但他总是被驱使着寻求此类接触，并对女性及其性唤起感到反感。五个月后，他彻底阳痿了。与此同时，同性恋倾向和对女性的反感也消失了（费雷，《性本能》[*L'Instinct Sexuel*]，第184页）。在这样的案例中，在疾病的影响下，过度的刺激似乎会导致一定程度的性麻木，正如强烈的光线可能导致一定程度的暂时性失明。换一种不同的轻微刺激，相应功能会逐渐恢复。 85

李普曼（Leppmann）曾经研究过前期正常的老年男性对男孩们的同性恋表现（“高龄和犯罪”[Greisenalter und Kriminalität]，《心理治疗杂志》[*Zeitschrift für Psychotherapie*]，第1卷，第4期，1909年），将早期的脑病变视为导致性冲动发生变态的首要因素。这种病变不是精神失常，因而也不能说完全没有责任能力。对于这样的案例，李普曼相信，他们也许是因为能力丧失而被带回到了性生活的起点，回到了存在无意识同性吸引的年纪。

年轻人的同性恋也许是源自于一种尚未分化的性冲动，成熟期的同性恋是在先天基础上的迟滞性发育，老年同性恋是向青少年性倾向的回归。随着这种观点的被认可，在我看来，“伪”同性恋的范围变得越来越小了。虽然大部分甚至所有权86 威仍然接受异性恋人群当中具有伪同性恋的事实，但他们缺乏相关的细节，也没有提出经过细致观察的案例。希尔施菲尔德在讨论如何诊断同性恋和区分真伪反向之时，[①] 列举了三种伪反向:（1）以获利为目的的同性恋者，具体而言有男妓和敲诈者;（2）出于同情、好脾气、友谊等动机，让自己成为同性恋对象的人;（3）与社会上的异性相隔绝的正常人，如在学校、兵营、船上或监狱里，可能与同性发生性关系。希尔施菲尔德已经明确意识到性行为本身不足以作为性取向的证据，性行为有可能是由某种机制所引发（如充满尿液的膀胱的刺激），在女性身上甚至无需任何刺激。此类案例没什么心理学的意义。而且，希尔施菲尔德似乎承认在他所举的第一类伪同性恋之中存在真正的反向者。他进一步提到，这三类人中约有 75% 的人年龄在 15 至 25 岁。也就是说，他们几乎都不处于性冲动尚未完全分化的阶段。因此，无论是同性恋还是异性恋，都不能被看作是

① 希尔施菲尔德,《同性恋》, 第 8 章。

假的。

事实上，假如我们接受这个十分合理的观点，即认为性生活的基础是双性恋，具体的性取向可能在很早的阶段被决定，我们就很难再谈论所谓的伪同性恋群体。希尔施菲尔德划分的三类伪同性恋也许包含大量真正的同性恋或双性恋者。在很多案例中，男妓甚至敲诈者都可以被确定为真正的反向者。同样，那些允许自己成为同性恋对象的人也许具有同性恋的情感特征。在很多案例中，可以确定他们缺乏强烈的异性恋冲动。最后，我们也不能认为因被迫脱离异性社会而转向同性的人必 87 然属于正常的异性恋者。只有少数异性恋者会在缺乏异性的环境中经验到这样的性冲动。总有人在这样的环境下依然保持对异性的情感吸引，对同性毫无性趣。两者显然存在某种差别。对此，最合理的解释似乎是前者具有一定程度的同性恋感觉，这种感觉会在环境异常时变得活跃，而在更强烈的异性恋冲动再次得到满足时被掩盖。

因此，对同性恋的真正区分似乎在于同性恋冲动的强烈程度，一种是强烈到足以在异性恋对象面前仍然活跃，一种是虚弱到每当异性恋对象出现就被掩盖。我们不能因此就说后者就比前者“虚假”。在今天，说不具有任何同性恋倾向的异性恋者可以经验到同性恋的冲动，这一点不大容易被接受。当然，有可能存在某种机制或其他性之外的刺激导致个体发生与其性倾向相反的性行为。但这一点通常很难得到证实。即使得到证明，在心理学上也没有意义。因此，“伪同性恋”在同性恋的分类中也许会被逐渐弃用。

在所有可能的分类法中，最简单的分类，也是我在本书的上一个版本中所采用的分类，是仅仅区分对异性完全不感兴趣而着迷于同性的人和对两种性别都着迷的人。第一类人属于同性恋，不论这种着迷是否源自真正的反向。第二类人属于双性恋，或者像过去那样，沿用克拉夫特－埃宾的概念，经常被称作心理－性的雌雄同体。[①] 于是，我们就可以宽泛地将所有具有性功能的人共分成三类：异性恋、双性恋和同性恋。

88

然而，即便如此简单的分类似乎也没有多少实用价值。双性恋的划分会带来不确定性和疑虑。不仅很多通常被视为异性恋的人有时候会经验到指向同性的性感觉，还有很多被确定为同性恋的人被发现体验到了对异性的性吸引并与之发生关系。社会压力敦促所有人选择正常的性取向，这一点足以让同性恋者埋下异性恋的种子，从而使得他们成为了双性恋者。在大多数成年双性恋者当中，同性恋的倾向似乎要比异性恋的倾向更强烈和更具器质性。因此，双性恋在大量案例中类似于左右手的双元性（ambidexterity），比尔弗利特（Biervliet）发现左右手双元性大多数发生在器质性的左撇子身上。[②] 因此，异性恋、

① 这也是我这部《性心理学研究》前几个版本所采用的概念。现在我更愿意接受双性恋的概念，后者更简单和清晰，也得到了普遍认可。双性恋不仅被用来描述具有双重性本能的情况，还可能表示同一个体出现了两种性征的情况。在法国，后一种情况被更准确地定义为“双性态”（bisexuation）。

② J. 凡·比尔弗利特，“正常人和左撇子”（L'Homme Droit et l'Homme Gauche），《哲学杂志》（*Revue Philosophique*），1901 年 10 月。此文表明，就神经系统的构成而言，左右手双元性者可以确定为左撇子。他们的视觉、听觉、嗅觉和肌肉组织，都是左侧占优势。

双性恋和同性恋是一种肤浅却有用的分类，而不是一种科学的分类。

出于上述考虑，以及我对自己所搜集的同性恋案例的信任，我不会对它们过于展开。在我看来，最好的办法似乎就是不要对它们进行分类。

后文所列案例的排序不分先后，没有任何其他意义。 89

在此之前，也许还有必要对同性恋自述案例的可靠性做一个说明。有时候，人们觉得他们的话靠不住。多年以前，我们总是听说反向者们好撒谎骗人，堕落，他们说的任何话都不可靠。也有人经常说他们在写自传的时候，只是按照克拉夫特－埃宾著作中的模式去解释自己的情况。更晚些时候，精神分析学家们对所有没有按照他们的方法所获得的同性恋自述提出了更强烈的质疑，即便自述者信誉颇佳。这部分是因为自述者隐瞒了那些自认为不值一提或感到难堪而不愿提起的事情，部分是因为他们无法进入到自己的无意识领域，而精神分析学家们认为个人性史中最重要的一些事实就隐藏在无意识领域之中。于是，萨德格尔极力支持这种观点，断言反向者们的自传没有价值（《论性变态者之自传的价值》[*Ueber den Wert der Autobiographien Sexuell Perverser*]，《医学前沿》[*Fortschritte der Medizin*]，第 26—28 页，1913 年）。不过，在反向者自己看来，这些以普通方式撰写的自传具有非常重要的价值。

对同性恋自传的质疑始于一个同性恋尚不为人知的年代，部分同性恋者的不光彩行为成功地引起了人们的关注，使人们错误地相信大部分同性恋者的道德品质同样如此。但事实上，据我们所知，同性恋群体当中什么样的人都有，道德品质各不相同，就像正常人中的情况一样。萨德格尔抱怨“反向者们极不诚实，不愿意承认自己是反向者”（《犯罪人类学档案》，1913年，第199页）。但是，正如他自己也承认的那样，只要性欲反向还被看作是一种犯罪，我们就不应该对此感到惊讶。大部分正常人在类似的情境下可能同样不诚实。相较于异性恋者，同性恋者在这种情况下若有什么不同的话，就是他们更可能表现出轻微的神经质，变得敏感和情绪化。这种情况一方面会让人觉得他们的话不是那么可靠，但另一方面也体现了一种不一样的诚实：隐藏自己以符合世俗标准。从整体上来看，就我自己的经验而言，坦诚、有学识且善于自我分析的同性恋者所写的自传，足以与这样的异性恋者所写的自传媲美。

90

指责反向者是按照某种模式或根据克拉夫特－埃宾《性精神病》中的建议撰写自传，这种老掉牙的说法在今天不具有说服力。已出版的自传数量极大且各不相同，它们不可能在那些敏锐的心灵之中形成刻板的印象。的确，反向者们无疑会因为经常阅读他人的自传而影响自身经历的撰写。但是，这种影响通常是让他们看到了自身经验与他人经验的差异性而非共同点。阅读他人的经历让他们知道哪些信息是人们希望看到的。我经常能够看出这种影响，它在任何一个案例中都应该很明显。

在理论上，精神分析是发掘人们精神状况的理想方法，如歇斯底里症和强迫症，这些疾病的精神状况很模糊，大部分隐藏在表层心理之下。在大多数同性恋案例中，若病人态度友好，调查人员手法老练，要想确定核心事实并不难。精神分析学家也许可以起到的作用，是提出一些无法以确定方式解决的问题，以澄清和阐明被分析对象在童年早期的经历。精神分析从细节中获取大量信息，有些有意义，有些没有意义。要确定其中哪些有意义，精神分析学家的个人因素就会不可避免地起作用，就一定会根据某个系统来排列它们。例如，假如他认为婴儿期的乱伦情感或早期的自恋是构成同性恋机制的必要特征，作为一名负责任的调查人员，他就必须进行持续的调查直到发现它们的痕迹。他也很有可能达成目的。（如见萨德格尔“对一名同性恋者的精神分析片段”[Fragment der Psychoanalyse eines Homosexuellen]，《中间性类型年鉴》第9卷，1908年；希尔施菲尔德的《同性恋》，第164页）。不过，这些痕迹的分量与重要性也许仍然可疑，在某个案例中需要考虑它们，换个案例也许就不适用了。弗洛伊德已经阐述过一种导致同性恋的机制，但承认还可能存在其他的机制。此外，必须要补充的一点是，正如弗洛伊德所言，精神分析法无法排除被分析对象无意识的欺骗。因此，精神分析不得不面对病人的“幻想”，就像阿尔弗雷德·阿德勒面对的“虚构”，这是“无意识领域”一种根本性的精神倾向。

上述考虑的合理性已经开始得到人们的普遍认可。莫尔正确地指出，反向者们也许偶尔编点故事，“但专家们通常能够区分真实和虚构，我们原本就没有必要完全相信病人的话”（“同性恋”，见奥伊伦堡[Eulenburg]主编的《药品百科全书》 91

[*Realencyclopädie der gesamten Heilkunde*]第 4 版，第 611 页，1909 年）。纳克引用德国权威努玛·普里托里乌斯医生的评论道，“大量反向者的自述至少与精神分析学家的分析具有同样的可信度，尤其是当它们来自那些擅长自我分析的同性恋者”，然后补充说，“即便弗洛伊德式的分析也无法保证绝对正确，合理的怀疑是可取的，但不应该过度怀疑！”（见《性问题》，1911 年 9 月，第 619 页。）希尔施菲尔德对此类自述的认识可谓无人可及。他也提出，我们可能时不时遇到一例与精神病体质所引发之精神失能相关的“伪－合乎逻辑的虚构”，“但认为反向者的所有说法都是虚构的，这是不对的。这只能说明一个问题，持这种观点的医生未能赢得咨询者的信任”（《同性恋》，第 164 页）。我自己的经验让我对此深以为然。我确信，我遇到的很多反向者不仅拥有少见的、能够从智识上进行自我分析的能力（自身感受与身边其他人的看法总是存在反差，因而不可避免地受到持续的刺激），甚至其自我分析真诚到了毫无保留的程度，而这一点常人一般很难做到。

下列案例和自述的获取方式各不相同，所具有的价值也不一样。其中有些人，我非常了解，认识时间也长。对于他们的情况，我非常确定。有少数是陌生人，但我有间接证据表明他们信誉很好，其自述也应当可靠。有两三份自述来自从未听说过反向的人，尽管都受过教育，有一位还是记者。他们还以为自己的性感觉在这个世界上是独一无二的。有不少自述来自我不认识人，但我信任的其他人对他们很了解。里面大多数自述来自当初主动给我写信的人，此后我每隔一段时间就见过或听说过他们。有几个和我打交道时间特别长，因而我逐渐能够将其经历完整地串起来，尽管他们可能每次只讲述某个阶段的经历。我有理由相信，这里每一份自述大体上都准确地陈述了事实，尽管有些事实偶尔会带有情感色彩。反向者有时候特别看重某个观点，有时候又很见不上某个观点，这取决于他们的个性。 92

案例 1——父母身体健康，父亲体格异常健美。他自己是一名手工工人，体格同样非常出众，只是有点神经过敏。心态敞亮，尽管受教育程度不高，但是一名体育健将。总体而言，算得上身边所有健康英国人的好榜样。

尽管感情很丰富，但他的性欲在生理方面发育得不是很强烈，似乎也从未往这个方向发展过。在青春期偶尔自慰，但之后从未有过。他似乎没有做过值得一提的春梦。过去有时候对女人感兴趣，但总是不强烈。在 26 岁的时候，受一名女性引诱而与之性交。后来，他觉得这名女性在很多方面欺骗了他。由此导致他反感所有适婚女性，而不仅仅是这一名女子。此事发生一年之后，同性恋的感觉第一次变得清晰和明确。现在的他 33 岁，反感女性，甚至讨厌谈论婚姻。

曾经有一次，他对一位年龄相仿但处于另一个社会阶层的男人产生过极为强烈的兴趣，且两人在生理上和精神上反差较大。这段关系涉及的生理行为算不上确定的性行为，但肯定属于最亲密的那种。之所以没有生理上的性行为，很可能是因为环境不允许。同时，他们也没有为了性而发生性行为的意识与欲望。按照他的描述，两人之间的关系极为和谐，双方都很满意，不存在生理上的排斥。他认为这段关系十分自然。

案例 2——B. O.，英国人，35 岁，一名在国外工作的传教士。家里有一位兄弟是更加明确的反向者。B. O. 从未有过确定的同性恋关系，尽管他总是专注于男孩。他也没有和女人发生过任何关系。“对于女人，”他说，“我感觉自己没有耐心去试着理解她们，她们爱发脾气，多变。”他反对别人说他“不正常”，认为像他这样的人“极为普遍”。

“我从未想过亲吻男孩们，”他写道，“也不想以任何方式操纵他们，除了想在他们学习之时或其他类似场合伸开双臂抱着他们。当然，对于很小的男孩，情况会不一样，但是 14 岁以下的男孩和女孩在我看来差不多，两者我都爱。至于我和同性的性关系，想想都觉得恶心。我能想象出自己与女人发生关系之时的强烈快感，只是她们的天性对我没有吸引力。事实上，我对同性的喜爱几乎完全来自于对阳刚之气的喜爱，作为观赏对象，男性的身体比女性的身体美得多。在清醒的时候，我认为自己的性冲动对象是女人。另一方面，我必须承认，和自己喜爱的小伙子待上一两个小时，有时候我感觉到自己勃起了。但是，迄今为止我只有一次特别想和一位特别的小伙睡在一张床上，甚至都没想过躺在床上做什么。不用说，我没有和他睡。”

93

“我觉得自己从未被这里任何一个女孩吸引，尽管我经常看到她们随意展露的身体，而且很多女孩还很漂亮。我也从未被诱惑着去和任何男孩发生不适当的关系，尽管我经常和很小的男孩坐在一起聊天。但是我发现，盯着漂亮而光滑的手臂看，会在我的心里产生奇怪的反应。在没有看到的时候，眼前会突然浮现出这样的画面。但是最奇怪的事情还是：这里有几位我很喜欢的小伙子；现在，当他们在我身边的时候，我只会对他们产生最纯洁最温柔的感情；但有时候夜里睡不着，或是午休的时候，我会想到其中的一位小伙子走向某位女孩，或者和她躺在一块。奇怪的是，我一点也没有接近这位女孩的冲动，而是希望自己处在*她的*位置，小伙子走向的是*我*。在我平静下来和清醒之后，发现自己如此'不是男人'，让我感到既恶心又恐惧。然而，这就是事实。这样的经验一次又一次重复，尽管细节稍有不同。作为一个男人，不是说我希望与某个男孩发生不适当的行为，甚至在想象中，而是我感觉自己更愿意处于女孩的位置。奇怪的是，在所有的梦境与想象中，我总是更擅长扮演女性的角色而非男性的角色。有时候，我幻想也许真的存在轮回，我前世是个女人。有时候，我猜自己在子宫里是个女孩，在出生之前改变了生殖器。这是一个奇怪的问题。不要觉得我会对此感到担忧。要过很久我才会这么想一次……事情总有好的一面。男孩们和男人们似乎对我也有温柔的感觉，就像一个人希望自己有来自异性伙伴的感觉一样。因此，我和他们都有比较近的接触。"

案例 3——F. R.，英国人，50 岁，出身于双亲健康的家庭，94 能力高于一般人。出生时父亲 35 岁，母亲 27 岁。他是家里四个孩子中的老二。兄弟姐妹间年纪相差很大，最大的比最小的大 21 岁。除了 F. R.，其他人都正常，其中两个已经结婚有了自己的家。

由于兄弟姐妹之间的年龄差距，F. R.（比哥哥小 3 岁，比下面的妹妹大 4 岁）没有男性玩伴，总是和母亲单独呆一块儿。“出于自然的模仿，”他说到，“我想自己承袭了母亲的品味、兴趣和思维习惯。也许，这就是我的兴趣更偏向女性化的原因。之前我可能提到过，我母亲的一位朋友以前经常和我说起，我当时想要一顶新帽子，但没有合适的尺寸，于是不得不戴上一顶女帽，我还感到很高兴。说起我的女性化品味和直觉，我发现自己总是对家庭关系问题、礼节和穿着（对女装的兴趣等同于甚至大于男装）兴致勃勃，对其他事情则漠不关心或者瞧不上。在房间里，我比我的妹妹更能注意到仆人们的不足和粗心，我的房间也比她的房间更整洁。”

他的外貌从整体上来看没有明显的女性化特征。青春期发育很早就开始了，远早于 14 岁，有过夜遗，但没做过春梦。睾丸发育很好，但阴茎尺寸远小于平均值，包皮又长又窄。很容易勃起，尤其是晚上。年轻的时候他对自慰一无所知，但大约 10 年前有了这个习惯，此后偶尔自慰。

尽管他对女性的社交圈子有一定的喜爱，但很快会感到厌倦，从未有过结婚的想法。他的春梦与女人没有任何关系。“在梦中”他说，“我通常会对我在现实中认识的一些男性说或做一些事情，一些我想说出来但不是那么合适和自重的事情。”

然而，他从未与男人有过亲密关系，听到此类关系都会让他充满恐惧。

“我对自己的看法是，”他写道，“在一定程度上，或在某些方面，我是一个居住在男人身体里的女人；或者可以这样说，我是一个不道德的（就倾向而非行为来说）女人和一个虔诚的男人的结合体。一次又一次，我感受到了自己对年轻男子 95 的强烈感情，但我不能自命不凡地认为自己的感情有回报。我的书记员是一位年轻的小伙子（23岁），此刻坐在我的房间里。他长得非常俊美，具有人们通常所说的‘贵族’气质。但据我（或他）所知，他的社会阶层比较低，属于中下层。除了脸蛋和体型，没有其他的优势。我们之间无法达到精神上或社会地位的平等。但我总是感觉到一种强烈的渴望，要像一位男士对他深爱的年轻女孩那样去对待他。各种明显的顾虑使得我对他的关爱只能停留在准－父爱的程度。我感觉得到，假如我超过这一限度，他会感到强烈的反感。这种持续的压抑快要超过了我的承受极限，因为这，我经常觉得自己生了重病。我没有经验，也总是感到焦虑，不愿意了解其他男性的性关系和性器官。但是，我也对异性没有任何好奇心。我的快乐和满足主要来自于土耳其人及其他的浴室，那里会有裸体的男人。但是，我在这些地方几乎没有发现和我具有相同倾向的人。可以确定，我所遇到的服务人员中，可能只有两个人对我想看裸体的暗示欲望起了反应。在按摩师为我按摩的时候，尤其是不熟悉的按摩师，我偶尔会体验到高潮，但现在不如年轻时候频繁了。”

F. R. 近视度很高，最喜欢蓝色，会吹口哨。他的首要爱好是文学作品，从未喜欢过任何体育项目。“人们普遍认为我的手比较笨，”他写道，“我显然没什么手艺，以前只会针织，做些简单的针线活。而且，我做这些事情似乎要更自然一些，比如弹钢琴，而不是射击或游戏。需要补充的是，我比很多女人更喜欢婴儿，而且人们通常会惊讶于我竟然能够把他们抱在怀里！我当然很享受这么做。年少的时候，我经常参加变装游戏，但通常太害羞，除非穿上女人的衣服，戴上面纱。当我扮演女性时，我感觉不是在扮演，而是在做自己。一位叔叔的评价曾经让我很生气：看上去天生如此，不像扮的。他说得十分正确。”

案例4——父母来自苏格兰低地，父母身体健康，无脑部或神经性疾病。同性恋欲望始于青春期。他在学校的自慰频率较低，一直持续到22岁。春梦对象都是男性。对各个年龄的女性都很友好和亲近，但若对方表现出任何性吸引，他立马会回避。这种情况在三四个案例中的表现程度各不相同。对于婚姻，他说：“既然种族灭绝看上去还不会发生，就把婚姻留给那些喜欢它的人吧。”他的理想型男友在不同时期稍有不同。有几年，他喜欢健康和健壮的男人，运动员或户外工作者之类，聪明而富有同情心。他不喜欢特别知性的男人。

96

在学校的时候，性关系最简单，因为那时候还没有发生。“这不是因为没有欲求对象或‘道德’方面的考虑，”他说，“简单地讲，‘是因为天时、地利、人和不能同时满足’。换言之，生理欲望和感情并不总是结合在同一个人身上。若没有情感，欲望转瞬即逝；而情感又会中断欲望的满足，似乎满足欲望总是会让情感对象在精神上或情感上感到不幸福。”

他很健康，也十分健美；敏感，感情丰富，但自律；精神上，他时而乐于容人，时而好斗，有时候不挑剔，有时候则精于分析。脾气稳定，非常深情。很喜欢音乐和其他艺术，但想象力不是很强。

让他谈谈关于性欲反向的大致看法，他说自己没什么看法，不过总结了自己的道德立场：“假如存在关于反向欲望的道德立场的话，我推测有人会遵守，也有人会践踏，这取决于人们自己。我谴责牺牲他人来满足自己的身体欲望，无论采取何种形式。我谴责这种行为，就像谴责正常人当中的这种行为一样。我相信，同性之间的感情同样可以达到人性所能到达的美好高度，即便它会激起人们的性激情并让人们沉溺其中。简言之，我认为同性之爱与异性之爱有着绝对的平等。”

案例5——S. W.，64岁，英国人，音乐杂志的记者。在听说过或读过性欲反向相关文献之前，S. W. 给我写了下面这封信（有一定程度的缩减），他那时候还以为自己的情况是独一无二的。

“我父亲是一名教士，我出生后，在乡镇里生活了13年。后来我父亲担任了某个村子的牧师，我就在那里生活，直到18岁出去闯世界。之前我父亲一直在带学生，我就和他们一起接受教育，从未去过学校。我猜测，我的性激情天生非常强烈，青春期也开始得特别早，12岁之前就产生了精液，随后开始有

97 了体毛。一年后，我在这些方面就和 15 或 16 岁的男孩差不多了。我和同伴自由地谈论性关系，和他们不一样，我对女孩没有感觉。然后我意识到自己有所不同。于是从那时候开始我就相信，我和其他所有男人都不一样，一直到现在。我的性器官十分正常，但作为一个男人，我却具有女人的性心理。我会明确地否认自己有一丁点进行非自然性行为的倾向，鸡奸的想法让我感到很恶心。

“至于我真实的心理状态：在对女人完全无性趣的同时（我很享受她们的友谊和陪伴，我最要好的朋友中有很多女性），我强烈地渴望和男人发生肉体关系，与他们来一场至情至深的爱恋。在想象中，我有女性的生殖器，就像一名多情女子一样对男人有感觉。在充分意识到自身的状况之后，我就看开了。当时我不觉得它有多重要，也没有意识到它以后会带来怎样惨痛的教训。所有的这些，我不得不在痛苦的人生经历中逐步领会。

“曾经我真的想过强迫自己和妓女发生关系，看看真实的感官快乐会不会给我一次走向正常的机会，然后就可以结婚了。但是，当我考虑具体的方式方法的时候，对这种行为的抗拒感是如此之强烈，以至于完全放弃了。而对于吸引我的任何一位男性，假如被允许的话，我都想与之感受彼此，肌肤相亲，就像一位多情女子所能做的那样。我不是要寻找纯粹的感官满足。就这一点来说，我的情感太过于真挚。

“在我 12 岁之后，在半个多世纪的时光里，我有过 13 次真正的爱情。说不清道不明自身感受的深度与真实性，这一点让我感到绝望。前面已经提过，我很早熟。我 12 岁的时候就爱上了一个 24 岁的男人，一位著名的分析化学家，他经常来我父亲的房子。甚至一提起他的名字，我的心跳都会加速。

“第二次是我 15 岁的时候，对方是一位农民的儿子，比我大两岁。我记得自己从未与他独处过，对他的了解仅限于知道他有一个家，然而他一度是我人生的首要兴趣所在。

“21 岁的时候，我有了一位 17 岁的‘密友’，他让我感到了快乐。无论如何，至少有着兄弟般的感情。我们生活在同一个屋檐下。在一个夏日的早上，他直接来到我的房间谈论一些事情。为了说话方便，他也躺我床上，我们就像两个小女生那样躺在那里。这么近的距离超出了我的承受能力，于是我的心 98 跳加快以至于他肯定能听到。当然，他丝毫不知道为什么，还一脸无辜地问，‘怎么啦，你心跳怎么这么快，连我都听得很清楚’。

“前面说的这些经历都很纯洁。18 岁的时候，我偶尔与乡村医生的儿子亲密接触，他比我大两岁，有点不道德的早熟。我不是那么真的在乎他，但他是我首要的伴侣。后来我成为了一名助教，6 年里我一直设法控制自己，不要再陷进去。还有一次我坚持了 8 年，和自己的天性做了一次漫长的斗争。后来，在三四年里，我又犯了三次错误。接下来，我要讲述我不幸的人生经历中特别痛苦而无常的一段，假如可能的话，真想把它略过。它发生在我的中年，是一段充斥着罪过和新发现同时又十分愚蠢的故事。

“在描述细节之前，也许有必要请求您冷静地将我的详细情况和我的同类们的情况放在一起考察。在我过去与之抗争的日子里，我有时候感觉自己是在和一条巨蛇搏斗。后来我又犯了错，是和一位年轻人及他的一位朋友。奇怪的是，有一个男人不知怎么发现了此事，看上去，他似乎是出于某种自认为非常正确的动机要对我进行复仇。这两位小伙子隐瞒了部分真相，但那个男人还不满意，于是找了第三个小伙子，后者打算说什么都行。这还不是全部，后来有 12 或 15 个男孩对我进行了类似的指控！结果是，公众认为我随机犯下了无数‘难以启齿’的罪行。假如你要我解释这些男孩的行为，我也是莫名其妙，除了第三个男孩，肯定有人诱导他这么做。他们也许认为前三个人都被当作了英雄，自己怎么就不能做英雄呢？

“在这些指控的重压之下，我也许会崩溃，但这并不足以让我原谅自己的愚蠢行为。我否认了其中部分的事实和无稽之谈，跑到了美国。然而，随着时间的流逝和心态的逐渐恢复，我感到真相必须在某个时刻被说出来。于是，我从美国给适当的人写信，告诉了他整个事件的所有真相，这两个小伙子不过说出了事实，而其他的指控全都是假的。

“我在美国呆了六年，事实上也挣了些钱，所以带着一小笔资产，回到了英国。我还答应了三位姐姐，一定会在她们的有 99 生之年回来。我的计划是在伦敦经营一份轻松点的小生意，静悄悄地过日子，不要让其他人知道我的出现。我的确买下了一份生意，但这是别人给我设了一个最狡猾的套，我被骗得一无所有！我不得不告诉旧友们自己的困境，他们要么借我钱，要么直接给我钱。但我的处境仍岌岌可危。我试过跑保险，这是受过教育的穷人最后的收入来源之一，但很快我发现自己不适合这项粗鲁的工作。然后，好运终于降临，我开始有了一些学习音乐的学生，几乎在同时，一份不错的音乐杂志给我提供了一份文字工作。

“告诉旧友我的回归，必然也让那些不是朋友的人得到了消息。我的记者身份被别人知道了，慢慢地，似乎大半个世界都听说了被安在我头上的恶行。那些从未见过我的人似乎把我看作是一个不应该存在的邪恶怪物。所有的不相干者都相信我犯下了无数‘难以启齿’的罪行，面对这样一个敢以自己的真名公然出现在他们面前的男人，纷纷带着无言的恐惧举起了双手。他们甚至不用脑子去想一想，正是这种无畏证明了他们对我的看法是虚假的。其次，他们相信只要把我从记者的岗位上赶下来，我就会饿死。一年以前也许会这样，但后来有一位年迈的亲戚去世了，留给我一笔财产，我把它投在了年金保险，因此足以保障安静的生活，况且我还有这份工作。身处这种奇特的环境，也许有人会问我能否忍受这种生活。坦率地讲，我不能说无法忍受。在伦敦，我有一些单身汉友人，他们会陪我去剧院什么的。在乡下，我还有六七个亲友。从他们身上，我能感受到社交的快乐和真心的欢迎。我对音乐极为喜爱，有一台很棒的钢琴，可以听到欧洲最好的演奏会。我去听了所有好的演出。我还很擅长下象棋。最后，我还是一名什么都看的读者。你会知道，我打发时间的方式有很多。

“当然，对于自己犯下的罪过，我感到很抱歉，真希望自己从来没有做过。但是，我一点也不感到羞耻。”

S. W. 只有三位姐姐，是家里唯一的男孩。他父亲在40岁时生了他，母亲当时33岁。父亲是一位没什么脾气的知识分子，母亲则性格暴力，脾气古怪。他相信母亲性欲很强。对于家庭状况如何导致自己的不正常，S. W. 一无所知。

100 他个子较矮（五英尺五英寸），但体型很好，胸肌发达，声音洪亮。他的双臂较虚弱，肌肉松弛（他认为偏女性化），但大腿强壮。14岁的时候，他能轻松走上40英里，足球玩到45岁。别人也许觉得他的性格和品味很男人，但激动的时候容易感动到掉泪。不清楚他对什么样的男性感兴趣。然而，第一位唤起 S. W. 倾慕之情的分析化学家30年后成为了我的化学老师，我对他很熟悉。据我的观察，他是一位无论相貌还是性格都很有吸引力的长辈，富有同情心，甚至在很多方面要超过女性的同情心。

S. W. 从未对异性有过一丁点的性趣。反向性感受首次出现在6岁或7岁。父亲的学生是一些13至14岁的小男孩，当他透过窗户观察他们的时候，他曾想象他们的生殖器长什么样。"在和女孩交打交道的时候"，他写道，"我从未有过这样的想法，就像不会去想一块大理石的生殖器长什么样。"事实上，这时候他有时和10岁的姐姐一起睡，后者引诱他完成了性交的形式过程，并认为"很有趣"。但他这么做只是为了取悦她，自己没有一丁点兴趣或感觉。随着知识的增长，这种态度变得越来越明显，直到12岁的时候陷入热恋。终其一生，他的自慰频率都比较高，并觉得理所当然。春梦中的人物形象大多模糊不清。他能吹口哨，对政治和慈善事业有一定的热情，但首要爱好是音乐，出版了很多音乐作曲。从整体上来看，若不考虑曾经遭受过的指控，他并不觉得自己的人生不幸福。同时，他敏锐地意识到了反向者处于“被唾弃”的境地。拿他自己来说，在他悲惨的经历中，任何意义上的陪伴都没能缓解自己的痛苦。说反向者可轻易地辨别自己人，这种说法在他看来难以置信，他认为自己从未遇到过。

案例 6——E. S.，内科医生，50 岁。

“我有理由相信，”他写道，“我的某些亲戚（父亲这边的）在性生活方面不太正常。但我确定，他们为人很谨慎，从未引起和他们打交道的人或朋友的怀疑。我有很多挺近的亲戚没有结婚，或直到晚年才结婚。他们当中没有一个擅长做买卖，似乎都对赚钱或守财之外的事情感兴趣。他们大多很少或几乎不参与公共生活，也不怎么关心社会。然而，他们的能力超过一般人，有智识与审美上的兴趣。我们热情但缺乏毅力，善谈但肤浅，不过没人会说我们愚蠢。也许，我们只是有点不正常地以自我为中心，脑子里只想着自己，但从不残忍或邪恶。我们的自律能力很强。我们懒惰，并极其讨厌任何公然的自我标榜，就因为这一点，我们属于传统派，感受敏锐而不冷漠。所有的这些亲戚都在父亲这边。我母亲这边，祖上以务农和捕鱼为生，同样缺乏经商才能，精神上的调适能力和警觉性相对较弱，但是对目标更坚定，是实干家而非梦想家。在他们当中，我记得有一位表兄弟很可能不正常，尽管他死的时候我还很小。同样，他们属于很保守的人，但是对陌生人更友好，更具

101

社会化倾向，自控能力稍弱。

“我是受宠爱的独生子。我在学校总是学得很快，喜爱学习，在课程上没有任何问题。我不喜欢严肃的研究，但为了学业，觉得没必要排斥，且操作起来毫无困难。我对游戏从不感兴趣，喜欢呆在户外和散步。我的亲戚们很少有擅长体育的。我在学校没有很近的朋友，在同学中间一直算不上很受欢迎，但他们容忍了我的特立独行，这一点超出了我的预期。我很轻松地学会了鉴赏好的文学作品，但表达能力或思考力不强。我有极强的感受能力，容易受外界环境的感染，被各种各样的美所打动，但从未想过进行任何形式的创作。工作容易让我感到兴奋，然后热爱工作。不过，除非兴奋感可以持续，否则我天性中的懒惰就会占上风，把时间浪费在做梦和各种琐事上。总体而言，我记东西既快又牢，但奇怪的是，记忆容易发生变化。我总是缺乏动力，没什么想法。在大学里，我的成功得到了延续，赢得了各种奖项，轻松通过考试，以‘优等生’的身份毕业。在我的职业生涯中，我的成就远远超出了一般人。我全身心地热爱这份职业。

“我无法确切地说出自己的首次性本能是如何被激发出来的。但我想我可以断言，它从未让我对异性产生过欲望。的确，我记忆中关于性的最早记忆是与一位小女孩的亲密游戏，但那时候我们（至多）只有7岁。我想，我们相互展示性器

102 官——那儿什么也没有——纯粹是为了满足天然的好奇心。当然，我脑子里的这些记忆和关于其他游戏的记忆很难分开。然后我记得，男生们通常会谈论一些被禁止谈论的事情。但直到

我 12 岁，这些只不过是一些脏话而已，更多的与肾脏、大肠功能相关，而不是与性感觉或对它的理解相关。有一个男孩，我们所有人（我小时候不小的朋友圈，他们长大之后都正常，然后结婚生子）都认识，因为他的生殖器尺寸特别大。他还随便邀请自己的朋友观看，满足他们的好奇心。他肯定早熟，因为那时候他还不到 12 岁。我记得当时听别人说起，他的阴毛长得很浓密。尽管那时候的我对这方面很好奇，但从未允许自己和他做任何交易。我想我当时也应该劝阻他们。我生活中的奇特之处在于：对于我特别想做的事情，我不会允许自己去做。不是因为任何宗教或道德上的顾忌，而是出于一种说不清的，到现在仍然强烈的一丝不苟或小心谨慎。不过我确信，当欲望经过长期的压抑，或被分散而未得到满足，便会肆无忌惮地膨胀和生长，以至于强大到足以克服这种心态。事实上，只要有机会确保第一次引诱或堕落不会带来问题，它们就很难被压制住。

“当然，远在青春期——我的比较早——之前，我记得有些男孩吸引了我，希望自己有机会和他们睡一起。假如能做到的话，我确信自己会被驱动着和他们裸露的身体尽可能地贴在一起，但我认为那时候的自己还不知道我们可以做什么。我认识一些男孩——可能年龄要大一点——他们甚至在那时候就与一个比我们都大上一两岁的女孩发生了不纯洁的关系。她有一次亲了我，我感到非常耻辱。不过，我那时觉得这种关系难以启齿和令人作呕，也无意于打听此类消息。我记得在 12 至 13 岁的时候，有一个 16 岁的男孩非常英俊，他在逗我的时候抚摸我，还弄伤了我。到现在，我仍然记得自己被他抚摸时的兴奋感。在外人看来也许什么也没有发生，但我记得他坐在那里，我被放在他的双膝之间，他的双臂搂着我的脖子，他温暖而柔软的大腿对我产生了一种难以言表的效果。

“另一次同样是一个年纪比我大的男孩，可能有 18 岁了，在乡间散步的时候经常抓住比他小的男孩，把他们扔地上，观赏和玩弄他们的生殖器。他本人很英俊。当有过这种经历的男孩们告诉我这事的时候，我感到很是兴奋，非常希望这样的事情发生在我身上，但事实上从未发生。假如他真对我这么做，我知道自己应该全力反抗，尽管我的欲望希望我就地燃烧。这个男孩在 20 岁之前就因为腰大肌脓肿去世了。我记得在知道他死讯的那晚，自己是哭着入睡的。另一个男孩比我大三岁，他的头发如丝绸般光滑，我过去对他很着迷，总是想去摸他的头发，但他总是拒绝。

103

“在大约 12 岁的时候，有一个年龄比我稍大的堂兄第一次教会了我自慰。刚开始，我觉得这种行为很傻，但我经常看着他自慰，然后自己练习了一次又一次，直到年纪大到有了相应的感觉。后来，我自由地放纵自己，通常都是独处时进行，但很久之后我意识到此事不妥或可能会带来伤害。如今回首过往，我非常确定自己从一开始就是一个彻底的同性恋。这位堂兄智商过人，又有艺术天赋。后来他结婚了，不过我确信他对同性的喜爱是不正常的。

“另外一个年龄相仿的堂弟，我和他的关系可谓亲得不能再亲了。在他家度过的假期是我最快乐的时光。我们日夜形影不离，睡在同一张床上，相互搂着。对我来说，贴近他裸露的身体给我带来了最强烈的性快感。我们经常相互抚摸彼此的生殖器，但从未尝试相互自慰，尽管在那个时期我自己每隔一段时间就自慰一次。有一次我问过他这事，那时候还没有人教过他。可以说，我最大的骄傲和自豪的事情就是从未给他自慰或让他给我自慰。这件事体现了我的自律，尽管我的想法和欲望不希望如此。我还记得他有一个哥哥，可能比我大三到四岁，有一次向我（那时候可能是 12 岁左右）展示了他勃起一半的阴茎。他不让我摸它，但向我展示如何向后拉开包皮，露出龟头。他的阴茎很粗。这件事我一直没忘。我们没有发生其他关系，我知道，他们兄弟俩长大后都很正常。

“发生第一次夜遗的时候，我感到特别恐慌，那时候我应该 17 岁了。当时我认为这是自慰带来的恶果。在后来的两三年里，我持续承受了巨大的精神压力，直到大二或大三的时候，我鼓起勇气向我们年迈善良的家庭医生咨询。他消除了我的疑虑。但从现在来看，这也使我放下了警惕，后来我又恢复了自慰的老习惯，尽管是在很久之后。

104

“从我家的窗户往下看，可以看到公共休憩区和下面的大海。过去，我经常在夏日温暖的午后，透过望远镜观察游泳的男孩们。这件事的保密工作做得很好，我从来没有因为别人突然打扰而惊慌失措。我也许本可以走到沙滩去看他们，和他们交谈，这一点也不会引起他人的怀疑，但这不是我允许自己做的事情。看到他们全身赤裸地游泳，给我带来了巨大的性满足感。我还经常观察他们在公共区玩耍，每当看到亲密的性举止之时就有收获感，尽管这种场景不是那么经常看到。这些活动强烈地唤起了我的兴奋感，有时候还会带来性高潮、持续的勃起和快感。事实上，正是这些经历让我在停了一段时间之后又开始自慰。我记得有一天看到两位年约16岁的小伙子，躺在阳光下的草地上。突然，高大一点的小伙子伸手去解同伴的裤子，后者全力反抗。经过一番挣扎之后，瘦弱一点的小伙子的阴茎露出来了，被对方把玩。即便到了今天，一想起这些都让我兴奋。两位小伙子成年后都正常。

“只有两次，有成年人试图接近我。在我13岁坐火车去学校的时候，经常遇到一位向我献殷勤的老绅士。他时常和我聊天，邀请我去参观他著名的科学收藏品。我对他总是有一种模糊的不信任，从来没有去过。在夏天某日的课余时间里，我在博物馆的一个展览厅里遇见了他。厅里放了很多大的陈列柜，适合藏人，而且在每天的这个时候，这里通常不会有什么参观者。他走过来，告诉我说自己住在乡下，然后在回家的路上，穿过树篱和灌木丛的时候被刺扎了，现在还挺难受。‘假如你用手放我衣服下面，摸摸有没有刺，有的话帮我拔出来，’他说，‘我会很感激的’。然后他解开自己的背带和裤子，把我的手推到他的腹股沟和下腹上。我尽力不碰他的生殖器，但他把我的手往那里推，直到我羞愤难当逃跑了，一直跑到学校觉得安全为止。我几乎不理解这件事，也从未和别人提过。从那以后，105 我一直避免见到他。后来我知道，他是一个有钱的单身汉，热衷于上班的小伙子和年轻男性，在生活中给他们提供诸多帮助，据说是为了避免他们结交狐朋狗友。他活到很大年纪才去世，把大部分财产留给了一家少年帮扶机构，也留了很多钱给那些他曾经感兴趣的年轻人。

“另一次是我坐电车的时候，我在上层。边上有一个成年人尽可能地贴近我，和我说话，夸我的黑眼睛漂亮，把他的手从我宽松的斗篷下放我大腿上，又慢慢滑向我的生殖器。同时，他又抓住我的手抚摸，把它放到他的生殖器上（当时光线昏暗）。这让我感到了兴奋，假如当时不是因为已经到站，我想自己会欣然接受进一步的亲密行为。他想知道我住哪儿，但我没时间回答他。和我一起的女亲戚（坐在别处）毫无疑问会阻止后面可能发生的一切。

“不止一次，我体验到了因为精神焦虑而引发的性高潮。第一次发生的时候，我正着急地赶往学校以避免迟到；另一次发生在我 24 岁的时候，正焦急地赶往一个已经迟到的约会。射精量很大，以至于我不得不回家换裤子。

“作为一名医学生，第一次明确听到性欲反向，是在间接提到一些性犯罪案例的法医学课上。老师说得非常简要，信息量很小。他没有说性欲反向是某些不幸之人的‘正常’状态，也没有对各种非正常行为进行分类。它们统统被看作是普通人或精神病人犯罪和堕落的表现。对于一个开始意识到自己的性本能与同伴存在巨大差异的学生，没有什么比这个更让人感到困惑和苦恼了。它让我的保守和封闭变得更彻底。我感觉这种教学肯定是建立在某些极端的错误、偏见或误解之上，因为我从自己身上清楚地知道，这种独特性不是后天获得的，而是天生的。无疑，这是我的不幸，但这不是我的错。

“更不幸的是，在关于‘临床医学’的讲座上，完全没有人提起这个话题。各种罕见的疾病——在我21年繁忙的工作实践中，有些竟还从未见过——得到了充分讨论，而这个话题却完全被忽视了。于我个人而言，它至关重要；在专业领域，我认为它同样很重要，这也是我渴望了解的专业。讲座中可能偶尔提到过自慰——尽管我不记得——但它的真正意义却没有引起人们的关注。作为学生，我们对它的了解来自于阅读或个人的经验。

106

“在关于‘精神疾病’的课上，性生活自然会得到更详细和系统的介绍，但性欲反向被视为一种稀有的病变状况。课上仍然没有什么内容可以使我安心，反而让我感到更加无助。它看上去是一种令人羞耻的、具有犯罪倾向或极其变态的天性。

“在我所有的同窗当中，我没有发现任何人和我具有类似的天性，而我天生的保守——意识到自己的情况会被看作是一种犯罪倾向之后变得更加保守——也没有敦促我去和他们交换信任或建立亲近的友谊。

“毕业之后，我成为了医院的驻院医务人员，同时还担任一位教授的私人助理。教授是一位享有世界声誉的医生和老师。我全身心地承担教授的助理工作。在和他交谈的时候，我试过将他引向这个话题，但没有成功。显然，他对这个问题既不感兴趣，也感到不悦。然而，能让我知道他对这个话题所持的态度就足够了。我可不会让他猜到，我就属于这一类被鄙视和身负污名的人。

“在我的专业友人那儿，我几乎没有听到过关于性欲反向的讨论。他们只会拿它取乐或表现出反感。我还没有遇到一位能够以科学态度冷静考察这件事的专业人士。在他们看来，它完全属于心理学治疗的范畴。

“我也没有在我的病人当中发现这样的案例。不过，我经常本能地感觉到，有些向我咨询其他问题的病人对我很信任，也许愿意向我袒露此事，但我担心他们害怕自己被残忍地误解。

“再说说我一直害怕谈论的道德立场。粗鄙之举虽然让我觉得恶心，不过我也不确定自己能否抵抗这种诱惑。但我绝对相信，自己不会在任何情况下引诱别人行苟且之事。假如要和自己所爱的同性发生性行为，在我看来，它必然像圣礼般庄严。这听起来有点令人震惊，还有点亵渎上帝。但除此之外，我无法用其他的话语表达我的意思。

“至于反向者的婚姻，我自己的感觉是，对于天生的反向者而言——不论事前的理由有多么的充分——婚姻充满了太多可能的悲剧和不幸，最好提都不要提。在我看来，反向者在可能形成的任何关系中都有必要保持极强的自控力，这种自控力远比普通人必要。假如能够做到的话，那么理想情况是和脾性相近的男性建立关系——必然不是柏拉图式的——如此，两人也许都会获得最大的幸福。只是这种情形非常稀有。 107

“对于诗歌和艺术，我的感受性特别敏感。我花了很多时间研究这个，全身心地投入音乐。音乐在我的生活中占据的位置越来越重要。我无法忍受简单音乐或轻音乐，但对于贝多芬、巴赫、亨德尔、舒曼、舒伯特、勃拉姆斯、柴可夫斯基和瓦格纳的音乐，我百听不厌。因为宗教上的悲悯心，我也喜欢听麦克道威尔（McDowell）、德彪西（Debussy）、理查德·施特劳斯（Richard Strauss）和雨果·沃尔夫（Hugo Wolf）的曲子。”

案例7——“我的家世十分健全和健康，父母（属于传统的中产阶层）身体状况良好。在我的家族记录里面，找不到任何不正常或有病态倾向的例子，无论是心理还是身体方面。

“我自己尽管很容易神经性紧张和敏感，但身体健康，也没有发现任何生理疾病的苗头。不过我觉得，由于成年早期生活在巨大的情感压力之下，我的神经系统被过度消耗，甚至即将崩溃。我的性格在精神上和道德上十分平衡，在这两方面从未遇到过严重的烦恼。

“八九岁的时候，虽然本能的性感觉远未出现，但我已经感觉到了同性友谊对我的吸引，这在青春期发展成了一种充满激情的爱。不过，直到我过完了20岁的生日，这种爱才开始得到表达。我在学校走读，很少听到关于性的校园言论，此外还非常保守和害羞。父母或其他长辈从未和我谈过这些事情。渐渐地，我的同性激情开始发展，在完全没有受到外在影响的情况下。在此期间及后面很长时间里，我甚至都没有学会自慰。我的性取向在我看来很神秘。我发现自己完全无法获得别人的理解，感觉被抛弃了，感情丰富又非常有依赖性，真的非常悲惨。在白天思念自己的男性友人——有时候是和自己年龄相仿的男孩，有时候是年纪比我大一点的男孩，有一次甚至是一位老师——晚上也作和他们有关的梦，但我深信自己是一个无药可救的怪物，知道不可能有进一步的收获。后来的情况也大抵如此，只是慢慢地意识到还有像我这样的人。我有了一些特别的朋友，最后也偶尔与他们睡在一起，通过相互拥抱和射精，满足自己本能的需求。然而在此之前，我曾因情感的压抑与折磨，一度濒临绝望和疯狂的边缘。 108

“同时，我在生理上一开始只是对女性不感兴趣。后来，随着性欲的逐渐增强，我开始主动排斥女性。尽管我也有一些异性朋友，喜欢和她们交往，内心里也对她们有所依恋，但和女人结婚或同居的想法始终让我觉得恶心。

“小时候，我一般对那些比我大好多的男孩感兴趣。离开学校之后，我仍然喜爱和我差不多类型的人，一种浪漫的爱。现在的我 37 岁，心目中的理想对象应该有力量、特别强壮，年纪和我差不多，或者比我年轻，最好从事体力劳动，有可靠的理智和性格但无需特别聪明。假如特别聪明，他一定不能太油滑或细致。阴柔或浅薄的男人，定会让我退避三舍。

“我从未进行过所谓的鸡奸。我在爱情中的首要欲望是身体靠近或接触，例如光着身子和同样光着身子的朋友睡在一起。性事尽管很重要，但似乎只是第二位的。在我看来，无论是主动还是被动，肛交只能在相爱极深的两人之间发生，否则不可。我有艺术家的天分，也选择成为了一名艺术家，喜欢所有美的事物，尤其是男性的身体构型。我比较主动，也算强壮，富有同情心，但性格有点优柔寡断，尽管自控能力很强。

“我并不认为自己的性感觉不自然或不正常，因为它们在我身上显现得如此自然。我从书上看到或听到的普通性爱，其中的浓烈与激情，终生的奉献，一见钟情等等，据我自身的经验而言，这些同样适用于同性恋。而关于这个复杂问题的道德立场，我感觉同样与异性恋相同，即不应该为了身体的满足而让他人承受苦难和伤害。我确信，尽管存在生理上的困难，同性之爱与异性之爱同样甚至更加令人激动，让人觉得高贵。我想，对于一段完美的同性关系而言，其中实际上的性满足（无论何种形式）很可能没有它在异性恋中那么重要。”

案例 8——M. N.，30 岁。“据说我祖父的性格有点异常，他虽然出身寒微，却组织和执行了一项极其艰巨的任务，成为了一名很有成就的语言学家，将《圣经》翻译成了一种东方方言，并编撰了这种语言的第一部字典。因为工作劳累，他 45 岁就去世了。祖父结过两次婚，我父亲是他第二任妻子的第三个儿子。我相信，至少有两位叔伯（家中共七位男性）是反向者，我父亲是其中唯一结了婚的。我祖母出自一个古老而十分‘野蛮’的爱尔兰家庭，她是这个家族的最后一个人。祖母年寿颇高，最后因中风去世。我父亲结婚时 36 岁，母亲 21 岁。三年后生了我，他们唯一的孩子。这段婚姻十分不幸福，他们两个在各个方面都格格不入。

“在结婚的第一年里，父亲的身体十分脆弱。我有理由相信，海外生活在某些方面损害了他的健康。我知道，我出生之时受到了淋病的轻微感染。作为一个小孩，没有人关心我的健康状况。这种情况可能是由我十分不幸福和不自然的家庭生活导致的。我没有同龄的玩伴，甚至直到母亲去世之后才上的学。那时候是父亲监督我的学习，我可以自由地出入一家藏书丰富的大图书馆，在里面享受了大量独处的闲暇时光。里面有很多医学和科学书籍，它们是我的首选。我记得自己在很小的时候就决定要成为一名医生。记得大约 5 岁的时候，自己做了一个和一位铁道搬运工相关的春梦。回忆这个梦就能给我带来极大的快感。就是在这时候，我发现了一种自我满足的方法。（在这些事情上，不需要教什么！）

“我无法肯定这个梦一定暗含着反向性感觉，只能说它帮助我明确了一些模糊的、关于此话题的想法，它们也许当时已经在我头脑当中了。我记得，在我 3 至 4 岁的时候，有一位年约 20 岁的小伙子数次到访我家。我猜他喜欢小孩，我一般坐在他的膝盖上，让他亲吻。这给我带来了极大的快乐，但我不记得自己是否勃起，只记得他的关怀和抚摸比女性更让我印象深刻。同样是这个年纪，我记得自己在和母亲睡的时候经常勃起，然后被告知不要趴着睡。我记得在这种情况下总是会勃起。这是我诸多春梦中的第一个。在我身上，做春梦的时候从未有过射精。梦中人总是男性，尽管偶尔也梦见女人。然而，女人通常扮演着噩梦的角色！

“14 岁左右，对性欲的看法让我感到困惑和沮丧，深信只有自己是这样的。这一点，加上生活的封闭性，再加上在母亲去世前四年所受的病态待遇（她这段时间酗酒），我的健康受到了严重的损伤，无论是精神上还是身体上。如今再回首，我能够理解和原谅很多我小时候认为丑陋和不公的事情。母亲的生活一定很不幸福，她对很多事情失望透顶，很可能对我也是如此。这些不幸，加上性格被误解，导致我十分害羞和不爱说

110

话。我经常生病，我习惯于不去想如何改善问题。然而，改变和自由终于来了，我被送到了寄宿学校。当然，在这里和其他男孩在一起，我很快就有了依恋和满足感。我开始进入青春期，健康状况在快乐的环境中也得到了改善。不久我就发现，我的同伴和我看待快乐的视角完全不一样。他们的满足感通常来自于谈论女人。15 岁的时候，因为没钱，我不得不离开学校。很快，我又被迫自食其力，且无人提供指导和帮助。当然，接下来我发现，自己的情况一点也不奇特，很多人与我类似。我很快被隐秘的反向者群体所接纳，大家同病相怜，通过暗语交流。总体而言，我与反向者的交往范围非常广，彼此间的差别也很大。我一直致力于对自己所注意到的案例进行比较和分类，以期得出某种结论或解释。

“我猜测，可能是因为具有女性的丰富感受性，才使得我能够根据同伴的年龄和性格，从精神上体验到他们身上兼具的两种性别的情感特征。例如，有一位年龄比我大的同伴，具有非常明显的男性特征，我能够感受到他容易妥协和具有依赖性的女性化基本特征。另一方面，假如同伴是一位女性化的年轻人，举止温柔，我也能感受到他作为男性的支配欲。两者我都乐意接受。

“对于和女人的性事，我并没有觉得特别‘恐怖’。可以设想，我对她们的感受和正常人对同性的感受十分类似。” M. N. 说自己不会吹口哨，最喜欢的颜色是绿色。

在这个案例当中，主人公轻易地在其反向本能之下找到了一种道德的生活方式，他认为这种满足是理所当然的。接下来的案例，我相信代表了一个很大的群体，其中的主人公从未屈服于自己的反向冲动，除了进行自慰，他保持着最严格的纯贞。 111

案例9——R. S.，31岁，法裔美国人。“在遗传方面，也许我会说自己来自于一个相当健康、富裕且长寿的家族。然而，在我父亲这边存在肺部健康问题。父亲死于急性肺炎，他的两位兄弟和一个侄子死于肺结核。我的父母都不古怪。除了对陌生人有些害羞，我父亲非常有阳刚之气。我母亲有些神经紧张，但没有到多疑的地步，对她的情感表达也没有造成任何影响。我认为自己的想象力和艺术天分来自父亲这边，也许和我的法国先祖有点关系。除了外祖父是英国人，我的祖辈们都是法国血统。

“我性情活泼，善变，具有强烈的幽默感。尽管体格瘦小，但健康状况一直很好。我后来特别喜欢自省和自我审视，从未发现自己有幻想症或精神错觉，也没有歇斯底里症，而且我一点也不迷信。这些年流行的招魂术、催眠术及其他精神潮流对我通通没有吸引力。事实上，我一直对它们表示怀疑，觉得十分无聊。

“在学校的时候，我是一个懒惰、爱瞎想的男孩，不爱学习，不过很听老师的话。童年伊始，我的阅读兴趣十分广泛，尤爱旅行、美学、形而上学以及神学书籍，后来对诗歌及某些形式的神秘主义感兴趣。我从来不关心历史或科学。最初，我同样表现出了对艺术的浓厚兴趣，对一切美的事物有着不可抑制的热爱之情。小时候，我特别喜欢花儿，喜欢独自待在树林里，希望成为一名艺术家。父母不赞同我的愿望。面对他们的反对，我妥协了。

“在我身上，同性恋的天性格外彻底，它毫无疑问是先天的。我童年（甚至在还需要保姆看护的时候）最大的乐趣是去马戏团看杂技和骑手。更多的是因为他们的美而非高超的技艺。甚至在那时候，我就特别关注那些更柔美和优雅的演员。别人和我说，杂技团的演员很坏，会偷小男孩，于是我就相信自己最喜爱的演员一半是魔鬼一半是天使。当我长大一点，可以自己独自去看的时候，我经常在巡演帐篷周围游荡，希冀看他们一眼。我渴望看见他们没有穿紧身衣的裸体。我晚上经常躺床上想他们，渴望得到他们的爱和拥抱。有一种无鞍骑手尤其让我感到快乐。他们是赛马骑师的一种，漂亮的双腿穿着肉色紧身裤直到腰部，破烂的骑马布遮不住他们美丽的私处。对他们的幻想不存在性意识，因为这时候我还没有性感觉或知识。奇怪的是，我对女演员的排斥感（一直到今天），和对男演员的着迷程度同样强烈。

112

“还有，我经常在观察男人和男孩们游泳的时候感到十分快乐，只是这种机会非常少。我从来不敢让同伴知道自己对这些事情的感受。但是，见到体型极佳的裸体青年或成年男人会让我同时感到羞怯、痛苦和高兴（现在也是如此）。我经常给自己编一个讲不完的故事，在一座幻想的城堡种住着很多漂亮男孩，其中的一位是我特别喜爱的密友。

“在童话故事中，让我感兴趣和在意的总是王子。我总是爱上陌生的俊美男孩，但从未试着融入他们，因为我在他们面前感到害羞，既不喜欢也没能力参与男孩们的游戏。有时候我会和女孩玩，因为她们更安静和温柔，但我不怎么关注她们，甚至一点也不在乎她们。

“和其他人一样，我的父母也没有给我传授任何性知识，我偷偷摸摸地从不可靠的渠道获得信息，如学校坏男孩的谈话及其他方式。长辈们隐晦地告诉我，谈论这些东西是邪恶的。天生的胆小和成为好男孩的愿望使我不再学习性知识。因为从未去过寄宿学校，也许我错过了一些下流的校园启蒙。对于性事，见多识广的男孩们总是津津乐道。

“尽管有上述经历，我并不认为自己在性方面特别早熟。即便是现在，相较于与情欲对象进行私下接触，我觉得纯粹的沉思会带来更多的快乐。

“当然，随着年龄的增长，产生了一种说不清的生理欲望，但吸引我的是我倾慕之人所产生的一种美。在青春期，我自发地形成了自慰的习惯。有一次洗澡的时候，我发现抚摸性器官会带来快感。没多久，我就形成了习惯。刚开始次数很少，后来越来越频繁（一周一次），尽管有时候几个月都没兴趣。我一生中仅做过三四次春梦。我认为自慰的习惯在道德上应该受到谴责，并多次下决心戒掉，但每次都失败。它只给我带来了片刻的满足，接下来总是懊恼和良心不安。

113

“我从未对女人产生过性趣，也没有和任何女人发生过关系。一想到这件事就让我觉得厌烦和恶心。是真的恶心，不是从道德意义上来说，我觉得自己完全做不了这种事。年轻女子无法吸引我，甚至她们的美貌也不能诱惑我。我还经常纳闷，为什么男人会如此迷恋女人的漂亮外表。另一方面，我并不仇视女性，也有几位女性好友。然而，她们的年龄都比我大，我们的友谊仅仅建立在共同的智识与审美品味之上。

“在现实中，我没有和男性发生过任何身体关系，至少没有性关系。有一次，在我 19 岁或 21 岁的时候，我抱着一位俊美的年轻人睡在一起，然而胆怯和顾虑占据了上风，他并没有对我回之以深情，什么也没有发生。几年过后，我开始强烈地迷恋一位已经认识好几年的朋友。因为外在原因，那个夏天我们经常呆在一起。这是我第一次感受到爱的震撼，他回应了我的感情。但我们两个都羞于表露或说出自己的感觉。夜幕降临之后，我们经常挽着胳膊出去散步。有时候，两人也会挨在一起睡，有一次他提议让我把腿放他腿上。他频繁地请求我晚上和他一起睡，然而我开始对自己的感觉感到害怕，虽然同意和他一起睡，但次数很少。我俩都没有发生同性关系的明确意识。除了我说的这些，我们没有进一步的接触。数月之后，我的朋友去世了。他的死让我非常悲伤，我天生的宗教气质开始得到强烈的体现。同样在这时候，我第一次读到了爱丁顿·西蒙斯先生的著作，里面有一些内容，再加上自己最近的经验，很快让我充分意识到了自己的反向天性。

“在我朋友去世八个月之后，我在一个陌生的小镇邂逅了一位年龄与我相仿的年轻人。很快，我对他产生了浓烈的兴趣。他有着精致、英俊的脸蛋，体态优雅。尽管他十分含蓄，我们还是很快成了密友。

“我们在一起的时间只有几天，很快我不得不回家。这场离别让我感到极其痛苦和沮丧。几个月之后，我们在一起度过 114 一次假。有一天，我们一起去游泳馆游泳。脱光之后，我发现他的裸体是如此之漂亮，恨不得张开双臂抱着他亲吻。我隐藏了自己的感受，几乎不敢看他，害怕无法克制自己的欲望。后来，有几次在他房间里见到了脱光衣服的他，这对我产生了同样效果。在见到他的裸体之前，我对他的感受不是生理性，但后来我渴望与他产生真实的接触，但仅限于拥抱和亲吻。他也喜欢我，但对我绝无情色之欲。他是一个简单、心地纯洁的小伙子，会对我的这种欲望和反向天性感到厌恶。我很谨慎，从未让他发现这一点。当他说起自己爱上了一位想与之结婚的年轻女孩之时，我感到很痛苦。这件事发生在几年前。尽管我们现在仍然是朋友，但我对他的感情和感觉基本上冷却下来了。

“我总是羞于表露自己的情感倾向。大多数认识我的人（甚至很近的朋友）觉得我高冷，还经常琢磨我为何一直不恋爱或结婚。显然，我从未告诉他们真正的原因。

“三四年前，我得到了考文垂·帕特默（Coventry Patmore）写的一本小书。阅读这本书，让我的宗教观念和情欲观念发生了一种奇怪的混合。爱和被爱的欲望很难得到满足。当我意识到同性恋既不被这个世界上的法律所允许，我也不可能放开去爱，我就开始将我的这种渴望投射到宗教中去。我出生在一个信奉罗马天主教的家庭，尽管我对它存在一定的怀疑，但通过信念保留了自己的信仰。

“通过三位一体、道成肉身和圣餐的教义，我得出了一些会让普通牧师感到非常害怕的结论，尽管我相信这些结论无论从逻辑上还是神学上都可以得到辩护（假如允许的话）。我想象的天堂中的上帝，完全不同于弗拉·安吉利科（Fra Angelico）的空洞概念和构想，也不同于圣叙尔皮斯区（the Quartier St. Sulpice）的神像；也许，普拉克西特列斯风格（Praxitilean）的半人半神像，或者弗朗德兰（Jean Hippolyte Flandrin）笔下裸体的沉思男孩，更能代表他的身体方面。

“这些想象让我在道德上感到很是焦虑，但它们也不是完全不可接受，因为我从中获取幸福的方式是通过想象自己得到了上帝的爱，而不是肌肤之亲。

“我对情欲神秘主义（erotic mysticism）的历史和特性知之甚少，但我的理解或许既不新奇，也算不上特别。我读过一些神秘主义作家的著作，他们的很多说法与我的渴望及结论基本相吻合。为了证明它们的合法性，我一直在寻求同性的佐证，因为我不怎么愿意将我的观点建立在那些过分敏感或歇斯底里的女人身上。

“你可能发现，我很难具体说出自己（在道德上）对于同性恋有什么看法。的确如此。然而，可以确定的是，我不愿意将我的反向天性换成正常的倾向，即便真的可以做到这一点。我怀疑，性感情，甚至反向的性感情，所具有的意义要比人们通常所赋予它的意义更加微妙。但现代的道德思想家要么羞于给出超验的阐释，要么看不到其中微妙之处。而我因学识所限，无法解答这些感觉所暗含的神秘性。

“帕特默的说法比较大胆，拉科代尔（Lacordaire）则比较含蓄，且表达的方式十分谨慎。我既无能力也无机会去研究中世纪的神秘主义思想。此外，我不同意中世纪看待这些事情的方式。我的同性恋倾向，其首要特征是对男性之美有着不可抑制的倾慕之情。在这一点上，我更接近于古希腊人。

“这种美对我的作用有多么强大，无法用语言表达出来。我知道，道德和知识具有更大的价值，但我*看见*或感知到的身体之美要更加清晰。对于我来说，这种美似乎以最生动（如果说不是最完美）的方式展现了神性。也许有件小事可以让你更完整地体会到我的感受。不久前，我恰好见到一位异常英俊的年轻小伙子和一名普通的站街女走进了约会房间。这一幕让我愤怒至极。他身上的美很快会被一个妓女所糟蹋，是对美和神性的亵渎，我顿时觉得自己是多么地无能和不幸。也许，我对男性之美的渴望只是古老的柏拉图式狂热的另一种爆发，因为随着时间的流逝，我发现自己不像以前那么期待现实中的年轻人出现在眼前，而越来越向往理想和完美的存在。他们身体华美且心中有情，而我们只能看到他们投射在洞壁上的阴影。我生来如此，后来又自然发展，我找不到更好的名字称呼它，于是把自己的同性恋特征叫做帕特默式的理想（Patmorean ideal）。于我而言，生活总体上令人厌倦。然而，我并未一蹶不振，因为我对很多事情仍然抱有一定的兴趣。当这种兴趣一次又一次地耗尽，我尽力变得有耐心。上帝垂怜，在*此岸*终结之时，也许我会从洞壁上虚幻的阴影中超脱出来，奔向*彼岸*永恒的实在。”

案例10——A. H.，62岁，来自于一个不能算健康的家庭，116 但近亲中没有精神病患者。父亲十分有男子气概，品格高尚，智商突出，但身体的健康状况不太好。母亲容易高度紧张和神经质，但具有不屈不挠的勇气，充满深情，非常幸福地与父亲生活在一起。后来，她得了慢性病，最终因肺结核去世。A. H. 当时只有7个月大，是家中老三。这个家庭的生养速度很快，第一个孩子和第三个孩子只相差三岁。A. H. 相信，他的一位哥哥也是反向者，后者从未结婚，相较于女人更喜欢男人，尽管其反向程度不及他自己。他还怀疑母亲的一位亲戚同样是反向者。姐姐的性格随父亲，已婚，但据说她的丈夫在某些方面像个女人。人们一般觉得这个家的人骄傲且保守，但具有高超的精神禀赋。

在早年生活中，A. H. 的身体状况脆弱，学业经常因疾病中断。尽管生活在幸福的环境中，他比较害羞和敏感，经常情绪低落。后来，他的健康状况恢复如常，一般也能够隐藏自己精神上的多疑与怯弱。

小时候，他经常以布娃娃和小女孩为伴，直到长到一定年龄，意识到自己的行为有点不寻常，开始变得害羞，而父亲也为他感到忧心忡忡。他觉得自己曾经是一个非常有孩子气的小孩。

他有意识的性生活始于8到10岁之间。有一次，他在花园中玩耍的时候，看到家中一位服务多年的仆从站在棚子的门口，露出勃起的阴茎。那时候，小男孩还从未见过此番景象，却对此感到非常高兴并害羞地朝对方走去。那人退回到了棚子里，小男孩跟过去，并被允许抚摸和把玩他的阴茎，直到射精。面对小孩纯洁的好奇心，此人回答说这样“感觉挺好”。后来，这样的事情频繁发生，都是和这名仆从。小男孩把这件事告诉了另外一个小男孩，并试着与他确认这种“好感觉”体验起来到底是什么样子。然而，他们年纪太小无法获得快感，除了“吃禁果”这件事激发的兴奋感。

这段时间之后，他的性倾向逐渐成形并开始自觉。在人生的任何阶段，他都没有对女人产生过性趣。事实上，他最温暖的友情来自于女性，所享受的大部分幸福也都是由这种友情提供的。但性激情只能被同性唤起，通常是远比他年轻的男子。在面对同龄男性之时，他会感到害羞和不自在。但即便是现在的年纪，与别的男人或男孩的轻微触碰都可能给他带来最生动的满足感。 117

上述童年事件发生不久之后，A. H. 引诱了一名小男孩到僻静之处，提议两人轮流用嘴含着对方的阴茎。A. H. 以前从未听说过这种操作，这是一种自然的本能。很早的时候他就开始自慰。不过，他很快就找到了分享这份激情的同伴，一名比他大的已婚男人。两人抓住一切可能的机会，相互把玩。21 岁的时候，他就特别擅长口交。口交伴随了他一生，也是他偏好的性满足方式。他最喜欢自己被口交，但他从不要求别人为他做他不会为别人做的事情。他从未进行过肛交。也许要补充的一点是，他的阴茎尺寸很大，睾丸尤其的大。

从未有人发现 A. H. 的性变态，甚至是他的医生，直到他在某次遭受巨大的精神痛苦之后主动向医生坦白。两人一直以来都是关系很近的朋友。他习惯于上流社会的生活方式，总是在阅读，讨厌体育运动，喜爱诗歌、小孩和鲜花，热爱大自然。无论在哪里，他总是与最优秀的人做朋友。他坦白自己有几次因与他人交往导致了酒精上瘾，只能通过意志力加以控制。

他对于做买卖丝毫没有天赋，无法照看自己的财富，总是担心自己变穷。然而，他相信自己在朋友当中算是很有能力的人。

他认为自己的反向是自然的，完全有权利去满足这种天生的本能，尽管自己也承认它们可能是邪恶的。他从不去影响正常人让他们变得和自己一样。

案例 11——T. D. 在自己的祖先那里没有发生任何异常。他的兄弟有同性恋倾向，但同时对女人感兴趣。有一位虔诚的姐姐，她说自己几乎没什么性偏好。他们在年轻的时候都具有梦想家的性情，让他们的老师感到厌恶。在 20 岁的时候，他从大学给我寄来了下面的自述。

“小时候（9 岁去上学之前），”他写道，“我就已经具备了多情的性格，无论对男女，都是如此。我的倾向没有受到任何一位小男孩的影响，它的产生非常自然（无疑，也许在我们的社会体系中可以找到部分原因：女士们总是宅在家里，只能敬而远之）。10 岁的时候，我去了预科学校，第一次对同龄的男孩感兴趣，我总能发现他们的身体之美。但是，这时候的性感

118

觉上尚处于潜伏状态。雪莱所说的炽热天性中的前情，描述的就是这个阶段。

“12岁的时候，出于本能，我学会了自慰。不得不承认，在接下来的7年里，我的自慰频率非常高。每次都偷偷摸摸，还感到羞耻，通常伴随着色情幻想。不过，这并不影响我和自己所爱之人建立精神性的关系。自慰通常每日一次，每次之后都想悔改和克制，但几乎做不到。到15岁，关于性事，我真正的认识几乎没有。到17岁，我意识到了性渴望，并因羞耻感而感到压抑。

“由于过度的自我放纵，除非用手，我都不会射精，但欲望很强。我认为裸体接触就足够了，只进行股交（intercrural connection）。我讨厌肛交和口交。我喜欢12至15岁的男孩，他们必须和我属于同类，优雅可爱。我只渴望他们身上活跃的男子气概。现在，我觉得自己的倾向自然而正常，但难就难在让另一半也这么想，此外还要求对方必须年轻和必要的偷偷摸摸。环境所造成的道德困境是如此之艰难，以至于我觉得自己几乎不可能完全得到满足。我发现自己上过两次当。上一段友谊持续了3年，在此期间，我只见过他两三次裸体（导致我勃起），仅亲吻过一次，从未抚摸过他。

“我从未遇到过一位令我满意的感情对象。我的幸福感，甚至我的健康，都受到了严重的伤害。在就读公学期间，有一位老师帮助我真正理解这些事情。很多公立学校存在纯兽性的鸡奸，但这一点却不为公众所知。我都是从自己身上获得对性的认识，有人建议我把性趣转向偏中性的女子，但至少目前我做不到。

“古希腊的男性雕塑和柏拉图的《斐德罗篇》对我产生了巨大的影响，尽管它们只起到了确证作用。我的理想对象就像忒奥克里托斯（Theocritus）所描写的许拉斯（Hylas），赫拉克勒斯（Hercules）把许拉斯培养成了男人的完美标准。我首先会想起朋友的优点，但除了因激情导致的良好主观印象，我再也找不到其他优点。

“我个子很高，肤色深，非常强壮，喜欢游戏，但因为近视，所以不擅长。我是英国人，有法国血统，也许这一点可以解释为何我的性情中饱含毫无保留的激情。虽然不同常人，但我没有一丁点女子气。据我所知，也没人这样看我。吹口哨对119 我来说很容易，而且还吹得不错。我的阳刚之气非常充沛，以至于无法想象与女人发生性关系之时若处于被动方有何快乐可言，想象在男同关系中扮演被动角色则要好得多。（这是我的同性关系需要面对的一个难题。）我的感情总是和对弱者的保护欲联系在一起。在最初性意识还不是那么清晰的时候，这一点给我带来了很多浪漫的感觉。现在，它的魅力正在消失。我无法理解成年男性之间的爱，尤其是下层男性之间的爱，一想到卖淫就让我作呕。

“也许可以说，我有一定的审美能力和根深蒂固的道德感。事实上，它们在我这里含义相近。我没有引人注目的天分。尽管我自认为有不俗的音乐品位，但事实上对音乐不了解。假如让我选一种最喜欢的颜色，我会选深红或蓝色，旧染色玻璃的颜色。文学、绘画艺术和建筑给我带来了极大的快乐。事实上，所有的艺术形式都是如此。我有写抒情诗的天赋，它让我放松。

“我认为自己的反向是天生的，因为在学会自慰之前，我就渴望和自己爱上的男孩们接触，这种渴望在我的私学和公学阶段得到延续，一直到大学。女性对我没有吸引力，但我很喜欢小孩，无论是男孩还是女孩。（这里即便有性的因素，它也是潜在的，而我相信没有。）”

这些话很有意思，因为它可能意味着，这位心态稳定、有着良好判断能力的作者在生活中具有一种得到确证的同性恋人生观。然而，基于性倾向的最终确定时间一般是 20 岁这条规则，以他现在的年龄，还不足以让我们给出确定的结论，尤其是作为一个性倾向在青春期尚未分化，或同性恋冲动是由大学生活培育出来的年轻人。T. D. 的情况就是如此，尽管无疑具有精神上的异常潜质，但阳刚之气居于主导地位。离开大学之后，他的异性恋倾向得到了正常的表达。约在首次来信的六年之后，他写道他恋爱了。“我正准备和一名年龄相近的女孩结婚。她有同情心，对我的研究领域也有所认识，因此，比较容易向她解释我的过去。而且，我发现她无法理解针对同性恋行为的道德谴责。我一直觉得同性恋面临着强烈的道德谴责，但有时候可以被克服。无论如何，我对男孩们完全失去了性趣，尽管仍然欣赏他们的魅力和优雅。因此，我的本能发生了巨大的转变，但这种转变并不是完全趋向正常人。在过去，‘鸡奸的本能’这个概念让我觉得莫名其妙，但自从性对象变成女人之后，这种本能与我正常的欲望融合在一起。另外，还有一个困 120

扰我的问题没有解决，它与我理想化的感觉完全不相干，就是对未成熟女孩存在一种下流和污秽的好奇心。我唯有寄希望于婚姻中正常的性生活，来消除这些令人痛苦的失常。最后我要补充的是，我已经不再自慰了。”

案例12——24岁，双亲健在，母亲的社会地位比父亲更高。他对母亲非常依恋，母亲在一定程度上也同情他。有一个正常的兄弟，对女人感兴趣。他自己则从不这样，既对女人不感兴趣，也不与她们交往。

4岁的时候，他开始意识到年长男性对自己的吸引力。11到19岁时就读于一所规模很大的文法学校，他与大约100个男孩发生了关系。无需多言，他觉得同性恋在学校里极其普遍。然而，奥斯卡·王尔德（Oscar Wilde）的案子让他第一次看到同性恋更广泛的存在。在他看来，这个案子在很多方面做出了贡献，即便没有增加同性恋数量的话，也使得同性恋变得更加引人注目和开诚布公。

现在，他对比自己小5至6岁的年轻人感兴趣。他们必须长得漂亮。他从未和不具有同性恋倾向的男孩发生关系。在所有发生的关系中，他没有觉得自己有性别偏好：有时候扮演男性角色，有时候扮演女性角色。他说经常有人喜欢他，因为他的男子气概。

他发育健全，也很健康，中等身材，微胖，圆脸，留着小胡子，烟不离手，抽得很凶。尽管其举止几乎无女性化特征，但接受许多女性化的生活方式。他喜欢珠宝，近来还一直带着一只手镯。他喜欢女人的戒指，对领带极为挑剔，用着精美的女性手巾。他一直对音乐很有品位，会唱歌。特别偏爱绿色，绿色是他装饰房间的首选颜色，一切绿色的东西都能吸引他。他发现具有反向特征的朋友普遍喜爱绿色（同时还有紫罗兰色和紫色）。

案例13——艺术家，34岁，“我最早意识到的性印象，”他写道，“是在9岁或10岁的时候爱上了一位英俊的男孩，他大概比我大两岁。我不记得有没有和他说过话，但记得很渴望他能够抓着自己。我有一个独特的印象就是，在他的手中，即便是身体的疼痛都会让我觉得快乐。（我注意到，年幼的儿童经常分辨不出性感情和成年人眼中的虐待。）

“肯定是在这时候，我——完全通过自己——学会了自慰。这个过程发展得十分自然，尽管我忍不住会想，被伦敦街道和学校困住的生活也许与这事有一定的关系，没有想要的体育活动，没有想要的风景、色彩和漂亮的身材。我所在学校的风气特别地纯洁，但我怀疑这所学校所自诩的纯洁风气，无法弥补我在生活开放、学科众多的英国公立学校中所受的影响。 121

“10岁至13岁期间频繁的自慰，与虚弱的身体状况存在多大的联系，我也不清楚。但是，12岁的时候，我母亲把我带到了一位著名的医生那里。他没有问有关性倾向的问题，但建议把我送出伦敦。他对男孩们玩的暴力游戏等事情有一种非理性的恐惧感。他否决了各种被提议的公立学校。最后，我被送到了海边的一所私立学校。

“这所私立学校很干净、卫生。但后来我还是去了一所很大的公立学校，很突然地彻底扎进了性欲之河。我在那里的时候，那里可谓污浊不堪。男孩与男孩之间，各方面都很放纵。没有太多的虐待，但有说不完的脏话和大量真实情感。这种行为甚至被视为一种英雄主义。所有的这些事情，男孩们和老师们都不觉得糟糕。结果就是，有人趋之若鹜，有人则熟视无睹，大家都是根据各自的性本能或情感本能行事。没有人去试着进行区分。亲吻和口交，肮脏程度被认为是一样。没有人通过某些标准或规则去引导少年们的需求。

“我的性启蒙来自于宿舍服务人员，他在叫我起床的时候让我看他的阴茎。在一个周六的晚上，他在给我洗热水澡的时候给我自慰。这个45岁的老恶棍在宿舍到处转悠，给大多数男孩都进行过口交。我不知道年纪大点的小伙子怎么想，我们这帮14至15岁的小孩可是对这种邪恶的经历感到既恐惧又向往。他很受欢迎，我们简直是羊入虎口。当我多年后重返学校，他正在学院教堂担任要职。他的表情可谓道貌岸然。男人脸上的这种表情，在人群中我一下子就能看出来。

“除此之外，宿舍生活既喧闹又放荡，经常发生欺凌事件，不过可能伤害不大。我现在记得最清楚的是那些污言秽语，我当时既不关心，也听不懂是什么意思。我当时真正需要的，和大多数男孩一样，是在性问题上获得一点及时的帮助。但我们没有一个人得到帮助，每个人不得不自己摸索，寻找自己的行事准则。这是一个漫长而艰辛的过程，走了很多弯路。我不得不相信，很多人没能做到这一点。我们事先没有得到任何有价

122

值的建议，只是被告知压抑自己的本能。我母亲的傲慢无知来自天真，父亲的无知则源自于冷漠，撇下我无依无靠。身为父母，对此应当肩负起重大的责任。父母不能把责任甩给学校教师，性启蒙应源自对孩子的关爱。就教师的职责而言，不适合承担此任务。

“眼看就要垮掉的身体——因为显而易见的原因——把我从炼狱般的学校宿舍拯救出来，我被安排进了一座私人宿舍楼。这里条件相对较好，不是那么粗糙。然而，其中的社交氛围也许更不健康，因为这里更阴柔，住满了初出茅庐的贵族子弟。在正常条件下，这种宿舍楼的管理者应当名副其实，负起管理责任。但事实上，这座楼里的老大是一个镀过金的年轻贱民，来自学校的底层，一肚子的虚伪和变态的欲望。他就住在我隔壁的房间，是一个在性方面步入了迷途的例子，尽管社会差异不至于让他变得如此骇人。我本来有足够多的机会观察他，幸运的是，两年后他被要求离开了。他整天污言秽语，偶尔喝得醉醺醺，总是毫不避讳地自慰。有几个比他小的男孩是他的相好的，尽管我从未确证过，但印象中他们简直是天生的娼妓。不过，他却有一副好脾气，算是老天爷在一定程度上对他的补偿。这样的脾气，在自私或不负责任的人身上经常可以看到。那时候有人告诉我，他已经彻底无药可救了。这名愣头青的性本能原本有没有机会得到调整或引导，我不知道。但是，假如没有在公立学校，而是过着一种更粗俗、简单的生活，处于更开放和不那么虚伪的环境中，情况也许会往更好的方向发展。他们之间的肮脏毫无遮掩，这种肮脏不是就其本能而言的，而是从他们主动选择的方向及性压抑的角度来说的。但从另一个角度来看，校园里的男孩们尚无伪善之恶，出了校园就不一样了。

“在这个时期的校园生活中，我找不到一丁点幸福的回忆。然而，我的真情却在这污泥里萌发出了它的第一个花骨朵。我将其比喻为花骨朵，是因为它从未成熟和绽放。一直以来，我以为自己肮脏至极，而这时候的我却发现自己十分纯真。这份爱情为学生时代的我指明了方向，但最终未能走向完满，没能为我的同性友谊打下健全的基础。对我来说，这是一个终生的遗憾。

123

“在我16岁半的时候，宿舍里来了一位比我小两岁的男孩，成为了我的思慕对象。从我第一次见他直到离开学校，我无时无刻没有爱着他。这份感情得到了回应，只是方式略显矜持。在学业上，他总是稍稍领先于我。随着两人的感情逐渐成熟，我们一起度过了绝大多数闲暇时光。他就像一位正在被求爱的女孩那样接受我的追求，也许还略带揶揄，不过获得的快乐是真实的。他允许我爱抚他，但我们之间的亲密度从未越过一个吻，甚至连接吻都觉得羞愧。我们之间始终存在一道障碍，从不相互之间悄悄谈论全校都在偷偷摸摸谈论的淫秽之事。在我们的情感与校园的性道德之间，从未产生任何联系。事实上，我们过着一种梦想般纯洁的生活，超脱于任何人的状况。而这种生活却突然被打破了。我的朋友很漂亮，也是其他人的兴趣所在。有一些年龄大一点的男孩提出和他性交。我知道，这在他和我看来是一种羞于启齿的邪恶。有一天，我听说四五个追求者对他进行了猥亵。我相信，他们脱了他的裤子，试图给他自慰。这种行为也许只是一种动物性的游戏，但在我眼中却是一种不可原谅的冒犯。一位校工把这件事报告给了老师，但惩处他们之前要提交证据。那时我怒不可遏，失去了理智，然后做出了男生们最鄙视的举动——打小报告。做出这一举动需要极大的勇气，但只要我爱的男孩理解我，我什么都不在乎。学期结束的时候，四五名高年级的男生被要求‘离开学校’。之前的校园生活如地狱般难熬，但是在接下来所剩不多的校园生活里，我变得幸福极了。这件事本不应该对那几个男孩带来伤害，毕竟他们的罪过只是一种被带偏的冲动，且这种偏向应归罪于整个教育体系。现在来看，整件事情都是错误的。不过，在被逐出校园的男孩当中，确定有三个获得了令人尊敬的职业。而我和我的朋友，比以前更不敢正视彼此。随着感情的加深，我们的担忧也在增强。这段友谊过于飘渺而无法继续，但两人的相互尊重一直延续到了现在。

“19 岁的时候，我离开了学校，被允许玩上一年再去上大学。在此期间，我有过一次不知道算不算重要的性经验。如今回首，对当时所为深感惭愧，甚至恐惧。此事数月之前，父亲发现了我有自慰的习惯，于是向我提出了他觉得明智的建议：‘假如你这样做，’他说，‘你就无法把你的阴茎用在女人身上。所以，你最好是找个妓女。但是找妓女的话，很有可能染上性病。于是，最安全的方式是，有机会的话在国外找妓女，因为那儿的妓院有执照。’给了这些建议之后，他就不再担心这个问题了，扔下我独自一人想办法。这一次，我又被带到了那位著 124

名的医生那里，他同样给了我建议。‘自慰，’他说，‘就是死亡，许多年轻男子带着同样的故事来找我。我告诉他们这是在自杀，你也是如此。’这位医生显然是想吓唬他的病人，想让他们回到他认为正常的生活状态。每一位来这里的年轻人，在离开的时候都会觉得自己的每一种性表现都是一种由道德意志软弱引发的生理意志软弱。过了一段时间，我开始接受父亲的建议。历经一番道德上的痛苦斗争，我完全冷静下来，精心准备实施这个计划。我在大街上找了一名妓女，把她带回家。从她对我说的话语中，我知道自己给她带来了快感，她让我下次再找她。这种事我做了两次，但没一次真的快乐。整个过程肮脏而无趣。要想坚持饮此邪药，你可真得想清楚了，自己是否真的需要。

“大约在同一时期，我恰好在德国的一个大学城里呆了几个月。既然有机会，我决定再试试父亲的建议。我找了一家有执照的妓院，那里既干净又体面，条件和普通大陆城市的妓院差不多。但是对我来说，整件事情似乎有种说不出来的恐惧感。它是一种纯粹的商业交易，甚至都不会让你觉得有任何风险，或是对社会规范的一种冒犯。我离开了，觉得它已经触及我在性体验上的底线。我理解了浮士德在瓦卜吉司（Walpurgis）之夜的舞会上看到从巫婆嘴里爬出红老鼠是什么感受了。

“我只发生过这几次异性关系。现在来看，这似乎是不可避免的。但是假如人生可以重来的话，我会像避开致命毒药那样避开它。我相信自己真金不怕火炼。不过，它很可能也给了我一定的帮助，让我对生活看得更透彻。也许，唯有但丁才能

125

描述出这种被诅咒的折磨到底有多痛苦，以至于让我们去做这种事情。为了获得认识，我以自身的羞愧和他人的不幸为代价，这在根本上就是错的，非常不道德。然而，我首要的和最痛苦的想法是，我错过了男人的第一个春天，我的爱没有得到回应。一个年轻男子的贞洁应当是辉煌而神圣的，如同处女一般，应该被人心怀嫉妒地守护着，唯有爱的召唤才能让他付出，献给爱他且他愿意还之以爱的人——不论是同志、情人还是妻子。

“我 20 岁进入了大学。大学生活充满了大量新的观念、感受和认识。在那里结下的友谊永远是我生活中最重要的部分。直到 24 岁，在大学生活的最后一个学期，我仍然带着纯真的虚伪面具。不过，情况后来渐渐发生了变化，我开始从理性上来认识性，理解性生理现象与其知性及想象力表现之间的关系。（仅凭这些年来的个人体验永远无法做到这一点。）关于沃尔特·惠特曼《草叶集》的研究第一次给了我启发。于是乎，我把它们隔绝开来分开放，一边是我的友谊，一边是我的性本能，后者被我潜藏和压抑着，凭借我在公立学校积累的经验。

“不用说，我经常受一般性现象的困扰：春梦，遗精，夜勃等。对于这些，我只能借助习惯性的自慰、有规律的节食和运动来压制。有一次，大约在一年的时间里，我试着通过逐步降低频率的方法克服自慰的欲望，就像醉汉通过往瓶子里塞鹅卵石来减少每天的饮酒量。我记下做春梦的日子和自慰的日期，试图逐渐拉开间隔时间。然而，我最多只能坚持 6 周。”

在写下这封信的数年之后，作者与一位小伙子开始了一段亲密的关系（他不是主动方）。对方比他年轻几岁，社会阶层不如他高，他可以帮助对方发展事业。“但是在我看来，”他评论道，“他带给我的，和我所给他的一样多，因为他的爱让我曾经生了锈的感情再次泛起金光。是他让我知道，生理关系和精神友谊之间并非不可通约。”这段关系持续了数年，直到对方结婚。根据描述，两人都从中受益良多。所有的性烦恼都消失了，自慰的欲望也没有了。“生活中的一切都开始充满乐趣。这些年来，假如说我的作品真有那么一点真正的创造性，它也主要来自于内生于我的那股力量。”

126

案例 14——苏格兰人，38 岁。据他所知，父母祖上都正常。母亲来自一个非常古老而奇特的凯尔特人家族。5 岁的时候，迷恋上一位牧羊少年，以至于这位少年不得不被送走。在进入青春期之前的数年前就开始了自慰，并自认为这是其同性恋发展史上的一个重要因素。

他很少做关于男人的春梦，更多地与女人相关。尽管对女性冷漠，却并不讨厌她们。曾与女性发生过两三次关系，不过没有体验到同性之爱的那种激情。

他想要一个儿子，但不可能有足够的激情让他和女人结婚。

他对男性总有一种多愁善感的柏拉图式喜爱。晚些年，他与成年人产生了两段掺杂着感情和肉欲的友谊。除了相互自慰和亲吻，对其他性爱方式一点也不关心，他渴望的是男人的爱。

从外表上看，除了一脸稚气，他没什么不正常。他在身体和精神上都很有活力，有使不完的劲，不知疲倦。他很有商业头脑，学东西很有耐心。他在自己的同性激情中没有遇到伤害，厌恶滥交，理想状态是建立一种固定的、包含性爱在内的伴侣关系。

案例 15——T. S.，艺术家，32 岁。“我在英格兰出生，父亲是犹太人，是家里第一个和家族之外的人结婚的人，娶了一位基督徒。我的曾祖父母是表亲，曾祖父是德国人，曾祖母是丹麦人。祖父母同样是表亲，祖父是瑞典人，祖母是丹麦人。

“外祖父是一名英国新教徒，外祖母是爱尔兰人，是一位狂热的罗马天主教徒，也是一个十分古怪的女人。

“我父亲的家族出过很多名人，母亲这边出过有很多著名律师。

“父亲有一个哥哥是同性恋。他去世的时候已经是一位著名的作家，31 岁，死于肺结核。我父亲的堂兄弟有一个儿子，一位非常优秀的男高音，也是同性恋。在母亲这边，我没发现任何异常。

127

“两个家族都没有出过精神病人，相反，都很聪明。

“我父母属于理想的幸福夫妻。两人相识 6 天后就订婚了，分别 3 个月后就结婚了。结婚 35 年从未吵过架。我有一个大我 3 岁的哥哥，他们婚后一年就生了他。我还有一个小我 7 岁的妹妹。

“哥哥长得像我父亲，很受女人欢迎，还有点被她们宠坏了。他十分正常，也很自律。

“我妹妹十分女人。还是小女孩的时候，她就反对女孩之间的友谊，总是相信她的妈妈。13岁的时候，她遇到了现在的丈夫。他们等了10年就结婚了，现在也是一对理想的幸福夫妻。我妹妹也十分正常和自律。

“10岁前，我生活在英国，后来在瑞典生活了18年，在丹麦呆了两年后，又在巴伐利亚、奥地利和意大利分别呆了两年。现在生活在柏林。我把自己看作是英国人。在精神上，我属于男性，但我所有的生理感受和欲望都属于女性。

“我身高中等，很瘦，净重106英镑，手脚小而漂亮，头部尺寸正常，脸蛋偏小，眼睛是绿色的。我从7岁就开始戴眼镜，脸色白皙，外貌不像犹太人。我的肤色很白，没有任何杂色。脸上没什么胡子，头发和阴毛浓密，没有胸毛。各处的毛发基本上都是红褐色，只有肚脐眼下面是黑的。（我父亲、母亲和哥哥的头发都是棕色，妹妹有红褐色的头发，前面提到的大伯也是。）我的胸部偏圆形，屁股正常。我不怎么打手势。从我的身体方面来看，很难得出结论说我是同性恋。我的性器官也正常。

“我的性格表面上看很阳光，但实际上属于忧郁型，不怎么喜欢和人打交道，但偏爱英国人和犹太人。讨厌商业、政治、体育和社交。喜欢音乐、艺术、文学和自然。对神秘主义很感兴趣，我很有洞察力，曾做过多次灵媒。我的外在生活和内在的精神生活截然不同。我是一个宿命论者和通神论者，一直对轮回深信不疑，因为我小时候‘记得’一些东西。我的记忆能力超群，能够记得3岁时候的事情，总是在进行自我分析。刚刚进入童年，我就觉得自己是一个异类。我在生理上和精神上都很敏感。我没有穿女性衣物或从事女性工作的愿望，喜欢黑色服饰，不太喜欢珠宝。 128

“我只会爱上21至40岁之间，非常具有男子气概的男性。他必须英俊潇洒，肌肉发达，尤其是手一定要好看，性器官大小不重要。我特别迷恋手（甚至不可能爱上手长得丑的人）。他一定不能有体味（尽管我不讨厌衣服上的香水味），最重要的是，不能有口臭。他必须聪明，喜爱音乐、艺术、文学和自然；他必须优雅，有文化，关注这个世界；他的行为举止和穿着打扮一定要朴素，最重要的是身体要和心灵一样要干净整洁。我无法忍受犬儒主义的无所谓。（我曾经养过的一条圣伯纳犬很符合我的要求，他总是很安静，友善而忠诚，一般不发出声，只是在外面的时候撒欢。）我无法和缺乏幽默感的人相处。从一出生，我的身体就比较弱。最初得了湿疹。因为天生双眼斜视，在两岁半和三岁半的时候做了两次手术，效果很好。4至12岁之间，我经常抽搐。我的童年病痛极多。在12岁半的时候，得了猩红热，后来又心脏衰竭。一年后，心脏强壮些了，但接着是布赖特氏病，持续了15年，几乎没断过。这种病通常会抑制神经系统导致精神抑郁。后来布赖特氏病突然没了，但又染上了一系列其他病痛。紧接着的是非常严重的神经炎，于是我搬到了巴伐利亚，接受弗洛伊德的精神分析疗法以使神经系统恢复。当时的治疗效果非常不错。后来，当我的哥哥第一次知道我是同性恋，跑过来威胁我说，要在父亲去世后把我监护起来，于是我的神经炎严重地复发了。我花了好几个星期的时间才从惊吓中恢复过来。我们断了所有的联系。尽管有几次他和我在同一个城市，但我们形同陌路。这时候，我的父亲突然去世了。再加上去年春天，我有四位朋友自杀了。接二连三的打击让我在很长的一段时间都得不到恢复。现在我在柏林，状态好些了，除了偶尔会有严重的痉挛。

“说到这一点，我必须要提的是，从 14 岁开始，我每个月一直受到周期性精神和生理疼痛的困扰，每过 28 天就发生一次，持续 6 至 8 天。这和任何病都没关系，倒是有点像女性的月经期。我没有和任何医生说起，直到接受一位德国神经专家的长时间治疗。

129 “身体上的疼会一下子爆发，大脑和腹部的血液突然停止流动，然后开始出汗，忽冷忽热。腰上、腹部的神经中心以及胃部开始强烈的神经痛。胸部尤其是乳头会有尖锐的闪痛。牙痛会突然出现，也会突然消失。皮肤颜色变深，有时候会出现斑点。嘴里充满血腥味，吃到嘴里的东西经常有血腥味。这时候的我很难吃得下肉。身体很渴望来点色情上的冒险，但精神上对此却感到恶心。

“精神上的症状是这样的：突然感到极度沮丧，有自杀倾向，又突然被说不清的轻松感改变。脾气变得反复无常，对自己和生活整体极为不满。对自己在性方面的不彻底感到恐惧，对女人突然心生怨恨，渴望得到男人的爱。这些症状会缓慢地消失，直至正常。我会因此好几天没有力气。

“在生理上，我是在 16 岁成年的。在精神上，我成熟的时间非常早，只是隐藏自己的内心生活，经常扮纯洁。家里人都以为我不了解生活。当我从自己预设的角色中跳出来的时候，他们有时会感到非常吃惊。直到 17 岁，他们从未在我面前讨论过他人的德行。我看起来是如此的纯洁，人们在我面前总是很谨慎。现在也是如此。我父亲从不和我讨论这些事情。尽管和父亲、哥哥一直格格不入，我很小的时候就特别喜爱男性。我崇拜母亲，现在也是。小时候，妹妹和我的相处一点也不融洽，但现在我们是最好的朋友。她和妹夫，还有我的母亲，在知道了我的情况之后一直对我很好。直到过了 30 岁，我才遇到一位我和母亲都喜爱的男人，但他是一名异性恋者。我刚开始肯定也爱父亲和哥哥，但持续的冲突、相互的误解、不相投的脾气以及对同情的渴望使得我在家里的生活变得一团糟糕。我必须承认，我在很小的时候就有点瞧不上父亲和哥哥，因为觉得他们非常贪图物质享受。我的童年几乎是在和哥哥的争吵声中度过，父亲总是站在哥哥那边，母亲则站在我这一边。在从父亲的骤然离世中恢复过来后（看到信后我的第一反应是：‘谢天谢地，去世的不是母亲！’）我感受到了极大的释放，但直到很久之后，我才领悟到这意味着我真的自由了。

“我一直喜欢女性的社交活动。年轻的时候，我很喜欢八卦，但现在完全不这样了。我有很多女性朋友，比男性朋友还多。我的这些女性朋友几乎都是异性恋，除了一位是同性恋。我经常喜欢上了年纪的女性，这可能是因为我从她们身上看到了母亲的影子。女人从未让我脸红过，但我见到喜欢的男人很容易脸红。 130

“在我 23 岁的时候，有一位家庭很好的已婚女性约我一起过夜。我去了，尽管她很漂亮、爱干净，穿着和家里的布置也极有品味，但我完全没有勃起。此外，我觉得自己很脏，在接下来的每个晚上都洗了三次澡。从那以后，我从未尝试和女人发生性关系。

“在哥本哈根的时候，我试图让自己通过各种女人产生感觉，但根本做不到。我想，也许是我的天性太像女性而不可能有反应。和男人在一块的时候，我经常感到害羞和紧张，舌头打结，两手出汗。和女人在一起的时候从未如此。

“小时候我就喜欢男人，经常对来家里的男人爱得死去活来。家里没人的时候，我会偷偷亲吻他们的帽子或手套，甚至他们的手杖。

“记得在 6 岁的时候，我爱上了一位 26 岁的英俊德国人。他的头发很卷，两只手非常漂亮。他十分喜欢我，我也经常叫他‘我的大男孩’。来我家的时候，他常常在保姆下楼后给我‘掖被子’，总是给我带一些甜蜜的小礼物。我记得自己双臂缠着他的脖子和亲他脸蛋的场景。然后我会把他的脑袋拉下来，靠在我的枕头上，他就给我讲童话故事，于是我愉快地睡去。

“7 岁的时候，我们呆在乡下，有一位年约 25 岁的漂亮马夫对我行为不端。我经常去马棚找他玩，他对我有一种奇特的吸引力。某一天，在挠我痒痒的时候，他同时把弄我的阴茎和他的阴茎，后者完全勃起。他试了各种方法想让我兴奋起来，但都失败了。最后他会射精。他不让我告诉任何人。我听了他的话，并试着自己想法弄明白这件事，但没有任何结果。从那天起，我开始讨厌这名马夫，还感受到了一种负罪感，就像自己已经‘失去了一些东西’。直到12岁之后，我才理解这件事情。

“从很小的时候开始，我就有了理想男人应该是什么样子的想法。此后，完美男人在我心中的形象从未变过。在30岁的时候，我的一位朋友让我有了遇到理想之爱的感觉，尽管他是一名十分正常的异性恋者，也从未与我发生过性关系。在过去的几年里，他在我这里充当了母亲、父亲、姐妹、兄弟和情人的角色。通过他，我重新恢复了健康和爱的本能。他让我不再对人性感到厌恶，不再感到痛苦。我再也遇不到比他更好的朋友了。这段感情弥补了我所遭受过的所有精神上和肉体上的痛苦。奇怪的是，这种感觉是双向的。他也有悲惨的人生，爱自己的妻子胜过一切，但妻子却在悲惨的境况中死去。他说我是他遇到过的最好的男性朋友。和他在一起的时候，我身上大部分低等的天性都会得到控制。我一直把他视为自己人生的转折点。我感觉，自己从他那里受到的这些影响也许源自他的音乐。几个月里，他每天都为我演奏几个小时的贝多芬和瓦格纳，为我打开了另一个世界的大门……他比我大6岁。

131

“10岁的时候，我搬到了瑞典，一个我从头到尾都讨厌的国家。在这时候，我开始注意到自己身上的一些怪异之处。从那以后，我觉得自己是一个异类。在我的生命中有一件重要的事情是，我的姑姑试图剥夺我母亲的地位。她心怀嫉妒和怨恨，最后不得不祈求我父母的原谅。从表面上看，事件平息了。但我感觉到，父亲从未原谅他的姐妹。犹太人从不原谅。

“这件事激起了我对女人巨大的憎恶，很多年后我才能控制住这种憎恶。

“14岁的时候，我经常和一位漂亮的美国男孩在一起，他玩音乐，比我大一岁。有一天，我俩在玩闹的时候，发生了类似于我的马夫之间发生的事情。我那时候仍然没有性感觉。我们还是好朋友。我经常要求吻他，刚开始他不同意但仅拒绝一次后就同意了。他的行为举止很像那些官员和上流社会的人，总是有很多钱花。约10年后，我听说他经常和那些人交往亲密，事后收钱。

“15岁之时，我特别渴望和男人发生性关系。开始长阴毛。

“16岁的时候，一位已婚、有孩子的花匠邀请我相互手淫。他的房子在公寓楼的后面，当时我们就住在那里。他大概40岁，长得丑，但很有男子气概。事情发生在一个小房间，那儿有三个入口。我从不允许他吻我，每次看到他的孩子都会让我感到恶心。这是良心不安的自然反应。对这个男人本身，我非常瞧不上。他告诉了我好几个男同的约会场所，我有时会为情色刺激去这些地方。

“这里我必须提到，母亲在我16岁的时候警告我不要手淫。

132 但效果适得其反，它引起了我的好奇心，于是开始手淫。直到现在，从未间断过，至少每天一次。（我从未有过不由自主的射精。）17至22岁之间，我必须每天手淫好几次。作为艺术工作者，绘画，尤其是音乐和一切美的事物，都会在我身上激起狂暴的情欲和渴望。我从未发现这一点给我带过不好的后果。另一方面，节欲反而对我有伤害，会使我的整个神经和生理系统陷入低谷。而我经常发现，在手淫的欲望中缺少某些东西可以使整个神经系统安静下来：在精神和肉体上意气相投的两具身体彼此交融，由此带来电流般的满足感。至少，这是我的体验。

“后来花匠离开了，搬到了乡下。于是我时不时去那些经常被叫做‘全景台’的约会场所（因为它们是圆形的，视野很广）。在漫长的夏夜里，我可算大开眼界。夏天的时候，当丈夫们把家人送回乡下，他们当中有很多人开始过一种十分轻浮的生活。在第一个夏天，我的所见所闻就让我对老人们的尊敬感荡然无存。以前，我总是把婚姻、携手共老与美德及道德联系在一块。但是在我了解到这些之后，不得不承认自己变成了一只沉迷肉欲的野兽。我知道这些地方很危险，有可能遇到警察和敲诈者，但这反而让人觉得更加刺激。在这一时期，我过着双重的生活，总是在观察和分析自己。我不得不和各个阶层的男人打交道，经常有人给我钱，但我从来不要。对我来说，给钱或接钱，会扼杀所有情欲，从来都是如此。有一次，我想拿自己做一次实验，接受了一笔小钱，看看会对我产生什么样的影响。给钱的人曾担任过一所学校的校长。下一个时刻，我立马把钱扔得远远的。于是，我发现自己没有任何做男妓的天赋。我只是被欲望淹没了而已。我设想自己是一名罪犯，想看看自己有多少犯罪的本能。我想看看自己能不能成为一名小偷。我在一家卖古董的商店偷了一枚银纽扣，但当天就回到商店，神不知鬼不觉地归还了纽扣。我发现自己无法成为一名小偷。于是问题来了：为什么7岁后我会觉得自己是一名罪犯？这是我的错吗？假如不是，这是谁的责任？直到开始研究弗洛伊德精神分析理论，我才对自己的个性有了清晰的认识。

“20岁的时候，我在一个暴风雪之夜认识了一位绅士。我们边走边聊，相互理解。他来自于一个一流的瑞典贵族家庭，极其优雅。他叫我去他的房间。我们脱了衣服躺在一起。他的头部很漂亮，身体更漂亮。我想，他漂亮的身体使得我的情欲完全麻木了，于我而言，任何与之相关的感官欲望都是一种亵渎。我记得自己当时心头涌起的震撼感。当时他20岁，但头发很白。第一次，他不理解是怎么回事，但后来对我很温柔。在看见他的身体之后，我有整整3个月未生邪念。我们经常见面。8年后，我们见了最后一次面。他饱受精神抑郁之苦。那时候我就阻止过他自杀。然而，那年的冬天，他还是开枪自杀了。

133

“22岁的时候，妹妹把我介绍给了一位聪明迷人的画家。他很优雅，一半英国血统，一半瑞典血统。我们一见如故，尽管之前从未见过，却了解彼此最细微的特点。我父母很喜欢他，程度超过我之前所有的朋友。妹妹和他也像极了亲兄妹。在我家的第一晚，我们亲吻了彼此。女人们对他很疯狂，后来我发现很多男人也是如此。我比他早出生3个礼拜。他有自己的房间。当我们裸体交合之时，我感受到了从未有过的和谐，飘飘欲仙。只有和他在一起的时候，我才会主动口交。我们经常在一起，尽管肌肤之亲不多。他和女人还有很多情事。我喜欢的，是他挥剑斩情丝的方式。我成了他的‘小弟弟’，现在他也是这么叫我。如今，他在美国结了婚，有了一位漂亮的女儿。我们一直是最好的朋友。

“在哥本哈根的两年里，是我过得最幸福的时光，尽管这时候的我一直在承受身体上的疼痛。在奥地利，蒂罗尔（Tyrolese）的农民们告诉我，那些冬天来此过冬和夏天来此爬山的英国人会用钱引诱年轻的男性农民。只要你愿意花钱，很容易满足同性性交的欲望。旺季价高，淡季价低。

“在意大利，这个问题只涉及钱或欲望，爱情中的一切都很短暂。

“在巴伐利亚，我遇到了‘出人意料’的爱与平静。这种不涉及任何肌肤之亲的爱和友谊把我从‘深渊’拉回了云端之上。在遇到我的这位朋友之前，我几乎到了强弩之末。他的爱和友谊，以及弗洛伊德的精神分析法，对我产生了多大的影响，没有人会知道。

“到了柏林——一个我很喜欢的城市——之后，一种新的生活开始了。假如你不愿意和年轻男孩交往，这里会有你想要的生活。这里有同性恋的浴室、寄宿公寓、餐馆和旅店，你可以按小时付钱，和同性伴侣一起去。柏林让人大开眼界。不过，自从到了这里，我发现自己的生理欲望变淡了。我想，可能是因为‘禁果’不再是禁果了吧。 134

“我的父母一直欢迎我回去。在瑞典的两年里，我从未回过家。我对家里的那些客人太了解了，不喜欢和他们打交道。他们都来自社会顶层。最上层和最下层的人有很多共同点。当然，我父母一定不了解这些人。当我告诉母亲关于某些客人的一些私人过往，她完全被震惊了，但最终还是无法理解我为何瞧不上所谓的上流社会。后来，我只和艺术和剧场圈子里的人来往。我觉得这些人比其他圈子里的人更自然，也更热心肠。

“我的生活还有十分不同的一面，这就是神秘主义。然而，这个故事说起来要长得多。只能说，我有一种极其敏感的天分，一种预见能力。（他提供了一份预见到熟人逝世之类事件的记录。）

“我曾尝试过四次自杀，但现在来看，自杀也不能让我获得什么。

“两年前，我告诉了父母自己的性倾向。对他们来说，这是一个可怕的打击。我向父亲解释了情况，他从不理解，也不和我讨论这个问题。假如我早点告诉他，我十分确信，按他的专制性格，他会把我送进疯人院。母亲和妹妹待我一直很好，哥哥则与我断绝了关系。”

案例16——爱尔兰人，36岁，祖上未发现异常。他的喜好在每个方面都很男性化，强壮、健康，喜欢锻炼和运动，性本能发展异常。他觉得自己几乎对所有东西都有胃口，食物、饮料、香烟以及生活中其他的好东西。

约14岁的时候，他和同龄的男孩们一起自慰。同时，又和一位叔叔有过许多床第之欢，两人也一同自慰。后来，他几乎和自己亲近过的每一个男孩或男人都自慰过。与人同床共枕之时，若不做这些事情，几乎不能入睡。这也蛮不幸。他的春梦刚开始和女人相关，后来更多的与年轻男人有关，几乎不再梦见女人。大部分时候，他对女人毫无兴趣，女人对他亦是如此。尽管一表人才，身体强壮，肌肉发达，他还没有发现有女人爱上自己。18岁的时候，他自以为爱上了某个女孩。20至30岁之间，经常与妓女同居。他记得多年以前，和一个女人一晚上做了七八次，然后第二天中午还需要自慰。他现在还没结婚，觉得将来很可能也不会结婚。不过他补充说，若有一位健康、漂亮和聪明的女子爱上他，他也许会改变主意，免得老了孤独难耐。他希望有自己的孩子。 135

他从不对年龄比自己大的男性感兴趣，喜欢18至25的年轻男子，类型不限，但不喜欢普通人，不喜欢军人和侍从。聪慧的眼睛、性感的嘴巴和"聪明的牙齿"是他的最爱。"假如亚西比德（Alcibiades）向我求爱，"他说，"也得有一口好牙，否则免谈。"有时候，他是肛交行为的主动方，也出于好奇尝试过被动方，但更喜欢口交。

他不觉得自己有什么错，认为自己的行为十分自然。他唯一的遗憾是，身上的欲望几乎无穷无尽，从不让他安静下来，生活有时候被搞得一团糟。不过，他并不希望改变自己，即便可以做到。

案例17——25岁，在一家普通的工厂工作，生活在一座大城市的巷子里，生于斯长于斯。外貌漂亮、优雅，个头较小。性器官正常且发育良好，性激情强烈。母亲是一名有阳刚之气的大个子女人，父亲则偏弱小。他很依恋母亲。有七个兄弟，一个姐妹。他很早就有了同性之欲，尽管看上去没有受到任何性变态的影响。他没有自慰的倾向，春梦总与男人相关。他声称自己从不在乎母亲之外的女性，无法容忍和女人睡在一起。

他说自己总是对男人一见钟情——总是年龄比他大，社会地位比他高的男人——渴望和男人睡在一块，呆在一起。有一回，他爱上了一个年龄大他一倍的男人，直到赢得对方的感情。他不怎么在意性关系的形式。天性敏感，偏女性化，温柔，情感丰富。他在生活中喜欢整洁有序，喜欢干家务活，帮助母亲洗刷等。他似乎认为男同性恋关系十分自然。

案例18——英国人，出生于巴黎，26岁，演员，来自于一个古老的英国家庭。据他所知，父亲没有同性恋倾向，父亲祖上也都没有。不过，他相信在母亲这边，尤其是一位对美具有强烈感受性的舅舅，在这方面与他类似。

136

他最早的记忆就体现出了对男性的兴趣。他在儿童聚会上亲吻其他男孩，激起了父亲的愤怒。随着年龄的增加，他的感受越来越强烈。他从未自慰过，也很少做春梦。即便做春梦，也多与男性相关。

他对女性的生理感受可谓冷淡至极。他对漂亮女子的喜爱，就像对美丽风景的喜爱。同时，他喜欢和聪明女人聊天，结交了很多坦率、纯真而有教养的英国女孩。对她们，他也极为仰慕和尊敬。结婚是不可能的，因为和女人不可能有肉体上的快乐。他试过，但无法从中获得一丁点的性感觉或兴奋感。

他尤其喜欢16、17岁到25岁的年轻人（到这个年纪肯定已经成熟）。对他最有吸引力的外表特征是漂亮，皮肤光滑，性格温柔，少女般柔弱和天真无邪，不喜欢水性杨花。他的理想对象一定要具备温顺及其他女性特征。他喜欢充当男性角色，居于主导地位。在这一点上他补充道："我人生最大的激情与众不同，它在一个完全不同的层次。在我的理想婚姻中，双方都不占主导，而是一种联合的主导。专横将给双方带来同样痛苦。这种友谊和爱，是为比我小一岁的年轻人准备的。不过，其他不那么理想的关系也不是不可以，毕竟对于作为普通人的我来说，青春永驻是不可能的。"

他偏好肛交，总是作为主动方，从不做被动方。他外表英俊，肩膀宽阔，体型不错，有一张典型的英国人脸蛋，眼睛是蓝色的。他喜欢划船和溜冰，不玩板球或足球，总是喜欢逗乐子，但同时也喜欢阅读。

他对这些没什么道德感受，只是从伦理之外的视角来看待，仅涉及性格和社会问题。假如英格兰人口过少的话，他觉得自己有可能会感到自责。不过，他觉得自己在做好事，因为买春的一般是男人而非女人，男性也许比女性要多。

案例 19——T. N.，他给出了的如下描述。

"在最早的想象中，我总是迷恋男性的力量，经常想着自己被战士抱着，与他们生活在山洞里或其他地方。约 7 岁的时候，有一个年轻人让我看他的阴茎，还偶尔把玩我的。在私人寄宿学校的时候，我经常自慰，我想我应该是在 12 或 13 岁被启蒙的。离校之后，我偶尔在自慰中放纵自己。但除了经常被强壮、漂亮和拥有好性格的男人吸引，没有发生什么特别的事情，直到 20 岁。不真诚和不热心的男人对我没有吸引力。20 岁的时候，我对一位同龄男子极为迷恋。他那时已经订婚，但

137

偶尔纵情玩乐，和他兄弟一起过来找过我。我成功地抵挡住了诱惑，但对他们的意图表示了欢迎。不过，假如只有他来找我的话，我不会拒绝。我经常后悔自己没有让他知道这一点。我有一种模糊的感觉，好像自己的阴茎存在某种程度的发育不全，这一点让我很害羞。因情势所迫，我们分开了。两年后，在通过英吉利海峡的船上，我和一位大我八岁的男人搭上了话，他和我在同一个旅游团。我觉得这次相遇算是一见钟情，当然是从我的角度。几天之后，他故意安排到和我一间房。很快，他走过来靠近我，抚弄我的身体，我热烈相迎。这些年来，每每回忆此事，觉得甚是快乐，毫无羞愧感。大约在同一时期的一个假日，我碰巧与一位年轻小伙子（办公室同僚）睡在了一起。当我醒来，发现他正小心抚弄我的阴茎。我轻轻地把他的手拿开，转过身去。我的想法和他一样，但我的身体似乎只属于我自己和所爱之人。我肯定他不是男同，只是我们过去经常呆在一起，然后我引起了他的兴趣。同时，我也在这种交往中获得了巨大的满足。我俩有了很好的发展，交了很多朋友。后来我们再次发生了亲密的身体关系。他在肛交中扮演者主动的角色。后来他幸福地结婚了，我们的友谊在继续。但情势不允许我们经常见面，两人也渐渐失去了欲望。

“有几年，我感到特别孤独，尽管身边有朋友。那时我对另一个男人有一定的兴趣，但他的社会地位极高，这对我来说是一个缺陷。然后在 28 岁的时候，我遇到了一位 24 岁的年轻人，是一名工匠，比大多数男性更聪明，非常符合我的理想。我对他一见钟情，直到今天。刚开始，我们只是朋友，但很快，他的样貌、声音和思想逐渐进入了我的灵魂。我总是渴望接近他，看见他取得进步，力所能及地帮助他。为了他，我愿意放弃家庭、朋友和收入，追随他至天涯海角，搬到一座只有我们两个白人的小岛上。他身上凝聚着我对自然、力量和实践能力的所有认识与期待，想与他亲近的欲望在这些方面又拓展和强化了我的性格。在第一次和他睡一起的时候，我只能鼓起勇气把胳膊放在他的胸上。但是，欲望没有得到满足，我无法入睡。未得到释放的勃起导致第二天的酸疼。因为在很多问题上 138 无知，我一直讨厌参与可能会被视为淫秽的对话，甚至听到他在谈论这些事情之时的笑声都让我觉得痛苦。我以为，假如他和我关系很近，我就不应该谈论此类话题。但是现在，和他说这些，我感到了快乐，因为这更能体现我们的亲密度。我总是梦到他，没有他就无法感受到真正的幸福。最大的快乐就是睡在他的臂弯里。他腿上和胳膊上的体毛都让我觉得迷人。大概在一年之后，我们又一次睡到了一起。这一次，我用手慢慢去摸他的生殖器，但他很冷淡，我没有得到满足。我希望被他抱着。后来又发生了一次，再后来还有一次，不是因为它让我感到满足才这么做，而是因为我想激起他的热情。这一次我试着在他面前自慰，而这让他觉得恶心。这一点让我觉得很震惊。他告诉我应该去结婚。而我知道自己只想得到他的爱，我觉得自己不可能会让一个女人觉得幸福。每当我看到他的优雅举止之时，持续未得到释放的勃起在我的后背下方引发了疼痛。我咨询了两位专家，他们都建议我结婚。我没有告诉他们自己是一名反向者，因为我知道人们几乎不认可这种情况。不过，我的确告诉了他们一些发生过的事情，他们没有发表意见，只是暗示它很常见。后来我的朋友开始排斥我，只是没有表现出来。当其他的一些事情导致我俩之间的障碍越来越大，我还是没有看到他对我冷淡的真正原因。我觉得痛苦万分。此时我遇到了一位认识许久的高贵女子，我请求她做我的妻子，而她同意了。尽管离婚期还很远，我很快告诉了她自己无法做一名尽职的丈夫，我还在一直思念我的朋友。现在，我觉得自己犯了一个巨大的错误，我不理解那时候的自己为何没有意识到这一点。我在一定程度上欺骗了她，这是毋庸置疑的。我曾想过尽余生之力要让她幸福。但不久我就发现，我的朋友对我冷淡的真正原因是我自己的行为，让他觉得我们的感情最好不要再继续，即便以彼此的误解为代价。自此之后，直到三年前，我没有一天过得开心，因而也无法让别人获得幸福。失去了他，我无法在妻子、孩子或家庭中获得满足。生活变得几乎不可忍受。我曾严肃地考虑过自杀，只是要等到一个合适的时机，以免给别人带来麻烦。我几乎天天见到我的朋友（现在已婚）。看到别人比我更接近他，让我觉得是一种折磨。解释看来是不可能的，因为性欲反向在他看来是如此之令人讨厌。作为一个令人尊敬的男人，他可能觉得同袍之谊不应该包含*任何*温情。但是，对生活的所有期待似乎都在积蓄一种力量，这种力量要么会让我成为男妓，要么会让我走向死亡。在其他任何事情上我都无法集中注意力，因而工作毫无效率，也无心玩乐。我知道，只要这种渴望偶尔得到满足，我就会立即恢复如常。然而，我害怕一旦选择自杀，那些曾经在我快乐的时候认识我的

139

人，就会确信我是堕落的，是我的本能导致了我的自杀。但事实上，导致我自杀的是我对自身本能的否认，是因为我的本能没有得到满足。现在，通过自身和他人的经验，我知道自己的倾向是天生的，我只是因为对自己了解太晚，才导致自己和其他人过得不幸福。之前结婚的那位友人让我相信，我自己同样能够走进婚姻，组成一个幸福的家庭。因此，当我所爱的人建议我这么做的时候，我便下决心这么做，就像无论他建议什么我都会照做一样。假如我当时能够克服难堪退掉与妻子的婚约，假如这位忠贞的女子允许的话，我一定会这么做的。我的婚姻没有给我带来任何的快乐，我经常希望妻子不再爱我，于是两人可以分开。但是，这个建议会让她心碎，我不得不试着缓解这种感受，即便以一种之前让我觉得讨厌的方式。我的意思是用钱。

“至于我对自己孩子的感受，没有多少可说的。他现在还不是很强壮。我相信自己和大多数父亲一样，抱过他，给他洗过澡。再过几年，我希望他会非常友善。但他也未曾带给我真正的快乐，尽管我看到其他男人都喜欢他。不过，他给他的母亲带来了很多幸福。”

下面这个案例很有意思，它体现了精神和情感在性欲反向极端案例中的发展。

案例 20——英国人，财务独立，49 岁。父亲及其家族体格强壮、健康，富裕。在母系这边，出现过肺结核、精神病和行为怪异的案例。他来自于一个大家庭，有些孩子一出生就去世了，有些则早夭，活下来的都正常。他小时候身体虚弱，神经高度紧张，饱受夜惊和梦游之苦，特别的害羞，有一种宗教意义上的精神不宁。

性意识觉醒于8岁之前，那时候他的关注点是自己的阴茎。有一天，保姆在带着他外出散步之时告诉他，小男孩的阴茎在长大后就会掉下来。女保姆说完后偷偷地笑，而他觉得阴茎肯定有些特别之处，对此颇为担忧。因为包皮过敏，保姆在他睡觉前给他的阴茎搽上粉。这一点没有导致他的自慰。

140

大约在同一时期，他开始频繁进入一种奇怪的半梦半醒状态。在这种状态下，他想象自己是一些裸体成年水手的仆从，蜷缩在他们的大腿之间，称自己是他们的一头肮脏的猪，听从命令为他们的生殖器和屁股提供服务，自己还乐在其中。也是在这一时期，有一次当这些幻想出现的时候，他无意间听到，有一个曾经来过家里的男人出现在女仆们的窗前。这种状况让他困惑不已。在8至11岁之间，他有两次在和一位表兄弟睡的时候，把人家的阴茎放到自己的嘴里。含着阴茎的感觉让他很愉悦。而在和另外一位表兄弟一起睡的时候，他们经常躺在一块，相互把手放在对方的阴茎或屁股上。他喜欢屁股，而对方喜欢阴茎。这两位表兄弟都不是同性恋，也未曾尝试相互自慰。他经常与五位表兄弟一起玩，其中有一位不太受欢迎，于是他们发明了一种方法，把这位表兄弟当作假想犯进行惩罚。在某个房间里，他们坐在椅子上，围成一圈，露出各自的阴茎。被惩罚的那位则跪在地上，轮流把他们的阴茎放在嘴里。他们想用这种方式羞辱这位不受欢迎的表兄弟。不过，这也没有导致自慰。有一次在学校的时候，他突然发现坐在旁边的男孩正在把玩和抚弄自己的阴茎，而这引起了他极大的不安。尽管这些和他有关的男孩有过上述行为，和他受过相同的影响，但他发现他们后来都没有成为同性恋者。

他自己一开始就对异性不感兴趣。从童年早期到13岁，他经常有机会近距离观察玩伴中女孩们的性器官。这些都没有激起他的性兴奋。相反，女性器官的气味也让他感到不愉快。有一次，当他看到一位同学正和一位小女孩性交，他感受到了一种神秘的恐惧感。看到男性的性器官也不会激起他任何特殊的感觉。不过，根据他的观点，因为小时候和姐妹们生活在一起，同性离他更远，使得他对同性更好奇。他在体育运动或工作方面没有表现出女性化的偏好。

后来他去了一所公立学校。在那里，同是男孩的朋友们想教他自慰。然而，尽管经常看见自慰，但这种行为只会让他觉得下流。15岁的时候，他进入青春期，开始夜遗，同时开始自慰。在八个月的时间里，大约一周或两周一次。不过，他总觉得这是一种可怜的满足感，令人厌恶。自慰的时候，他既不想男人也不想女人。他向父亲诉说了青春期的这些现象。在父亲的建议下，他完全戒掉了手淫。只是到了30岁之后，当没有男伴侣的时候，才会进行有限频率的自慰。 141

戒掉手淫之后，夜遗开始变得十分频繁，让他感到很疲倦。医生给他开了奎宁（quinine）和士的宁（strychnine）之类的药进行治疗。他认为这加重了他的神经衰弱。

一直到这时候，他从未对女孩产生过性感觉。他也无法理解同学们在女人那里获得的乐趣，也听不懂他们关于交合之趣的淫荡故事。

小时候关于水手的旧梦消失了。这时候，在半梦半醒间看到的是漂亮的年轻男子和精美的雕像。并且在看到这些幻象之时，他经常掉眼泪。这些梦持续了好几年。后来，又开始做另外一种类型的梦，梦见裸体的年轻马夫或农民露出巨大、勃起的阴茎。这些粗俗的幻象不符合他的品味，让他很受伤。不过，它们同时也在他身上激起了一种强烈的和主动的占有欲。他在理想化的形象中获得了一种奇特的和诗化的愉悦感。这两种幻象和梦境都会导致射精。对他来说，这引发了持续的痛苦。

毫无疑问，在这一时期——即 15 岁至 17 岁——同性恋的取向已然确立。他从不光顾放荡女，尽管有时候他认为这是对抗愈发强烈的同性倾向的最佳方式。他觉得，假如女人穿上男装，扮成码头工人，凯鲁比诺（Cherubino），内侍，年轻的戟兵之类的，他也许可以自由地和女人发生性关系，追求纯粹性快感。通常只有舞台或舞会上如此装扮的女人才会激起他兴奋。

让他保持所谓纯贞的，更多的是道德理想和对花柳病的恐惧，而不是生理上的无能。他从未梦见女人，也不主动与她们交往，对她们的外表没有产生过一丁点的性兴奋，也从不在想象中将其理想化。在审美上，他觉得女性远不如男性漂亮。裸体妇女的雕像和图画对他没有吸引力，而所有呈现男性之美的艺术品都会让他为之倾倒。

18岁的时候，发生了一个他认为对其成长具有决定性意义的事件：阅读柏拉图的著作。一个新的世界向他敞开了大门，他感觉自己的天性得到了揭示。第二年，他与一位15岁的男孩建立了一段充满激情但又纯真的友谊。与这位男孩的私下接触会让他勃起，变得极其激动，快乐至极，但没有射精。四年里，他从未见过男孩的裸体，或是色迷迷地摸过他，只吻过男孩两次。他说，这两个吻让他感受到了从未有过的、最完美的快乐。 142

这时候，他的父亲对他的健康和名誉感到非常担忧。父亲提醒他，这可能会让他陷入社会和法律的险境，但没有鼓励他与女人性交。他自己则认为，他的风险意识也许已经让这种方法取得了成功。无论如何，与女性性交的习惯已经多少缓解了他的神经衰弱，并在一定程度上把他的心思从同性恋的想法中拉了回来。

接下来他又遭受了巨大的痛苦和焦虑。神经衰弱加重了，开始失眠，不明原因的头部和不舒服，变得结巴，患上了慢性结膜炎，无法集中注意力，并且变得忧郁。同时，他的同性恋情感也增强了，更多地体现在感官需求上。他克制自己不要放纵其中，同时也不再避免射精。但是，他常常带着羞耻感和不愿意，不得不频繁光顾那些有机会看到男性裸体的场所——浴室、厕所之类的地方。

对女性没有激情，也很容易避免与之打交道。然而，她们并不会让他感到恐惧。他过去常常想，自己也许可以与一些粗野的、像男孩的女孩住在一起，以此摆脱痛苦的处境。但对梅毒的恐惧阻止他这么做。然而，他觉得这肯定需要施加自己的意志，持续地将思想往异性恋的方向引导。他试着与优秀的女性的交往。有一次，他欺骗了一位15岁年轻女孩的浪漫感情。这段感情最后无果而终，也许是因为女孩从他的求爱中没有感受到绝对的激情。她激发了他的想象，他也真的爱上了他。但是，女孩丝毫没有激起他的性欲，即便在最亲近的时候。有一天早上，当他亲吻刚起床的女孩之后，一种奇特的生理上的抵触感油然而生，而后又涌起一股悲伤和失望。

医生们强烈建议他结婚。最后他真的结婚了，发现自己可以做到，还生了好几个小孩。同时令他失望的是，被男性生殖器所占据的幻想，出现的频率越来越高了。因为这一点，他在生理上、精神上和道德上的不适感变得越来越严重。他的健康垮掉了。

30岁的时候，他无法再忍受这种状态，最终向他的性倾向屈服了。当他开始这么做，终于再次获得平静，健康状况也有所好转。他与一名19岁的年轻人建立了亲密的联系。这种联系主要是情感上的，感官欲望被空灵化。除了亲吻和裸体接触，没有其他的性行为，几乎从未有非自主性的射精。36岁的时候，他开始自由地放任同性恋的倾向。此后，他的健康快速地恢复了。神经衰弱的困扰也没有了。

他总是喜欢比自己小的年轻人。27岁左右，他开始喜欢年轻的士兵们。自从放任自己的倾向之后，他找过的男人，其社会地位无一例外都比他的社会地位要低。有一段伴侣关系持续了12年。它始于一段无关乎激情的友谊，最后友谊慢慢变成了恋情。现在，他不再对制服男感兴趣，开始喜欢天真无邪的儿童。

在不同阶段，他的满足方式不一样。最初是柏拉图式的浪漫，只是牵个手，偶尔亲一下，或纯粹的相互陪伴；第二个阶段是睡在一起，观察爱人的裸体，拥抱，长时间肌肤之亲后，偶尔会射精；第三个阶段更多的是感官上的满足，方式有很多：相互自慰，股交，口交，偶尔还充当肛交的主动方，总是随对方的倾向或意愿做出选择。

他自己总是充当主动的男性角色，从不扮演被动方。他断言自己所付出的热情，总是超过别人对他的热情，从未收获同等的热情。他不害怕被动的肛交，但这不是他想要的。和男人进行这些方式的性交，他一直认为是健康和自然的。它使人的生存状态变得更好，也巩固了持久的友谊。他总是想和自己特别喜欢的男人建立稳定的伴侣关系。

他中等身高，不算强壮，神经极其敏感，意志力和自控能力很强，能够抵抗极端情况下的疲劳和外在环境的突变。

在少年时期，他不喜欢女孩的交往活动，更爱学习和独处。他不爱游戏和男孩们的打闹。他只是在对体育运动无感这一方面不那么男人，在穿着和生活习惯上一点也不女性化。一直没有学会吹口哨，抽烟很凶，偶尔也喝很多酒。喜欢骑马、溜冰和爬山，但并不擅长骑马，双手笨拙。他没有艺术和音乐天赋，尽管对它们感兴趣，是一位多产的作家。

他的人生，因为意识到自己与正常人的不同而充满了痛苦。他宣称，他享受到的任何快乐都不及内心自卑感所带来痛苦的

144 千分之一。他坦诚，对于自己的罪过，他所能做出的最大辩护是“没有责任”，因为他觉得自己的冲动也许是由疾病引发的。但他又确信，早年间与自身天性的不断冲突，导致他失去了健康和道德上的安宁，而后来的放任则让他获得了解脱并重拾力量。尽管总是害怕被别人发现，他深信自己对同性的性感觉完全符合自己的本能，在很大程度上增强了他在生理、道德和智识上的力量，不再伤害到他人。他不觉得自己的行为在道德上是错误的，认为社会群体对他们这些人的态度完全不公平，是建立在错误的原则之上的。

下一个案例和这个案例一样，一位成功的作家在经历了漫长的精神冲突之后与自身的同性恋本能达成了妥协。作家来自于一个健康的家庭，家庭成员们在不同的知识领域都体现出了杰出的能力。他感觉自己的一位兄弟肯定也是一名反向者，另一位兄弟是一名双性恋者。我很感激他给出的下列描述，详细地讲述了他在童年时期的情感和经历。我认为这些经历非常有趣，不仅对反向心理学做出了贡献，还有助于我们研究一般的性感情是如何发育的。他通过一种过于早熟和极具美学色彩的形式，散乱而细微地描述了一些观念和感觉。我们看到，这些观念和感觉和很多正常男女的早期经历是类似的。但是，在一个儿童身上发现包含了这么多要点的明确的性心理学描述，确实很少见。也许要补充的一点是，这份自述亦并非无关乎对男性作家成长过程的研究。儿童早期表现和发展出来的这种想象力，决定了其成为一名作家。

案例 21——“我能追溯的最早记忆是一个梦，这个梦的细节栩栩如生，因而它肯定重复过多次，除非我清醒时的思想在潜意识里进行了加工。这个梦意味着我对同性的吸引力产生了有意识的自觉，此后这种意识主导了我的生活。我想这个梦，在某种程度上是被报纸上刊载的‘暴徒谋杀教堂高官’插图引发明。梦的具体内容是这样的：我看到自己的父亲被一帮恶棍杀害了，我不记得自己是否悲伤，尽管我在现实中是一个非常善感的孩子；然后尸体被脱光，内脏被切除。我那时候还没有任何关于解剖学的概念，但这一幕的细节尤为深刻。内脏都是棕色的，还有粪便的颜色，梦里面没有出现血。当下腔被清空之后，我突然变成了梦中的参与者。我被抓住（事实上，我是被它引发的喜悦之痛所击溃），然后被放在父亲遗体的大腿之间；不久，我就从那里爬进了父亲被清空的下腔里。在这个根本不可能射精的年纪，这个举动激起了我感官上的极度兴奋。无论如何，后来我经常在睡前的清醒时刻回到这个场景以达到勃起状态。这个梦没有其他结果，似乎激起我的兴奋就是它的目的。那时候我在 3 到 4 岁之间。（有人告诉我说，我在两岁的时候就会勃起，3 至 4 岁间，我经常主动诱发勃起的感觉。但是在我 5 岁左右，有一次坐在床上，等着穿衣服，我自动勃起了，还引起了保姆的注意，问我怎么了。因此，那个时候的我肯定经常勃起，但内在的感觉肯定还没有。）

145

“那时候，我对青春期的状况一无所知。后来我发现，它们对我的影响是如此之大。我甚至不知道男人的生殖器具体是什么样子，也没有根据自己的情况去推想。我唯一见过的裸体——就当时环境而言，而不是基于真实记忆——是我的姐妹们。在我的白日梦中，尽管我经常回到前面提过的场景，但我通常构建的场景是自己依偎在崇拜对象的大腿之间，或是将脸紧紧地贴在他们的臀部。因为当时专注于第一个梦，我没有沉溺于任何乱交。然而，渐渐地，我的视野扩大了，想象的场景中出现了另外三个人：一个比我大很多的表兄弟，一位叔叔，还有一位是教区里的牧师。

“在这个阶段，我开始想象激情得以放纵的场景。最早的场景是，我自己站在一个水池底部，我的三位情人漂浮在水面。从这样的位置开始，我轮流探查他们的肢体。我的注意力只放在大腿和屁股上。这时候，我在幻想还只是对这些部位感兴趣，直到现实中一个更完整的拥抱让我在爱上了胳膊和胸膛。事实上，后来我在情感上对胳膊和胸膛的倾心，超过了任何其他部位。只是一开始，我只能爱上内心所能抓住的最好的东西。

“很早以前，那时候我还不足5岁，有一天我醒得比平常稍早，看见我的保姆赤裸裸地站在那里，开始如厕。在我眼中，她不过是一个粗野、鄙俗和无意义的物件。她胳膊下的腋毛让我很生气，然后看到她身体的下半部分还有更多。假如对方是男人，我看到同样的景象，效果则正好相反。碰巧在这一时期，家里有一个园丁腿上受了伤。当他当着我的面向别人展示伤口的时候，我看到了一块长满了黑毛的皮肤。尽管伤口让我很厌恶，但我感到很快乐。一周后，园丁的腿每晚都会浮现在我眼前。在我看来，保姆的裸体和园丁更加无美感的伤腿，本

146

应唤起我同样的兴趣，只是我的天性让它无法做到这一点。

“正是在这时候，假如不是更早的话，我对自己所有的个人事务，都生出一股巨大的羞怯感。除了母亲或保姆在为我扣扣子和解扣子之时的必要帮助，我无法忍受其他人的任何触碰。这一点让我很痛苦。不过，我的同龄人除外。面对他们，我没有隐私感。

“在我 5 岁多一点，我与一位年约 15 岁的书记员建立了友谊，尽管他在我眼里已经是个成年人。有一天，当时他在桌边写字，我坐在地上开始玩他的脚，想看看他的袜子有多长。就这样，我看到了六英尺长的裸腿，并勇敢地去亲吻它。我的朋友大笑起来，不过没有管我。这是我第一次感受到一种与我的梦境相混合的浪漫。生理上的兴奋感不强，但是很快乐。我无法理解自己为什么从未重复这种经历。对于后来的我，他一直是一个十分特别和温柔的幻想对象。

“在接下来的一段时间里，没有出现可以让我与理想对象联系起来的目标。在幻想中，我也更多地扮演被动角色而非主动角色。我被安排和一位比我大很多的男孩一起睡。他的加入，使得我们对彼此的身体都很熟悉，但这种熟悉并不让人觉得温暖或友好。他不允许我出于本能地获得某种更温暖的接触。假如我等他睡着后去做，醒来后就会发现自己被踢到了一边。只有一次，我把握到了一个超级诱人的机会，那次他睡得很香，我把自己的脸紧贴在他露出的皮肤上，沉浸在愉悦中。在其他时候我只能被动地呆着。他似乎只会把手放到我身上肉多的地方。为此，我经常脸朝下趴在他的膝盖上。我记得，这种亲近

147

度减少了我对幻想乐趣的追求。在一年的时间里，没有进一步的发展。

“在这时候，我因为包皮过长做了手术。

“6至7岁，因为环境的改变，我开始接触一些新面孔。那时我只能自己睡，于是我又开始了幻想。正是在这时候，我发现自己开始基于男人的脸蛋去构想他们的身体的其他部位：棕色的脸蛋会让我构想匀称的棕色的身体，白色的脸蛋会让我构想苍白的身体。我开始痴迷于选择的多样性。我可以在幻想中做出明确的选择，是和白色的大腿一起睡，还是和红色或棕色的大腿一起睡。我沉醉于这种方式，其目标无疑是睡着。只要上床就开始幻想并停留其中，直到睡着。在这种情况下，我要说的是，我从未发现自己有过射精或夜遗（直到数年之后，通过自己的行为引发射精），但愉悦感十分强烈。

“在此期间，我总是在幻想中与一年前的同床秘密约会。我们几乎没有穿衣服，在白天，在各种隐蔽的场所；我的同伴冷漠而挑剔，拒斥任何温暖的举动。这种幻想在我这里成了一个例行的仪式。我一度认为，在这个世界上，我和他的这种关系是独一无二的。然而，对他的幻想并不能阻止我幻想和其他人的爱情场面，幻想所有外表对我有吸引力的人。在这一时期，几乎每一个人与我接触过的男性都曾让我有过转瞬即逝的欲望，年纪太大或身体畸形的人除外。在教堂的时候，坐在我身边的人成了我的关注对象。牧师正在布道，但我没有听，而是幻想着他的身体在其他情形下可能对我的吸引力。肯定是在这时候，我开始幻想自己躺在一系列密集排列的大腿之中，然后被拖着穿过它们。它们整齐有序，然后想象自己被一股很大的力量从一只腿跟前拖到另一只腿跟前。这时候我在幻想中开始 148 喜欢力量，不过与残忍行为沾边的力量对我没有吸引力。（童年最早的梦除外，它到现在似乎还让我很着迷。）在我当时创造的幻想中，穿过不同质地和颜色的肢体，这个场景非常有细节感，也让我觉得很愉悦。我认为后来之所以在幻想构建残忍的场景，是因为我想象我的情人们为了我相互竞争。别人渴望得到我，这个想法让我高兴地想象自己被竞争各方争夺和撕扯。除此之外，我开始搭建明显的暴力场景。我能够想象自己躺在一堆密集、令人垂涎的大腿之中，它们争着要抓住我；我能够想象至少六具身体环绕着我，与我激情接触。在和大腿的接触中获得突发性的愉悦感之时，我始终觉得自己身体很渺小。后来，我又开始痴迷于想象一种极其荒唐的新场景。我首先选择一个当时自己很渴望的男人，然后想象自己被绑在他的一条大腿上（我认为总是右腿），藏在他的衣服下面，被他这样穿着去上班。我从未意识到自己的个头很难做到这一点。在这里，捆绑和强迫的吸引力变得越来越强。我猜测，正是因为这一点，导致我开始想象，我的主人在结束白天的工作并脱下衣服准备休息之时对我进行鞭打，使我在情感上获得愉悦的高潮。

“到这个阶段，我对男性生殖器的兴趣还很微弱和模糊。有两件事让它的地位变得明显。有那么两三次，在我陪着农场劳力回到工作岗位之时，看到他们在路边停下来撒尿。因为我自己对这些事情极其害羞，在我眼前发生这种行为，无异于平静的港湾来了一场海啸。它又像一种不光彩的诱惑，让人在迷狂之下轻率地举手投降。我呆呆地站在原地，满脸通红，眼睛看着地上，直到他们结束。在此后相当长的一段时间里，我变得结结巴巴，神志不清。后来当我再次回顾这些场景，发现它们对我的吸引力，类似于在想象中首次出现的残忍情色场景的吸引力。我内心偷偷地享受着这种新发现的感觉，一种甜惧交杂的感觉，同时又伴随着各种离奇古怪和穷凶极恶的想象画面。我一度把它视为男性魅力之中最重要、最富有激情的秘密。但149 不久之后，有一次和我父亲走在外面，他做了同样的事情。我呆若木鸡，几乎迈不开腿，也无法将目光从他尿湿的草地上移开。到今天，即便已经对生殖相关的事情有了足够多的了解，我依然无法不想起那一瞬间令人颤抖的魅力。我一直喜欢父亲的身体，但因为看见了他的这一行为，他对我的吸引力增加了十倍。（尽管从以上例子中我没有看到他们的阴茎。）

“在很长的一段时间里，只有那些有过某种行为并被我看到，因而对我有过深刻影响的人，才会在我的想象中占据主要位置。与此同时，我获得愉悦感的方式还是想象自己被绑在别人的大腿上。

“这时候的我肯定有 8 岁了。我又被安排和那位男孩一起睡。在这段冷漠而私密的关系里，我没有得到任何可能暗示或引发的一些东西。我没有被强迫过，也没有受到残忍对待，但温情时刻也很少有。我的同伴学会了自慰，也没带来什么不同，这对我没有意义，他没有因此而给过我温暖的拥抱。他偷偷地避开我，我不得不在后面讨好他，还给他编一些下流的故事去刺激他的想象。我感觉自己是一件被人鄙视的工具，是这件事的旁观者。而只需一丁点的温暖，就会唤起我最生动的欲望。这时候，我的同伴可能正在学习古代经典著作。有一次，他教我接受一种自上而下的和面对面的拥抱礼仪，我从中得到了些许乐趣。青春期的开始，使得他对我特别具有吸引力。他不像以前那么冷漠了，我可以对他的亲热回之以激情。但他总是让我扮演被动角色，也不解释什么。有一天，他让我用嘴，说给我小费，尽管我还不知道可能会带来什么结果。一旦达到性高潮，结果令人极其恶心。此后他变得更小心。我的同伴正在走向成年，他的要求越来越频繁，也越来越过分。

“与此同时，我对男性之爱的激情变得越来越强烈。之前的捆绑无法令我满足，我开始想象身体相互拥抱的画面。以前因为缺乏足够的身体触感，我还无法构造这些画面。不过，我几乎从未幻想过任何在现实世界让我反感的行为。然而，有一次我的同伴又在强迫我，我觉得特别羞辱和反感，于是开了小差。他发现我在欺骗他，便从俯卧姿势爬起来，用膝盖压住我，使劲打我。我立即屈服了，没做任何反抗，在疼痛中体验到了一种奇怪的愉悦感。当他再次让我做同样的事情，我发现自己不再反感。这些年来，卑贱地屈服于这个对我毫无温情且极为残忍的人，是这段亲密关系带给我的少有快乐之一。 150

“肯定也是从这时候起，鞭打在我的想象中变得越来越重要。被幻想对象强迫、践踏和侵犯，这种愿望紧紧地抓住了我的本能。到了这时候——事实上已经接近13岁——我还没有正常性关系的观念。我模糊地意识到，小孩子是从女人的身体中出生的。我不知道——也不愿意相信——关于婚姻关系的事实。

我所经历的一切——无论是现实还是想象——是如此之独特，以至于我没有认识到，某些与之相近的东西能够在我的经验之外存在。我不知道性是生活的基础。即便后来逐渐意识到，男人与女人生来相互吸引，我仍然相信男女关系是一种放荡行为，体面人不应该沉溺其中。

“在这时候，我对生殖器官和青春期的方方面面产生了特别强烈的兴趣。我的想象，几乎处处体现了我对阳刚之气的痴迷和崇拜。想象自己屈服于自己所倾慕的男性的各种要求，被迫受其肉体上的羞辱，这让我感到快乐。想象中的核心场景是，他把尿撒在我的身体和四肢上，假如是我特别喜爱的人，我会想象他把尿撒在我脸上。通常，接下来是想象他们一边用手抚摸我一边责骂我。

“后来我去了学校。我想象中的情人，一下子多得数不过来。所有的男老师和所有超过一定年龄的男孩，都对我有吸引力。对于其中的两个男孩，我还产生了一种额外的浪漫感和身体上的依恋。事实上，从此以后，幻想中的主角，都是能够唤起我完全独立的、比较符合理想激情的人。当我听到其中一位男孩将要离开，我震惊到几乎忍不住流泪。然而我是如此之保守，孤独感又是如此之强大，我没有做出任何努力与之亲近。对于另一位我愿意为之付出一切的男孩，头三年我几乎没有和他说过话，尽管天天见面。这一次，在幻想中的接近主题的方式变得极为独特。我想象两人穿着睡衣面对面站着，突然我被151 脱光了衣服，被抓着猛扔到他衣服里，然后我双脚离地，全身的重量都压在他勃起并插在我两腿间的性器上。我的身体就这样悬空着，包裹在他的贴身衣物里，脸紧紧贴着的他的心脏。我被他一直责骂，直到被扔下来卧倒在地，背上被他撒了一泡尿。这样的场景似乎不受我的控制。

“也是在这时候，我发现想象和自己不喜欢的人接触，会让我产生极大的快感。此前让我在想象中获得快感的一直是亲近关系中的残忍行为。然而，我从学校的体罚经验中发现，当它被用来处罚校园违规行为，我一点也不感兴趣，即便执行者是我幻想中的主角——而在幻想中，我通常能从他们施加的痛苦中获得快感——两者之间缺乏必要的联系。假如我真的喜欢这种行为，那我很可能对它产生反应。有一次，在我受到不公正的鞭笞之时，我意识到的是它的残忍而非公正性。这是我遭受过的仅有的一次体罚，里面有那么一丁点儿本能上的满足感。同时，我永远不会原谅鞭笞我的人。多年来，这是唯一一件让我始终心怀怨恨的事。

“身处这股爱恨交织的混乱之中，我既期待残忍却又憎恶不公。与此同时，一段纯浪漫和理想化的依恋关系开始发酵。可以说，那些让我在身体和情感上有着同等依恋的人，在我心中永远不会改变。今天，就像20年前一样，每当想起他们，我就会血脉冲顶，两手刺痛、出汗，情难自抑：我一直在他们的脚下膜拜他们。关于他们的梦总是柔情万分，从未有过残忍行为的念头。但是，其中有一个年轻人，我曾在幻想中对其施加过残忍行为。他对我的青春产生了首要的影响。他比我大三岁，身材很好，很健壮，满脸青春的气息。那一天，当我准备去承受鞭笞之时，他用语言鼓励了我，我对他的极度崇拜从此开始。无疑，我脸上的惊恐引起了他的同情心。后来，我刻意让他知道自己当时没有哭。我相信，他跟很多人说过，我勇敢地接受了惩罚。我和他的接触是如此之少，以至于我除了一直崇拜他，其他什么也不记得。直到3年后，我收到了一封他写的信。在信中，他用简洁而充满善意的语言诱惑我。而我的羞怯与保守是如此之可怕，导致我那时候没有意识到这种友好关系在校园里是多么地普通。我完全无法将自己的感受与世界上大多数人的感受联系起来，或是相信其他人的感受和我的感受是一样的。这一次，我只是觉得有人企图以狡诈的方式窥探我的 152 秘密。他已经把我放到了他的膝盖上，而我只是坐在那里，满脸通红，目瞪口呆。他没有再给我压力。如他所想，假如我选择接受并回应的话，他已经说得够多了，不会再引诱我。几年前，我听到了他结婚生子的消息。

“接下来的时间里，我在这方面的情感发展远远超过了实际上所表露出来的。在校园生活中说服自己（偷偷摸摸的新手们教会我）面对关于性交的真实情况之前，我肯定已经超过了12岁。在同一时期，我知道了，原来我可以沿着某个明确的方向，通过多种方式从自己的身体获取快感。这是我此前一直没想到的。随着我越来越排斥第一位密友的冷酷欲望，我与他最终决裂了。他什么也没有教会我，除了对他的厌恶。现在，既有人教我，又可以自己尝试。有一个同学曾邀请我看他自慰，但我对整个过程不为所动。在我看来，最后的结果远不如撒尿让人激动。直到那时候，我还把撒尿和阳刚之气联系在一起。我因为总是习惯于自己的情欲幻想，以至于在尝试自慰之时，它所要求的努力和行动干扰了我的思想，使我不能集中于自己的创造。我那时从未体验过射精的快感，似乎不值得再沿着这条路走下去。于是我停止了自慰，重新回到了幻想。在那时的幻想中，我处于彻底的乱交状态，至少有五十个人同时对我有吸引力。我喜欢想象自己夹在身体状态各不相同的两个男人中间。我习惯于尽可能详细地分析那些对我有吸引力的人。为了与表象之下的东西建立亲密感，我特意研究他们的手、手尽头处的腕（前臂开始出现体毛的地方）和脖子。我会估计生殖器官的相对尺寸，大腿和屁股的形状，由此可以构建出整个身体。这方面我做得越详细，在想象的拥抱中就越能体验到强烈的快感。

“到这时候，我还没有任何良心上的不安。我对自己的宗教信念了解程度一般。我还没有发现，其中有哪一条涉及想象的诱惑。但是从13岁开始，我的良心开始感受到了一丝不安。也许是因为开始领会到，自己经常听说但极少去关注的宗教原则，对于我的生活处境会产生某种意义。我还没有意识到，我的过去预示了我的未来，我会厌恶女性，而不是对她们产生性趣。我曾深信自己有一天会结婚。我甚至还曾担心自己成年后，可能无法抵挡放荡女的诱惑。当我开始对自己的命运感到反感，意味着道德约束开始在我身上发生作用了。有一天晚上，有两个女佣在我的卧室里调戏我，我表面上在笑，但内心感到极度恐惧。我挠她们的痒痒，然后不顾一切地逃走了。我以前有坐在佣人膝盖上的习惯，小时候养成的。到现在，我还记得那两个女人接近我的方式。而在当时，我脑子里什么都没

153

有记住。

“我也经常记不住和自身感觉相关的事情。有一天晚上，在我独自穿过一条小巷时，一个男人跑到跟前搭话，谈论天气。他问我冷不冷，拿他的手在我的后背上下来回摸索，然后又问我学校里受到鞭笞的事，问我有没有地方觉得疼，开始细致地检查我的背。我害羞地把他的手拨到一边，但并不厌恶他的这种行为。当时，他又把手伸到我裤兜里，我以为他是个小偷，让他把手拿出来。他又接着摩挲我的背，我感觉挺舒服。于是，我又把他当成了一名皮条客，有可能想把我带到妓女那里去。然后我开始意识到这种快感不是我想要的，于是果断地说拜拜，留下了一脸震惊的他。他可能没想到，一个刚开始对他的行为挺受用的人会最终拒绝他。我那时候无法相信别人有着和我一样的感觉。后来我意识到，就我的快感而言，这一次不能说是毫无悔意的逃跑，让此次事件有了一个完全不同的结局。

“这时候，我对阳刚之气的迷恋是如此之深，以至于我在书中读到的所有英雄人物和主角都成了我的情人。其中有些栩栩如生，就像我在日常生活中经常接触的人。我曾一度是拿破仑、爱德华一世（Edward Ⅰ）和恺撒的狂热粉丝（拿破仑期待与第二任妻子结婚时所表现出的冲动和野蛮吸引了我）。在想象中，查尔斯二世（Charles Ⅱ）给过我残忍的爱抚。朱古达（Jugurtha）在我这里是一位伟大的征服者。波斯维尔（Bothwell）、杰夫里法官（Judge Jefferies）以及历史与小说中许多恶棍都因为他们的残忍而让我觉得着迷。

“我很擅长通过必要的想象来满足自己的欲望。不过，直到这时候，我还从未见过完全成年的男性的裸体。我还不知道躯干上的体毛会长到何种程度。事实上，在大多数情况下，我的构想多集中在大腿和生殖器周围。正是在这时候，我的同学们看见有一位普通的工人和他的同伴正在小溪里洗澡，我知道这名工人的名字。有人告诉我，他全身上下都长了毛，从喉咙到肚子。从脸上看，此人粗野无趣。但是现在，我开始把他看作一个可爱的怪物，经常在夜里满怀激情地想象着把脸埋在他浓密的胸毛之中。我第一次有意识地（和成功地）不去想起他那张令人讨厌的脸。同时，另一位同学告诉我，有一位和男生们一起洗过澡的男老师，他的阴毛长到了肚脐眼那儿，内裤都遮不住。于是，我又开始在想象中完善细节。到处长毛的想法让我既生气又兴奋，不过在我心里，依然把它和残忍紧密地联系起来。在想象中，体毛丰盛的情人从不温柔待我。我想，这一时期所发生的一切都使我倾向于把力量和暴力视为情色的某种表现。有一位比我大几岁的同学，性情残忍，爱欺负人，对我施加痛苦之时会感到特别的高兴：他的鞋子特别尖，他经常让我背对着他，然后他用暧昧和爱抚的语调和我说话；在他说得最动听的时候，就会用鞋尖在我的屁股上狠狠地来上一脚。我疼得说不出话来。我知道他体验到了性快感（我看到了衣服下面的勃起）。尽管很讨厌他，在被他踢了之后，我会想象自己卑贱地屈服于他的狂怒之下。然而，我还是恨不得杀了他。

154

“14 岁的时候，我在一个农场呆过很短的一段时间，被允许和那里的农场劳力一块玩，一群健壮的年轻男子。他们特别喜欢我。我有孩子气，有一种早熟的乖巧懂事，和他们在一起，我可以很放纵。他们过着传统的农民生活。到了晚上，我经常坐在他们的膝盖上，对他们又摸又抱，直到心满意足。他们对此看得很淡，显然一点也不吃惊。其中有一个经常回应我的挤捏和抚摸，有一次还允许我把手伸到他衣服里，不过也只能到这种程度。

“在将近15岁的时候，第一次发生了一件让孤独的我心神不定的事情。那时我即将进入青春期，也许是希望自己的发育得到一种温暖的比较和确证，我又和之前因表现冷漠而让我厌倦、讨厌的同伴建立了亲密关系。此时他已经成年。他把我带到他的床上，脱光了向我走来。某一个时刻我们相互搂着，我沉醉在这种甜蜜之中。突然，躺在床上的时候，我觉得自己很想撒尿，于是赶紧爬起来去厕所。然而尿意已然退却，没有尿出来。我又回到同伴那儿，但这场约会的魅力已然消逝了。他显然在小时候的我那里能找到更多的快乐。当他把脸蛋紧紧地靠在我身体的某些部位的时候，我觉得很感动和受用。第二次的时候，在我就要把持不住的时候，又发生了同样的事情，我不知道为什么会这样。还有一次，我被允许延长拥抱时间，安全按照我的本能行事。我再次突然感觉到某种东西就要迸发出来。我鼓起勇气，继续自己的动作。在另一个时刻，我终于领会到了关于阳刚之气的神奇秘密，那一扇在多年疯狂想象中一直没有开启的大门终于向我敞开了。

“那天的事情发生之后，我们的亲密关系不可避免地走向了终结（尽管还有其他原因），不过我不再觉得自慰无趣无聊。刚开始的那一段时间，我沮丧地发现自己从幻想转移到这种主动的自我满足，可能需要挺长的时间。不过现在，我每天需要自慰三次。很可能是在最后一次见面的时候，他表现出了一种特殊的热情，提议尝试一种我那时认为不可能接受的行为。我也不知道此事被认为是一种最严重的犯罪。我有点怕疼，但愿意满足他。我首次发现，之前让我摇摆不定的两种情欲在我的屈从当中结合在了一起：渴望温柔的本能和渴望残忍的本能。肛交最终没能成功，但我获得了一个首次让我得到完全满足的拥抱。我喜悦至极，激动万分。温暖而光滑的肉体感，阴毛带来了粗糙感，这样的触碰带给我无与伦比的体验和享受，任何言语都无法形容。然而，甚至在这一刻我也能意识到，这只是生理上的快感，他不是也永远不可能成为我真正爱的人。

“到了 16 岁，在这些及诸多其他情感的影响之下，我首次感受到了文字的力量，有了借助语言以想象的方式表达自己的渴望。我担心这种嗜好会削弱自己的能力（我开始无精打采和心情抑郁）。因为小时候受过的训练，有些宗教观念开始引起我的关注。我第一次意识到，自己对同性的热情是一种性本能的偏向。让我感到震惊和恐慌的是，我偶然发现自己沉溺其中的这种行为在《圣经》中是一种被明令禁止的恶行。从那一刻起，我的内心开始了一场持续多年的斗争。我和以前的同伴犯了最后一次戒。然后就我的身体属性问题，各种观点和影响在我心里开始了漫长的争论。我一度戒掉了自慰，也不再沉溺于幻想，可这件事不是那么容易做到。它几乎成了我入睡前的必备工序。这时候我去了一趟海边，在那里，我首次在光天白日

156

之下看到男人们光明正大地赤身裸体。这让我再次不顾一切地沉溺于想象之中，宗教观念和决心被抛在一边。但是，从整体上来看，这个时候的我，用不那么准确的说法来描述，进入了情感上的道德期。无论沉沦程度有多深，我始终有一种错位感，相信自己背离了自然和上帝的律法，身上还没有被植入正确的本能。这时候，我对自己从小被灌输的宗教信仰还深信不疑，觉得整个的生活，脑子里的每一个念头，身体里的每一种冲动，都违背了上帝的意志。身体的欲望会时不时地冲破樊篱，但我仍然在生理上保持了相当的克制，尽管精神上不是如此。我费了很大的力气去克服对女性的厌恶和对男性的极度热情，可丝毫没有效果。然而，直到30岁，我终于找到了一位爱我的真正伴侣。现在，我是一个很健康的人，能够在高压下工作。在获得性自由的生活中，我变得更加强大。”

案例22——T. J.，50岁，作家，高5英尺7英寸，重10英石，比以前重很多。来自于一个完全正常的家庭，其他成员都已婚，且有孩子。

“由于母亲在怀我的时候患病了，我出生的时候很轻，发育不全，医生都觉得我活不下来。后来，尽管没有患病，但我的健康状况很不稳定，一直到青春期。我十分敏感，所有的情感和爱好都得到了充分的发展。由于哥哥比我大很多，我和妹妹玩在一块。8岁之前，她是我主要的玩伴，我和她玩娃娃，忘我地沉浸在一个想象的世界中。在当时的我看来，这个世界比周围的现实世界更加真实。我不记得是怎么学会阅读的，但

157

在我 5 岁时，《一千零一夜》和金斯莱（Kingsley）的《痕迹》（*Hereward the Wake*）是我最喜欢看的书。生活在村子里，很难结交其他的孩子，于是我所有的情感都是以父亲为中心。母亲在我很小的时候就去世了。我对父亲的这种依赖完全是病态的，它吞噬了我的生活。我不敢离开他半步，害怕与他就此永别。我会叫醒正在睡觉的父亲，看他是否还活着。直到今天，尽管父亲已经去世 26 年了，关于他的记忆还萦绕心头。

“我的第一个不正常的欲望与父亲有关。我曾偶尔看到他在花园的巷子里或村子外面撒尿。这些场面让我极为兴奋，假如可能的话，我会等到他离开，用手去摸地上被尿湿的树叶，从中获得一种可怕的快感。后来，尽管父亲从未怀疑过，这种欲望变成了一种强烈的激情。我记得，有一次我们外出度假，我和他睡在同一张床上，和他如此靠近，导致我出现了可怕的心悸，以至于我们一回到家里，父亲就把家庭医生叫了过来。不用说，医生认为我的心脏十分正常。多年以后，这种欲望仍然存在，甚至到现在，对父亲晨浴的记忆，比任何事情都更能唤起我的兴奋。

“在童年早期，我眼中的世界充满了各种想象的存在。小时候，我经常编故事，把它们讲给所有愿意听的人听。有一个故事，我持续讲了 3 年。我是一个什么都看的读者，但最喜欢的是诗歌。7 岁的时候，我就能够重复大段朗费罗（Longfellow）的诗歌，其次是斯科特（Scott）的诗。14 岁的时候，弥尔顿（Milton）又俘获了我的心，接下来是丁尼生，阿诺德（Arnold），斯温伯恩（Swinburne）和莫里斯（Morris）。再后来是古希腊和拉丁语诗歌。从7岁起，我给父亲写诗。直到8岁，我还特别害怕黑暗，事实上还害怕所有形式的孤单。后来，这种害怕在看见或遇到他人之时表现为一种极度的敏感性。在乡间小路，我甚至会多绕几里地以避免遇见普通的乡下人。在这一时期，我最喜欢干的事情是做白日梦。即便在今天，幻想依然占据了我生活中的大部分时间。尽管害羞，我的勇气却不少。很小的时候，我就敢和比我大的男孩打架。后来，我又冒着生命危险走遍了欧洲大部分地区。对于体育运动，每一样我都会点儿：游泳、骑马、击剑、射击，等等。板球和足球也能玩。不过，我对体育一直不是很感兴趣。文学在生活中成了我的激情所在。这几年里，它是我唯一的事业。

158 "8岁的时候，性欲反向开始有所体现，尽管10岁之前，我还对它一无所知。8岁那年，我家搬到了另外一个村子，我结识了一位小男孩，我对他很感性趣。我们一起自慰，不为别的，只为看到对方裸露之时的快感。后来，我和他有了肛交关系。那时候，这一点真的是个意外，我通常没有这种嗜好。后来，我很快喜欢上口交，再后来喜欢股交。而这种爱好，也许和一位来我家与我同床了一年的小男孩有关。在此期间，每晚我都要和他股交两次，有时候是三次。再后来，我对所有的年轻男孩和年迈的老人都产生了这种欲望。我对超过14或15岁的男孩不感兴趣，更不喜欢开始长阴毛的男孩。从8岁到14岁第一次射精，我一有机会就会自慰。从14岁到27岁，每天自慰一次，一般有两次，有时候三次。27岁的时候，我租房住，认识了住在房子里的另一家人。家里的男孩们陆续被允许和我睡一块，然后我和其中的一个男孩建立了不一般的激情关系。这段关系持续到我离开英格兰。离开他后，我非常难受。它类似于一个男人对妻子的依恋，一点也不让人觉得羞耻。因为他喜欢各种体育运动，我就会忍不住地想象他有生命危险，可能会遭遇各种死法。我可以坦诚地说，在我拥有过的每一段依恋关系中，出现最多的情感，是保护比自己弱的人所带来的快乐。我爱过的每一个人都十分正常，现在都做了父亲。现在，他们每一个人都对我怀有感情和尊重，尽管我和他们之间有过那样的过往。我的一生，始终被自己对“父亲”的激情所主导。我几乎就是一位母亲。假如可以做到的话，即便承受地狱之苦，我也愿意为自己所爱的人生一个儿子。坦率地讲，这是我人生中的第一直觉。在我的激情关系中，我从不粗鲁行事，也未曾因酒精作用而与青春期的男孩发生关系。在南欧，我的经历大体类似，对小男孩的首要激情表现为方方面面的保护欲，当他们长到 15 或 16 岁的时候，保护欲让位于性激情，同时伴随着真诚而无私的情感。51 岁的时候，我仍然每周或每两周自慰一次，尽管我渴望有自己爱的人与我分享这种快感。27 岁的时候，我也曾试图让自己和别人一样，但没有成功。妓女让我感到恐惧，无论是男娼还是女妓。有过四五次，我尝试着和女人性交，两次和放荡女，其他都是和已婚女子。只有一次完成了，其他几次不是中途放弃就是让我感到极其恶心。 159

“事实上，从青春期开始，女人和男人都对我有兴趣。真是奇怪，尽管我对女人毫无性趣，但她们若不讨厌我就会喜欢我，有五个女人还向我求过婚。同时，也有男人追求我，直到五年前。我在英国和国外都有过这种奇怪的经历。在这一段时间的早期，我总感觉自己在这个世界上是独一无二的，因此备受折磨。我尽全力去戒掉自慰的习惯，与这种变态的品味抗争。鞭子抽、不睡觉、用火烧，这些都不管用。进一步通过阅读古典文献，让我了解到这种同性倾向是如此之普遍。27岁的时候，我的哲学开始成型。然后和现在一样，我不停地下决心要戒掉自慰的习惯，尽管我看不到两个相爱的人在一起相互自慰有什么错。即便不算彻头彻尾的正统天主教徒，我也是一个极其虔诚的人，一直都是，履行自己的职责，相信上帝。我从小就受抑郁的困扰。18岁的时候，尽管没有发生任何问题，有一个模糊但深刻的潜意识诱导我割开自己的血管。然后我晕倒了，迅速得到了救治。35岁的时候，从国外回来之后，我服了大量的药。这一次，又一个奇特的巧合救了我，我又活了过来。从此以后，我故意跑到国外去寻死，探索每一种可能的死亡方式。但如你所见，都落空了。死亡，是我从不惧怕且一直期待的东西。我相信，假如大家知道死亡会带来什么样的快乐，整个世界的人都会迫不及待地去自杀。除了我的变态品味，我对儿童和动物有一种坦诚而真实的热情。和他们呆在一起，是我最快乐的时候。他们也都喜欢我。

“我的生活丝毫没有影响我的才能，因为我正从事一份非常重要的工作，在持续地写作。但是我的真实生活已经完全融入了幻想，后者把我带往另一个和感官世界同样真实的世界。在感官世界里，我在一切可能出现的境况中都是退缩的。然而，一个矛盾出现了——我是一名坚定的斯多葛主义者，几乎只阅读爱比克泰德（Epictetus）、马可·奥勒利乌斯（Marcus Aurelius）及其他模仿者的书——在情绪上，我特别喜欢女性的社交活动，尽管我在性方面讨厌她们。虽然这种喜爱必然混杂各种激情，但主要的情感还是精神上的。很有可能，我最终会成为一名天主教加尔都西会教士（Carthusian）或苦行僧。”

案例23——英国人，70岁，父亲是德裔。他是家中长子，出生时母亲36岁，有一个正常的弟弟，没有其他亲戚。 160

他在英格兰长大，13岁去的学校。在很小的时候，约6至8岁，有一位年轻人的英俊脸庞给他留下了深刻的印象。年轻人是一位骑在马上的皇家号兵，是他在一次游行中看到的。这种印象，加上在划船比赛中见到的裸体年轻人画面，在他的内心引起了极大的躁动，但这时候还不具有明确的性特征。后来，他又见到一位漂亮的男模，一位吸着烟的土耳其人，敞着怀，露出了大部分的胸和腰。这个画面进一步增加了他的躁动。他变得对画作很熟悉，喜欢意大利殉道者中的男性人物，以及安提诺乌斯（Antinous）丰富而完整的构型。他贪婪地读着《一千零一夜》及其他东方传说，古典人物的译作，如苏埃托尼乌斯（Suetonius）、佩特洛尼乌斯（Petronius）等人的作品。他在生活培训学校中画裸体男模图，喜欢男性芭蕾舞者。小时候，他经常在私人剧场表演，尤擅长扮演女性，唱韦斯特里斯夫人（Madame Vestris）的歌。他父亲鼓励他这么做。

他的性器官发育不完整，睾丸虽然大，但很松弛。不能吹口哨，觉得自己本应该是一个女人。

在学校的时候，他害羞、保守，没有特别亲近的人，尽管很渴望有亲近关系。他从弟弟那里学会了自慰，弟弟又是从一名年纪比他大的男孩那里学会的。他从未做过春梦，从没有触摸过弟弟之外的人，直到后来去意大利旅游，也只触碰过旅伴。在小亚细亚旅行的时候，他本来有很多机会，但总是因为担心而放弃，事后又后悔。他渴望与一些特定的朋友亲密，但总是不敢表达。他经常去剧院，那儿的见闻刺激他自慰。30 岁的时候，终于在一个晚上，他的保守，以及对背叛和敲诈的担忧，被发生在的皇家交易所的一次邂逅克服了。后来在奥林匹克剧场一处黑暗的隐蔽之处又发生了一次，那时古斯塔夫斯·布鲁克（Gustavus Brooke）正在演出。从那以后，阿德尔菲剧院（Adelphi Theater）、意大利歌剧院及其他夜间开放的公园成了他晚上的探险之地。他说到，有一次在别人挤着观看火灾的时候，他发现了很多机会。他最亲密的友人是一位铁路职员和一位意大利模特。最近，他主要从男仆和警察那里获得满足感。

161 他在交往中非常被动，同时喜欢相互口交。过去特别欣赏发育很好的身体（意识到自己的缺陷）、匀称的四肢和细软的棕发，总是喜欢力量和男子气概。他对小男孩一直没有兴趣，对女人也从不感兴趣。

案例 24——医生，英国人，30 岁。他相信，自己的父亲，一名地方治安官，对男人有着特别的同情心。有几次，他坐在父亲边上看他审理猥亵案。父亲豁免了三个案子，尽管他们的罪行没什么疑问。父亲对其他人也非常宽容。

从9岁开始，他喜欢和自己的哥哥一起睡，后者比他大十岁，在海军服役。他们睡在各自的床上。小孩子一般睡得早，但他总是等哥哥回来，看哥哥脱衣服，因为他喜欢哥哥的裸体，然后才睡觉。9岁的时候，他从哥哥那里学会了自慰，那时候还没有性高潮，但是看着哥哥自慰总是能让他感受到惊奇和快乐。哥哥在海上的时候，他就盼着哥哥回家，想着哥哥的裸体自慰。哥哥的去世给他带来了极大的悲伤。12岁的时候，他去了寄宿学校，不停地爱上长得好看的男孩们。他总是被带到其中一个大男孩的床上。在这个年纪，他完全可以体验到和男孩们在一起之时的性高潮。他的春梦总是与男性相关，尤其是男孩。他从未梦见过和女人的性事。从9岁到21岁离开学校，从未幻想过和女人性交，尽管他喜欢她们的社交活动。在离开学校后的两年里，他开始与女人交往，不是因为觉得同性之爱有罪，而是以为人们离开学校之后就不再做这样的事情。但是那两年间，他真正爱的还是男性，经常爱慕士兵和水手。后来他去了一趟伦敦，用他自己的话说："我去看望一位住在那里的老同学，他房间里有一位年轻的同伴，可爱，特别漂亮，体型不错，言谈举止很有魅力。从那一刻起，我过去所有的回忆都回来了。我无法不去想他。事实上，我爱上了他。我按照他的样子画了一幅可爱的裸体像。我晚上频繁地梦到他。两周之后，我开始拿着他的画像自慰。我们变成了密友，从那天起，我再也没考虑过女人。"

尽管目前还没有结婚的想法，但他相信自己最终会结婚，

162 因为在他的职业中，婚姻通常被认为是值得追求的。不过，他十分确定自己对男人和男孩的爱与感情永远不会减弱。

早年间，他偏爱20至35岁的男人；现在，他喜欢16岁以上的男孩，比如俊美、发育良好、干净可爱和纯真的马夫们。不过，他更喜欢绅士。他不仅仅喜欢相互的拥抱和自慰，对于自己真正爱的人，他渴望进行肛交，自己充当被动方。

他头发带卷，有小胡子，性器官发育良好。习惯很男性化，总是享受各种户外活动，能够游泳、骑马、驾车和滑冰。同时，他也喜欢音乐，能涂能画，对男性雕塑有着狂热的喜爱。喜欢各种实践活动，讨厌所有理论性的东西。

他补充道："作为一名医生，和男人在一起，对男性抱有同情，我不觉得道德上有什么不健康，也不觉得有什么羞耻。"

案例25——A. S.，学校男教师，46岁。

"应该说，我父亲结交朋友的能力比不上一般人。他喜欢年轻女孩，对男孩从不感兴趣。他有着强烈的清教徒式的道德感，能够给出最恶毒的诅咒。同时，他也是一个能够为原则做出巨大牺牲的男人，在智力上很有天赋。我母亲是一个聪明、务实的女人，有着广泛的同情心。她能够与他人建立温暖的友谊，尤其是和年纪比她小的人。我外祖父（我从未见过）是一名教师，对妻子很忠诚，但是和年轻男子在一起也会让他快乐。他的臂弯中总有一些年轻人，母亲告诉我。母亲的家庭是威尔士裔。我在5岁的时候学习阅读，在不到6岁的时候，经常一遍又一遍地读着'大卫对押沙龙的哀悼'。甚至到现在，我还能模糊地记起那种忧郁而克制的情感对我的吸引力，‘噢，我的孩子，押沙龙……噢，押沙龙，我的孩子，我的孩子！’后来，当我想到自己对小伙子表现出的奉献，以及从他们那里得到的奉献，我感到冥冥之中似乎早有预示。

“我总是很敏感，容易受到外界的影响。母亲很有音乐天赋，她的歌声让我觉得美妙极了。戏剧和诗歌对我一直有强烈的吸引力。

“我感觉自己应该喜欢表演，但从来不敢尝试。类似的，我感觉自己某一天应该成为一名学校里的教师，但不敢说出来。一个容易害羞、总是退缩的人显然不适合这样的工作。然而，当我开始从教，奇怪的事情发生了，男孩们不知怎么地都被我吸引过来了，最调皮的男孩们对我最感兴趣。这时候有了一次参加演出的机会，因为参加校园演出的演员遇到了一点困难，我就加入进去了。后来，我知道自己确实有表演的才能（在一定程度上）。我在一家戏剧公司度过了两个假期。我本应该毫不犹豫地留在舞台，但有一件事我受不了。我不想假装圣洁，可肮脏、淫秽的玩笑令我作呕。正是这一类事情让我离开了舞台，全身心地投入到学校的工作。 163

“部分是因为对戏剧感兴趣，部分是因为对人性感兴趣，我也开始做一些布道工作。在一两个自己所爱的年轻人给我带来严重伤害之后，我想过去做一名牧师，但后来明智地放弃了。我在任何一家机构中都不可能自在地工作。在有些事情上，我想引入新观念，但机构不愿意这样做；在另外一些事情上，所有的社会组织都让我觉得面目可憎。

“30 岁以后，我才对一般意义上的‘艺术’产生了兴趣。它始于建筑，后来又扩展到绘画与雕塑。倾向于从事诸多（特别多的）事情，这似乎是很多男同性恋的共同特征。我们就像不稳定的化合物：身上的原子随时准备重新组合。

“10 岁的时候，我和一名同龄女孩有了一段普通的甜蜜关系。在这件事上也许值得多说几句，因为在我 16 岁的时候，这位女孩和我们一起住了一年。她人很好，性格活泼，总是为我着想。她深深地吸引了我。我记得一件特别小的事情，有一次我教她做算术题的时候，她跪在我旁边的椅子上，长发披肩，看上去特别迷人。她表达了对我的解题方式的仰慕。我记得自己故意驱逐了她对我的这种吸引力。我不知道自己为什么这么做，我猜，有可能是模糊地希望自己的工作不被打扰。这里不存在性吸引，至少没有表现出来。无疑，这位女孩爱上了我。我很遗憾，后来又有另两位女子爱上了我，也都因为我而长时间保持单身。有时候我还想，在一个想怎么样就怎么样的社会，我应该让她俩都生下小孩。我相信自己能做到，我觉得这样可以给她们带来巨大的满足感。然而，和一个女人永远在一起，对我来说是不可能的。而和一个男人永远在一起，这倒是有可能。至少我知道，在所有同性恋关系中都存在的那种相互吸引，在我这里表现得非常持久。

164 “最多 13 岁的时候，我特别迷恋一位比我年纪稍大的男孩。无疑，这是一个爱情故事，但我不记得有任何关乎性的外在表现。还有其他的一些迷恋对象，可没有一个给过我温暖的回应，直到 15 岁时和另一位小伙子成了朋友。他和我属于完全不同的类型。我喜欢阅读，喜欢散步和新鲜的空气，但因为害羞而不愿意做运动。事实上，我的害羞程度有点让人觉得可怕。他特别爱运动，又经常在家搞聚会。他让我帮他做些事情，于是我们开始一起工作。我变得越来越喜欢他，他的抚摸总会让我勃起。就个人而言，我相信更明智的做法，是让这种性需求得到完全的释放。因为什么都不懂，当时导致了两个不好的后果。首先是觉得阴茎堵塞，还时不时有疼痛感；其次，产生了一种的受虐倾向。我想，屁股对人们总是有一定的性吸引，会吸引男孩们忍不住给它来一巴掌。我发现，当这位小伙子拍我屁股的时候，会让我产生一定的性兴奋。我越来越想让他拍我的屁股。然而对我来说，结果不尽人意，这是肉欲，不是爱情。我可以自信地说，因为很久之后的一段充满激情的爱情，我放弃了所有以这种方式获得快感的方法。我发现，相互赤裸地抱在一起，是一种绝对自然和纯粹的爱的表达。我从不觉得这种拥抱粗野，它摧毁了我以前不那么完美的（至少在我看来）欲望。

“后来我的朋友结婚了，这段校园友谊也就结束了。我特别嫉妒，虽然他母亲对我很有看法，但我还是会温柔地想念早年的这段友情。我知道，是他让我第一次学会了表达自我，第一次知道如何结交朋友。假如他后来仍然在乎我的话，我知道自己会珍惜他的爱直到永远。

“回首当初，我最大的遗憾是没有早一点知道这些事情。我忍不住去想，所有年轻人都应当被告知同性之爱，鼓励他们在遇到问题之时勇于求助。我们同性恋者的比例也许很低，但数量仍然很多。我们的生活或婚姻应当有它的价值。在大学期间，我曾疯狂地爱上一位共同从事科学工作的朋友。他当时也爱我，尽管不如我爱他多。同时，他在很大程度上也是一名同性恋者，可我是在一两年后才知道的。他现在还没有结婚，我们还是朋友。我们曾经在一起做了一些十分有名的研究工作。165 我非常肯定，这种彼此间的爱为工作带来了很大的热情，极大地增强了我们的力量。

“在大学工作期间，我对一位男孩产生过兴趣，他当时给一家城市公司跑差。我曾帮助他得到更好的训练，为他花钱。当时是父亲给我零花钱，他反对我这样做。我说将来我会自己养活自己，就这样找到了学校教师的工作。我很快全身心地投入了这份和男孩们打交道的工作。当然，我很爱他们。在这里，我感觉自己必须说说大部分男同性恋似乎都有的一些特征。我们的生殖器和常人无异，是一种表达器官。具有异性恋倾向的正经男人有可能觉得这种看法很奇怪，但我们是被迫（至少在我们自己看来）相信这种观点自然而纯洁。拿我自己来说，我有很多清教徒的偏见——它们伴随我度过了很多漫长而厌倦的日子——但我对同性的情感会通过性唤起得到表达，或多或少地勃起。我不得不认为这是不可避免的。总体上，我也不怎么在意这一点。有时候，对我有强烈吸引力的是那些年纪大一点的男孩。我知道，自己对他们的爱纯粹是精神上的，尽管有时候会不可避免地产生一些生理反应。我乐于为他们奉献和牺牲，宁死也不愿伤害他们。男孩们和我也相处很好。和他们在一起，我从未觉得虚弱。我允许他们与我各种亲近打闹，但又不失尊重。在课外，那些年纪大一点的男孩通常叫我的教名。我记得其中有一位写信问我可不可以这样，说这样做让他觉得自己离我更近。其中有一些小伙子，我对他们有种特别的感情。他们吻我，喜欢我给他们拥抱。现在我知道，其中有一位是纯正的同性恋者，他身上肯定会产生一些性反应。尽管我经常和他一起睡，在他 17 至 18 岁之间，我们从未有过性行为的想法。我们现在仍然有着温暖的友谊，见面时总是相互亲吻。回望这些日子，我觉得自己有点花心，从爱这个到爱那个，但每一种爱都是真正的付出，为他们的利益做出艰苦的工作。我也知道，小伙子们若成年之后还依恋着我，这才是一份真正的温柔和爱。

“当老师的时候，我结识了一位不怎么墨守成规的牧师。尽管他幸福地结婚了，但肯定有一点同性恋的倾向。他对男孩们最是热心，在一些棘手的问题上帮助我。棘手问题总是让我很着迷。有一次，我不得不惩罚几位小伙子，我的朋友建议我用手拍他们赤裸的屁股。我前面可能说过，我采纳了这种方法，因为这种惩罚方式在我看来很危险和有威慑力。在我这里，它当然没有产生性行为的暗示。虽然它曾经确实让我有一点性兴奋，但我忽略了这一点，或者不去想它，因为我发现这种方法最有效果。下手的时候，速度可快可慢，力度可大可小，男孩们总是乐于拿它开玩笑。我在施加惩罚的过程中从未产生过一丝的性兴奋。然而，那些被我揍的次数越多的男孩，几乎都会越来越喜欢我。也许，在大部分男孩之中，都有一点正常的受虐倾向。也许，屁股的情欲特征和情感的发展存在某种联系。

166

若果真如此，我倾向于认为这是正常的，也是有益的，而不是相反。因为根据我的经验，这不会产生不好的后果。当然，这是就一般情况而言的。在某些时候，肯定会造成决定性的伤害。

“我在从教过程中有一个体会就是，脑子里装点普通性心理学的知识很重要。我注意到，在学期中，我几乎没有梦遗过。值得注意的是，在此期间，除了一些很局部的，事实上也是不可避免的性表达，我没有其他任何的性释放。于是，没有梦遗就没有损失精子。似乎很明显，梦遗不仅仅是由生理快感导致的。在这里，精神上对爱的满足使得彻底的生理表达不再那么急迫。但是，能够做到这一点的只有十分温和的爱。进一步的经验让我确证了这一点。而且，我更加相信，两个真正的同性恋者之间的爱情，若在性上得到了彻底的表达，它将会收获最好的结果，无论是精神上还是肉体上。

“至于我的春梦有哪些特征，没有多少可说的。在有受虐倾向的时候，春梦就有受虐特征。其他时候，梦里只会出现裸体的拥抱场景。一般来说，梦中会出现大量理想爱情的元素。我至多只有三次梦见和女人性交。只有一次，梦境与真实的情感存在对应，其他的梦通常（但非总是）体现的是真实的渴望，在我看来不能被看作是纯粹的肉欲。

“在我对公立学校感到不满，想更加自由地去做事的那段时间里，我自己开办了一所学校。这项工作持续多年，让我觉得十分幸福。我喜欢男孩们，他们也喜欢我。我很主动、热情，他们把我当作好朋友。但是，后来学校接收了一些‘难对

167

付’的学生。我全身心地爱着他们，鞍前马后。不幸的是（尽管我从来算不上‘正统’），清教徒式的道德感在我身上还是很强烈，我对人心的了解实在是太有限了。我高估了他们。有些男孩，我还为之付出过很多。随着‘坏分子’的比例越来越大，小阵营中逐渐出现了分裂。有一两个我爱的男孩严重地欺骗了我。对于我这种性格的人来说，这种打击是毁灭性的，我的心都碎了。自此之后，这项工作就注定结束了。学校的麻烦和家里的麻烦夹杂在一起。这些事情使得我把自己的感情都放在了一位和自己在一起的小伙子身上。不过，他也给我带来了很多麻烦。因为某些原因，我继续相信他会变好。欺骗是他最大的问题。他肯定有部分的同性恋倾向。如今再看，假如我当时有更多的认识，心态更宽厚一些，本可以在他的同性恋阶段提供更明智的帮助。我现在相信，对欲望的诅咒一点也不能带来帮助。简短地说，所有的事情最终似乎都进展顺利，小伙子逐渐长成了一名年轻的男人。我们的爱更深了，总是一起睡，不过没有肉欲。后来，他在刚刚成年的时候离开了学校。不幸的是，他父母对此有误会，禁止他和我一起睡。接下来的事情比较重要。直到那时候，他对我的感情肯定是炽热的，但没有性方面的表现。他那时 19 岁，我想这个年纪应该知道这些事情了，于是就解释给他听。和他睡在一起，我觉得内心宁静，挺有益处；他也曾不止一次地告诉我，这同样给他带来了很大的帮助。但是，在他被禁止和我睡一起的时候，我发现自己欲望更加难以控制了，然后突然特别想他。然而，我们仍然处于禁欲状态，尽管经常相互亲吻，赤裸地抱在一起。我由此引发的射精并不少见，但他只有一次射精，尽管总是有力地勃起。我不允许任何摩擦动作，也许这是一个错误。更彻底的性表达也许对他更有帮助。

“我一生都在渴望一种彻底的回应。有一次，他觉得他能给我。那时候他接近 20 岁。‘我之前从未觉得如此幸福，’他说。当我发现他搞错了自己的感觉，这对我是一个打击，但我仍然十分乐意接受他所带给我的爱。我也从来没有想过在性表达上坚持什么。有他给我的这种爱，我也乐意让自己满足于此。‘衡量爱的真正标准，’曾经有一位同性恋男教师给我写过，‘是自我牺牲’。不是‘你能给予什么？’而是‘你能放弃什么？’；不是‘你能为他做什么？’而是‘你愿意为他舍弃什么？’。我高兴地接受了这些，因为传统的英国卫道士把反向人士看作是洪水猛兽。我只能自己试着去理解这些话所表达的理想状态，没有‘卫道士’引导我。他父母也把我们分开。他们的错误带来了很多伤害。让父母赋予他们的孩子以自由，是多么地困难啊！他们的想法成功地束缚了自己，而不是自由地发现自己。即便有他们的阻挠，即便我们分开，我知道我和我的朋友相互帮助了对方。

168

“我相信父母有一种担心是没有必要的。我并不认为早期的同性恋表现会阻碍异性恋在后期的发展。同性之爱是人的一种天性，它会表现出来。不过我相信，一种出现在早期的和高贵的同性之爱，有时候会帮助年轻人避免陷入低标准的异性之爱。在全盛时期的古希腊，人们在这一点上做得很好，培育和推崇同性之爱。而在我们这里，只要你对社会禁忌有所了解，就会知道同性恋是一种被压制的和被鄙视的情感。在所有被贬低的情感形式中，同性恋是最高贵的。

“我想，作为同性恋者只能依靠个人的爱情。我知道，我们当中有很多人，需要为他人付出很多才能有所收获。难道这是同性恋者身上的女性气质决定的？我们的命运具有悲剧性，这一点体现在，只有所爱之人的触摸才能让我们的灵魂颤抖，而一切赋予生活以意义的东西却都排斥这种触摸。其他的禁忌已经逐渐放开了，最后的这种禁忌，会很快消失吗？我知道有些人的生活已经被它吞噬了，有些人的生活因为它不再光鲜如常，有些人的生活被它完全压垮了。西方的卫道士们要到什么时候才会停止给我们贴标签，停止指控和迫害一种他们根本不理解的感情？”

接下来的案例来自于一个不同于所有前述案例的阶层。前面这些——所有的英国人或美国人——都是通过私人渠道获得的；主人公既非监狱的囚犯，也不是精神病院的病人。在大部分案例中，他们从未就自己的反常本能咨询过医生。他们是社会中的一员，过着普通甚至有地位的生活。在接下来的案例中，主人公是一位美国人，相关信息是通过监狱和精神病院获得的。在他的经历中，有几处有意思的地方。他的经历让我们 169 看到，性欲反向在法医学上具有一定的意义。然而我认为，有理由相信，被带进法庭或精神病院的反向者，其数量在总体反向者中所占的比例，并不比正常人的这种比例大多少。我要感谢芝加哥的塔尔博特医生为我提供的资料，让我找到了盖伊·奥姆斯特德（Guy Olmstread）的案例，他是研究下巴和脸部畸形的知名专家，这种畸形经常与神经和精神上的异常有关。他认识给他写这封信的男人。下面我就开始引述这封信的内容。

案例26——1894年3月28日中午，在芝加哥的一条公共街道上，奥姆斯特德持左轮手枪袭击了一位名叫威廉·L.克利福德（William L. Clifford）的邮递员。凶手从后面上来，从容不迫地开了四枪。第一枪打进了被害者的腰部，另外三枪打中他的后脑勺，被害者最后倒在了地上，凶手以为他死了。奥姆斯特德没有试图逃跑。当人群高呼“处死他”的时候，他挥挥自己的手枪，声称：“别想抓活的！”。在警察解除他的武器时，他还说：“别拿走我的枪，让我做完我该做的。”自杀显然是一个幌子。很快人们就看到，他急切地走进了囚车，生怕被愤怒的人群撕碎。

奥姆斯特德，30岁，出生在伊利诺伊州的丹维尔市（Danville）附近，也在这个城市生活了很多年。父母都出生在伊利诺伊州。20年前，他的父亲开枪差点杀死一位有钱的煤矿主。据说，引诱他父亲开枪的是一个由一百名杰出人士组成的秘密组织，受害者因为一些小事向他们提起诉讼，引起了他们的不快。受害人最后疯了，但罪犯从未得到惩罚，几年之后才死，44岁。他还有另一个被认为有点怪的儿子。

12岁的时候，奥姆斯特德的性变态开始有所体现。他被同住一个卧室的男人诱奸（据其所言）。根据手头的资料，奥姆斯特特德的早期经历尚不清楚。似乎他最早的工作是在康涅狄格的一所学校当老师，然后在那里与一位富裕的农场主的女儿结了婚。但很快，他“爱上了”她的一位表兄弟。据他说后者是一位非常英俊的年轻男子。于是他和妻子分开了，去了西部。

人们一直觉得他不是很正常。从 1886 年 10 月至 1889 年 5 月，他呆在坎卡基精神病院（Kankakee Insane Asylum）。根据记录，他的病持续了 3 年，是由一般性的健康问题引起的，可能有遗传。他生活习惯良好，职业是学校教师。他的症状被诊断为偏执狂。刚进来的时候，易怒，时而兴奋，时而抑郁。出院时状态良好。 170

在这个阶段，整体而言，奥姆斯特德的身体状态被描述为正常和非常不错，后来还做了复检。他高 5 尺 8，重 159 磅，生殖器异常小，阴茎发育不完全，其他感受器正常。头有点不对称，枕骨处无凹陷，前囟轻微凹陷，前额偏低。头指数（cephalic index）78，体毛黄中带红，在头部、面部和身体上的数量正常。他的眼睛较小，呈灰褐色，眼眶很深。颧骨正常，鼻子又大又瘦。上颌有发育停滞的痕迹。耳朵发育过度，有畸形。脸部线条分明，鼻唇沟很深，前额有明显的横纹。看上去，比真实年龄至少要大 10 岁。上颌略呈 V 形，下颌发育得很好。牙齿、牙结节和牙槽突正常。胸部很满，身体整体上发育良好，手脚都很大。

离开坎卡基之后，奥姆斯特德的经历开始出现污点。1892 年 10 月，我们听说他在芝加哥做邮递员。在接下来的几个月里，他和威廉·克利福德发展了出了激情，后者是一位和他同龄的同事，之前也曾是一名学校教师，被认为是一名可靠、工作效率最高的邮递员。有一段时间，克利福德似乎也享受这份激情，或者说屈从于它。但是他很快就结束了这段关系，敦促他的朋友接受医生的治疗，自己愿意给他出医药费。奥姆斯特德继续给克利福德写信，信中激情满满；还不断地跟踪他，直到悲剧发生。1893 年 12 月，克利福德把信交给了邮政局长，然后奥姆斯特德被立即解雇了。奥姆斯特德向华盛顿民事服务委员会投诉，说自己被毫无理由地解雇了，同时申请复职，但没有成功。

同时，显然是在朋友的建议下，他去了医院。1894 年 2 月中旬，他的睾丸被摘除了。相关的医疗记录没有找到。摘除睾丸没有产生好的效果，他开始患上癔病性忧郁症（hysterical 171 melancholia）。没多久，他再次去了医院。3 月 19 日，他从芝加哥的仁爱医院（Mercy Hospital）给塔尔博特医生写信，说："上周三晚上我回到了芝加哥，但觉得太痛苦，于是决定再去医院，于是来了仁爱，这里很好，人很热情。然而只要有希望恢复健康，我甚至可以下地狱。我已经完全没救了，治不好了，不可能有希望了。在家的时候，我曾一度以为自己好了，但我错了。上周四见过克利福德之后，我的病比以前更严重了，只要我还对他有激情。只有老天知道我是多么地努力去让自己做一个体面人，但我的卑鄙是不可控的，也许我应该放弃然后去死。我怀疑医生可能还不知道，一个男人被阉割之后还可能勃起和自慰，还有以前那样的激情。我对自己感到很羞耻，我恨自己，但无法控制它。我有些朋友是好人，他们会弹钢琴，喜欢音乐和阅读，喜欢一切美丽的和高雅的事物。然而，他们无法让我得到提升，天生的卑鄙把我往下拉，不让我有任何的享受。医生是唯一理解我的人，知道我在它面前的无助。我不停地思考和工作，直到大脑混乱。我几乎忍不住要哭喊出自己的困境。”这封信是在案发前几天写的。

当被带进警察局的时候，奥姆斯特德完全崩溃了，痛苦地哭喊着：“噢，威尔，威尔，来我这儿，为什么不杀了我让我随他一起去！”（这时候他以为克利福德已经死了。）在他身上发现了一封信，上面写着：“仁爱医院，3 月 27 日。写给任何愿意看的人：担心人们误解我以及我杀害克利福德的动机，我写了这封信来解释这次谋杀和自杀的原因。去年夏天，克利福德和我开始了一段友谊，后来又发展成了爱情。”他详细讲述了这段友谊的细节，然后继续说道：“在一遍又一遍地为克利福德演奏完李斯特的狂想曲之后，他说当我们的死亡时间来到时，希望可以和我一起听着如此辉煌的音乐，一起死去。现在，我们的死亡时间已经来到，但不会有音乐。克利福德对我的爱，哈，最后变成了致死的厌恶。因为某些原因，他突然结束了我们的关系和友谊。”在囚室之中，他表现得疯狂而激动，屡次试图自杀。于是，他被紧紧地看护起来。几周之后，他给塔尔博特医生写道：“库克郡监狱，4 月 23 日。这一阵子没有给您写信，我感觉自己好像忽略了您，尽管您不一定在乎我的消息，因为我只会浪费您的好意。但是，请相信我，我从未想过会造成这么多麻烦，因为我的原计划是威尔和我都死去，获得安息。但我的计划失败了，可怜的威尔没死，我没来得及自杀就被抓住

172

了。我觉得威尔应该自己开枪，我感觉有些人也会这么想，当整个故事在法庭上被披露出来后。我无法理解，我的行为怎么会引起这么大的惊讶和愤怒。在我看来，威尔和我一起死去，是十分正确和自然的事情，和别人没有关系。你知道吗，我相信这个可怜的孩子会自杀，因为在去年11月份的时候，当我带着痛苦和愤怒，将我们的婚姻告诉他的亲戚之时，他是如此的恐慌和生气，就像受到了极大的伤害，以至于想要我们一同自杀。我高兴地默许了自杀的提议，但他往后推了一两天。现在，我很高兴威尔还活着，也高兴自己还活着，即便要在监狱呆很多年，我也会为了他而高兴地承受着。然而在过去的十个月里，他对我的影响是如此之深，在肉体和精神上完全控制了我。似乎我已经不是我，而成了他的一部分：我做了正确事情，应有他的功劳；我做了错误的事情，他难辞其咎。当时我很乐意将自己完全融入他。”

奥姆斯特德在7月受到了非公开的审判。没有新的消息传出。他被判关入罪犯精神病院（Criminal Insane Asylum）。不久之后，他还在芝加哥监狱的时候，又给塔尔博特医生写信：“既然你曾从科学的角度对我的案子感兴趣，也许我本应该告诉你更多一些关于自己的事情。但我隐瞒了，因为自己羞于承认一些事实，以及自己那可悲的软弱。在我认识的些许性变态者当中，我注意到他们都有一个习惯，就是经常用下嘴唇盖住上嘴唇的方式闭上嘴巴。（通常是由于上颌的发育受阻。）在和克利福德先生亲近之前，我就注意到了他的这一点。我也发现自己经常这样。手术前，我的睾丸有时候会肿起来，很疼；手术之后，似乎还是会感到疼，就像有些截肢患者会抱怨不存在的肢体还疼。然后，我的胸部也会肿起来，乳头变硬变红，也疼。手术之后，我每天都感觉到从下腹到阴囊有一种尖锐的闪痛，阴茎根部那里更严重。现在，我的命运已经注定。我要说，我对克利福德先生的激情真的在衰退，但我不知道这种缓和是暂时的还是永久的。我对其他男人绝对没有激情，我已经开始希望自己对克利福德的欲望会在有生之年消失，至少让我可以控制它。我还没有报告自己的这种改善，因为我希望人们仍然认为我的精神有问题，由此可以避免去监狱。我知道，在试图杀死我俩之时，那时候的我不正常，所以我不应该被送到州立监狱受那种可怕的惩罚。然而，我认为导致我疯狂的是手术和后来的疾病，不是对克利福德的激情使然。我很想知道，你是不是真的把性变态看作是一种精神失常。”

173

从罪犯精神病院出来之后，奥姆斯特德回到了芝加哥，要求市邮政局长归还他的睾丸，并控告他系统地参与了针对他的阴谋。他断言邮政局长是这个阴谋的首脑之一，从被阉割开始。后来他又被送到了库克郡精神病医院。看上去，他很有可能陷入了严重的偏执状态。

下面的案例都是关于双性恋的，对两种性别都感兴趣，通常对男性的兴趣更多一些。

案例 27——H. C.，美国人，28 岁，财务独立，未婚，父母有两个孩子，他是老大。他的经历最好用他自己的话来展现：

“父母双方远祖都是英国人。1630 年，父亲祖上的第一代殖民者去了新英格兰。父亲和母亲的家族都出过很多士兵和政治家。母亲这边出过一个美国总统。据我所知，我祖上没有出现过精神异常的人，除了一位舅舅，因为学习过度，有过一年的精神失常。

“我从两所大学分别拿到了艺术和医学的硕士学位。在医院做了一年医生之后，我完全退出了医学领域，开始进入文学。我很小的时候就喜欢文学。

“7 岁的时候，我的性感觉开始觉醒。那时候在一所很小的私立学校，瞥见女同学长筒袜上方赤裸的大腿，我有一种模糊的喜悦感。这种恋物情结变得越来越明确，最终停留在大腿上，然后又变成了某一个女孩。我的第一个春梦就是关于她的。我梦见她站在身边，我用自己的阴茎冲撞一块又红又热的铁砧，然后它就快乐地燃烧起来，我把烧焦的部分拿到她跟前，她两眼圆睁充满惊奇地看着我。然而，随着一位女新生的到来，这种爱就消失了。这位女生并不比第一位女生漂亮，但是更丰满，对我刚出现的性欲有着强烈的吸引力。有一天下午，在她父亲的马厩的阁楼里，她引诱我脱光了衣服，她自己先脱。相互的触碰让我勃起了，但没有产生有意识的冲动。我感觉我们只是对生殖器的差别感到好奇。但是，这次经历开始让我异想天开，其中有一个念头总是在我头脑中出现：既然两人区别明显且又互补，为什么那个女孩和我不进行某种形式的交合？这个想法，在当时只是让我觉得好奇，因为那时候我的性感觉才刚刚开始，什么都不知道。离奇的念头、对那位同样无知的女孩的服从，是从她父亲的茅草阁楼开始的。在那儿，

174

带着些许笨拙，我们完成了令人惊奇和快乐的第一次性交。

“在接下来的 4 年里，我不断地重复这种行为，不仅仅和这位女孩，还有其他人。

“11 岁的时候，我和妹妹被父母带到了欧洲，在那里呆了 6 年，每年冬天都在不同的城市上学，夏天则在各个国家旅游。

“在国外的时候，我的欲望膨胀到了极点：顺从的女孩到处都有，在瑞士的旅馆里，德国的泉水疗养地，法国的寄宿学校，哪儿没有？接近青春期的时候，我开始去找妓女。

“除了几次实验，我从来不自慰。我有少数同学一点也不避讳自慰。

“对于同性恋，我只是在古典作品中听到过。想当然地，当时的我把现代同性恋理解为一种诗意的夸张，是对古风的一种模仿和伪装。我从来没有真正理解这种关系。它无法引起我的同感。我也无法从这些模糊的恋情中解读出热烈的情感。我和同性的关系是智识上的，对偶然的友谊没有强烈的感情。在身体方面，只有对抗运动中的些许接触。男人的裸体让我有一点点排斥。女人的雕像既能唤起我的肉欲，又能让我感受到美。我对男人的雕像没有感情之说，反而存在本能上的反感。在绘画、文学和戏剧中都是如此。男人不过是点缀，诱人的少女才是我的幻想对象，经常入我春梦。

“18 岁的时候，我回到美国，进入了大学。

“这时候，我对女人的爱，开始有点飘忽不定了。我对正常的关系失去了兴致。很久以前，我曾独自摸索性交理论。现在，我在想象中摸索前行，为欲望寻找新的满足方式——舔阴。这种方式尽管让我兴奋了一阵子，但很快又无法让我满足了。175 这个节骨眼上，在大学里的第一个圣诞节，我被任命为一个小杂志的编辑。后来有人批评说该杂志上的爱情故事太少。对爱情故事的无意识忽视，和我对女性态度的转变是一致的。女性对我的吸引力开始逐渐消失，曾经让我流连忘返的那些东西不再散发光芒四射的魅力，它逐渐被分解为一种模糊的人性，只剩下喜欢，不再有欲望。

“不久之后就爆出了奥斯卡·王尔德的案子。报纸的解读虽然让我开阔了眼界，但并未让我获得自我启发。它们仅仅修正了我一些无意义的猜测，原来人们偷偷谈论的那种邪恶真的存在。后来，报纸上的晦涩影射渐渐在一位女性化的同学身上得到了说明和验证。我猜，假如我当时请求他为我进行实践上的演示，他应该不会不愿意。我也像别人那样，购买王尔德照片，仔细查看他有哪些类似的非男性化的和浮夸的特征。这时候，我对王尔德的兴趣应该和其他人一样，不过是出于一种病态的好奇心而非其他什么情感。

“停止性交之后，我又重新开始做春梦，对象都是不同的女人（现在也是如此），我记得只有一次例外：我梦见了奥斯卡·王尔德，形象来自于他的一张照片。王尔德在梦中打扮成一个小丑的样子，脉脉含情地向我走来，给我口交。不久前有人向我详细地解释过这种行为。在后来的一个多月里，每当想起这个梦都会让我觉得恶心。

“这使得我后来不得不稍费点心思，尝试着恢复自己的性欲。部分是因为害怕它们回不来：当时勃起不充分，射精没有快感。

“这种行为似乎有点荒谬。为什么我没有感官欲望还要去性交？不是因为责任感，也不是因为性反常。理由是这样的：我对女人的兴趣并没有消失，它只是升华了。我的性幻想对象不再是在现实中观察到的女人，而是自己创造出来的尤物，在现实中不存在。在当时，现实已经退场了；但很快，连这种幻想都越来越模糊，直到最终一无所有。

“我对同性恋的容忍度越来越大。尽管对反向还是有一点反感，但是美学上的偏见几乎没有了。后来，我的态度开始反转，刚开始只是同情受害者，最后开始有意识地把它视为自己的一种可能性，尽管很遥远。然而，这种反转不是没有外力的 176 推动。那时我正在读克拉夫特－埃宾的《性精神病》，此书的成见引起了我的反感，导致我开始同情同性恋。一开始，我对同性恋的认识完全是抽象的，为了给同性恋提供辩护，假设自己性欲反向会是什么样子。一段时间过后，不知在什么时候，假设与现实不知不觉地融合在了一起：我自己反向了。我相信，我的同性倾向是一种真正的反向，而不是偶然或虚构的反向。这些年来，它一直潜伏着，最终被长时间的强烈刺激唤醒，就像一个人从睡梦中被大声地叫醒。

“刚发生转换之时，我还没有任何明确的性取向，被唤醒的本能仍然模糊不清。它的主要体现是，我对男孩的生理特征产生了微弱的感官兴趣，尤其是和女性长得像的地方。对于这种兴趣，我一点也不觉得丢脸。和诸多女人的各种放荡，早就让我的良心在性方面麻木了，现在我也没觉得有什么不同。另一方面，在理智上我又感到高兴，因为新世界的声色之门向我打开了，等着我慢慢去探险。然而，在一年的时间里，我的这种欲望还仅仅停留在我对年轻男子的幻想之中。

“有一位年轻的外科医生，在阅读我买的《性精神病》之后，兴致勃勃地和我讨论了整整一个晚上的同性恋，然后我直接问他是不是同性恋。他含糊过去了，到底是不是，我也猜不出来，尽管他表面上强烈表示了否认。不久，他隐约收回了自己的否认。不过，对于他的反问，我自己也表示了否认，担心他提出性行为的要求。我的性反向还没有发展到这一步，主要还是对男孩的幻想。

“很快没多久，有一天晚上，他领着我去了几个反向者们经常光顾的酒吧。这些幽会之所很相似：有一个长长的大厅，一端站着稀疏的管弦乐队，大理石面的桌子沿墙放着，空出一大块跳舞的地方。男孩们和青年男子围桌而坐，都是翩翩美少年，随时准备和某个人喝一杯或聊一聊，羞涩地请求到楼上的小房间来一场床笫之欢。其中一个男孩在乐队的伴奏下，唱了一首《浮士德》里的‘宝石情歌’。他的声音清澈至极，比竖笛的声音还要纯净三倍，面容宛若天使。在歌曲结束之后，我们邀请他来我们这桌。他坐在那里小口地抿着纯白兰地，嘲笑我书呆子般的问题。他告诉我们，这种厅里都有男妓，他们都用化名，有些化名是著名的女演员，有些是小说中的主人公，他自己的化名是道林·格林（Dorian Gray）。他抱怨说，有竞争对手也用这个名字，但他才是最早用道林的人，其他人都是一些

177

心怀嫉妒的骗子。他有着金色的卷发，粉红的脸蛋，珊瑚色的嘴唇，谈吐之间，时不时露出珍珠般耀眼的牙齿。然而，尽管很欣赏他的年轻美貌，对于他或其他男孩，我没有产生性趣。事实上，他们都很漂亮，美是他们最主要的资产。道林继续向我们吹嘘他华丽的女装，绸子做的胸衣，低开的睡衣等，在欢乐之夜穿着它们展示自己闪亮的肩膀和丰腴的白胳膊。之后，他打趣地说，他会一直对现在还无动于衷的我施魔法，直到我含着幸福的眼泪投入他爱的怀抱。

“一个月之后，我和那位外科医生尝试了第一次口交。我向他坦白，说想试试，而他答应了。然后我们做了，做得非常不好，很累人，令人作呕。尽管这次尝试主要是因好奇而发生的，但很快又对它产生了强烈的渴望。简言之，对口交的渴望，从那一晚极其失败的尝试逐渐变成一种最强烈的欲望。

“第一次的失败也是是因为急躁，我的性变态本能尚未完发育出来。在接下来的一个月再也没有试过。在此期间，我的内心却越来越倾向于接受它的粗野，开始寻找机会和漂亮的男孩们口交。有一天晚上，在百老汇，我突然对一位年轻人产生了一种成熟的欲望，那时他正从我路过的一家旅馆走出来。我们目光相遇，后来走在了一起。他和我的第一次搭讪是在一家商店的窗外。他是一名反向者。在我和他第一次相见的旅馆里，我和他度过了疯狂至极的一晚。此后，我对男孩的幻想结束了，想象变成了现实，从虚构的剧情走向了街头。那个男孩，上帝的造物，我清楚地看到了他：棕色的卷发，海蓝色的眼睛，宽厚而丰满的胸膛，圆圆的双臂，上宽下窄的腰部，隆起的屁股丰满而优雅，雪白的大腿。每每想起他带着小酒窝的膝盖，细长的脚踝，柔软的小脚，脚背如贝肉般粉嫩，一切恍如昨日。对他的丰满宽厚和凹凸起伏，我是多么地贪婪啊！

178

“在过去的8年里，我和300多个男人与男孩进行过口交（从不进行肛交）。我偏好15至20岁的男孩，精致，俊美，有女孩子气，本身是同性恋。

“就我来说，除了喜爱男性，我在各方面都很男人，爱好户外运动，既吸烟又喝酒，程度一般。从外表上来看，我就像一位18岁的男孩，脸蛋和体型应该算漂亮：无须，黑色的卷发，红色的脸颊和棕色的眼睛，面貌精致匀称，中等身高，各处的体毛几乎都没有。经过多年锻炼，我有着强大的力量，身材比例带有古典美，肌肉和脂肪组织搭配完美。我的手和脚都挺小，阴茎形态正常，尺寸则超级大——勃起时有10英寸半长，周长达7¼英寸。

“毫无疑问，我的离经叛道和阴茎的过度生长有关。在长到20岁的时候，据我所知，它已经让我很难和女人进行性交，插入会让她们觉得特别痛苦。反向之后，我在6年前有且仅有一次恢复了对女人的欲望，并说服自己尝试着与十一二位妓女性交。奇怪的是，尽管像以前那样好色，勃起也充分，但是我总觉得，在偶尔成功的性交之中有一些非常不一样的东西。”

信中的描述稍有点矫揉造作，这也许部分是由作者自己的文学品味造成的。当然，更基础性的原因无疑是他独特的美学气质和对新奇之事的独特兴趣。然而，对新奇之事的兴趣显然不足以解释他后来发展的同性恋倾向，后者也许可以被理解为一种被延缓的反向。H. C. 亲自向我指出，他对女人的反感出现在 18 岁，在明确听闻过同性恋行为之前就已经有了，整整一年后才对男人或男孩有了性趣。而且，尽管他产生同性倾向之前阅读过克拉夫特–埃宾的作品，后来又与反向者有过接触，但同样的情况不足以让正常人发生反向。

也许要补充的一点是，H. C. 对正常男性不感兴趣。至于在道德上的态度，他说："我对自己的激情没有什么良心上的不安。我后来觉察到了道德上的排斥感，但它们都很虚幻，只是一些设想，而反向所带来的诸多好处是即时的。"他把性问题在很大程度上看作是个人品味问题。 179

我认为这个案例非常有意思。它体现了一种通常被认为很普遍的反向类型，王尔德就是这种类型的最佳案例。一个明显是异性恋的人，因为美学兴趣和理智上的好奇心成为了同性恋。在现实中，这种类型一点也不常见。事实上，强烈到足以引导性冲动的好奇心和美学兴趣本身就很少见。而且，仔细阅读这份人生履历就可以发现，说理智控制了性冲动，这不过是一种表面现象。在激情面前，理智从来都是工具。表面上的原因事实上就是结果，我们所看到的，是一种被延缓的同性恋冲动的逐步显现。

案例 28——英国人，40 岁，外科医生。性经历出现较早，始于 10 岁左右，一个同伴引诱他与他的姐姐们性交。他没有体验到快感。稍晚一点，有一位女仆开始对他很亲切，最后把他叫到自己的房间，女孩半裸着，抚弄和亲吻着他的胳膊，教他给她自慰。后来有一次，她尝试让两人交合。女孩获得了满足，但他没有射精。回到学校后，他经常和同学相互自慰，14岁的时候有了第一次射精。

一离开学校，他就拜倒在女人的石榴裙下。17岁的时候经常与她们性交，但他更喜欢给女孩们自慰，尤其是说服她们尝试她们从未试过的姿势，让他任意摆弄。25岁的时候，他订婚了。订婚期间，相互自慰的频率尤其之高。结婚后，每天大概性交两次，直到妻子怀孕。

“在这个时期，”他写道，“我呆在一位老同学的房子里，他是我以前的情人。当时客人很多，我不得不和朋友睡在同一间卧室。看到他的身体，引起了我的色欲。关灯后我偷偷跑到他的床上，而他没有拒绝。那晚我们相互自慰。我们在一起度过了接下来的两周。在和妻子性交的时候，我从未体验过同样的快乐，尽管我尽了自己的义务。她在五年后去世了，我全心全意地把自己奉献给了我的朋友，直到他去年意外去世。从那以后，我对生活失去了一切兴趣。”

180

我要谢谢一位著名的精神病医生，是他给了我这个案例。他说这位病人看上去非常健康，但是有神经衰弱和抑郁倾向，有神经质的性格。身体很有男子气概，体毛丰盛，有一个睾丸看上去很小。

案例29、30——下面的话来自案例中一位主角的密友：“我第一次注意到反向是在公立学校当中，那时候的我认为所有形式的反向都是一种堕落，令人讨厌。那时候，我们宿舍有一位15岁的男孩挑选了一些人做朋友，然后引导他们私底下相互自慰。他是从自己的哥哥那里学到的，一位海军军校的学员。当时我还没有注意到。在多年之后，当我沉浸于柏拉图、卢克莱修和伊壁鸠鲁主义者的著作之时想起了这件事。20岁的时候，当我和好友A.一块度过一次假之后，我对它有了兴趣。我和A.现在仍然有着深厚的友谊。我们有很多共同的爱好，一起研究和讨论一些不同寻常的问题，但不包括同性恋问题。之前，我们一直是各睡各的房间。这一次，我们住在乡下，不得不将就一下。我们不仅在一个房间，而且只有一张床。当他把一只胳膊放在我身上的时候，我一点也不奇怪，因为我知道他特别依恋我，而且我还一直心中有愧，没有回之以热情。但是，后来我醒来发现他正在给我口交，想尽力激起我的反应，这让我感到非常震惊。换做是其他任何人如此放肆，我估计都会恨得牙痒痒，朋友也没得做了。但是，我还是很在意他的，尽管从来不是那么明显。于是我们开始讨论这个话题。他告诉我，他的性欲特别强烈，他已经尝试过很多方式。要想获得安宁，他必须通过某些方式得到满足。他讨厌卖淫，认为那是一种堕落。他感觉自己生理上迷恋某些女人，但智识上喜欢另一些男人，这两种因素从未结合在一起。尽管他曾和一些女人有过亲密关系，但觉得这对她们来说是不对的，因为他对理想婚姻的期待很高，不能与她们结婚。他总是对同性感兴趣。数年来，他和一位大学密友X（他在感情上特别依恋的一个人，我认识）维持着一段柏拉图式的友谊。两人都觉得这段感情在道德上没什么问题，感觉良好。两人都讨厌肛交。然而，X.从未

181 讨论过这个话题，似乎对此感到害羞，A. 对此没有羞耻感，尽管他在所有事情上表现出了强烈的自尊。他说，除非是和亲近的朋友讨论，或是有人向他寻求私人建议，否则永远不会说起这个话题。

“A. 是一位军官的大儿子。出生的时候，父母分别 21 岁和 19 岁。父母健康，两个孩子（都是男孩）体格良好，老大体格更佳。他身高中等，四肢纤长，态度自信，有一张睿智的脸（古希腊那种），气色极佳，举止迷人，脾气很好，阴茎很大，包皮很短。他喜欢哲学、自然科学、历史和文学。与其说他聪明，不如说他善于思考，有耐心，意志力坚强，一旦打定主意做什么，就会不停地努力直至完成，即便花费数年的时间。他很会唱歌，喜欢骑自行车、划船、游泳和爬山。健康状况极好，12 岁之后从未生过病。他说只有当枕边人无法满足他的时候才会睡不着。他每周需要满足一次，天气热的时候需要两三次。他从不抽烟，也不喝啤酒或烈酒。现在还是单身，不过相信婚姻会满足他所有的需求。

“X 同样是家中的老大，父母来自不同阶层，生他的时候（21 至 24 岁）既年轻又健康。父亲是一名建筑工人。他的外貌算不上英俊，但看上去让人舒服，非常敏感、整洁，做什么事情都有条不紊，意志力不是很坚强，对女性寡言少语。性格好学，喜欢哲学、政治和自然科学，也是一位不错的音乐家。做适当的锻炼，但极容易疲劳。身体大体健康，但说不上强壮，是一名素食主义者，善于独立思考。直到两年前，他从未对任何一名女孩感兴趣。事实上，他曾经讨厌女孩。但是现在，他订婚了。他已经放弃同性恋有十八个月，但此后经常做梦，消化也不好，脾气易怒。他认为唯一的补救措施就是结婚，这是他正在推进事情的。他认为同性恋十分自然和正常，尽管欲望不强，每两周一次总是让他感到很满足。他是因为A.才走向同性恋的。觉得自己有一种模糊的需求，而和A.的关系让他得到了慰藉。他认为这是一个禀性问题，无需讨论，除非作为科学家的研究对象。他说只会和最亲爱的朋友发生这种行为，无法拒绝后者的要求，和别人是不可能的。他的包皮很长，身上的肉细嫩如女人，身材非常匀称。

“这两个人都热心于社会变革，一个积极参与，一个被动卷入。两人都认为现行法律对同性恋来说是一种贬低，很是荒谬。同时他们认为，法律禁止多偶制是导致卖淫的主要原因，因为很多女人无法过上诚实的生活，得到别人的关爱，而很多男人可以和这个女人结婚以获得生理上的满足，同时又和另一个女人结婚以获得精神上的满足。 182

“我认识他们的时候，他们正彼此全身心地投入两人感情当中。现在，他们仍然是朋友，只是相距遥远。两人都非常值得尊敬，其中的X甚至有点诚实过度。”

根据后来的消息，X结婚了，他的同性恋倾向几乎暂停了。也许，这部分是因为他现在安静地住在乡下。A.令人吃惊地迷恋上了一位与他年龄相仿的女子，然后订婚了。他宣称自己对这个女人的爱超过了对任何男人的爱，但他仍然对自己的男性友人有着强烈的激情。显然，A.身上的同性恋倾向要比X身上的更强烈。他身上的男子气占主导地位，非常有活力，渴望施展自己的能力。相较于同性恋，这种情况在双性恋者身上更常见。他的神经系统很强大，从来不紧张。他著有一篇科研论文，可以在特别吵闹的环境中学习，丝毫不受打扰。他的声音很雄厚（唱歌的时候音阶很低），能吹口哨，不自负，尽管身体条件很好。他的手很精致，最喜欢绿色。他对朋友的温暖情感主要体现为一些女性化的表现。几乎不做梦，从未做过春梦。他（比弗洛伊德更早）解释说所有不是由生理原因导致的梦都是“知梦”（wise-dreams）。他总是立即满足自己的性需求，要么通过朋友，要么通过自慰。他的性需要没有机会影响他的潜意识生活。

也许有人会对这两个案例的归类表示怀疑，因为我个人并不认识其中的主人公。接下来的案例，讲的是我认识多年的人，我认为它是一个非常清晰的双性恋案例。

案例 31——英国人，有独立的生活来源，52 岁，已婚。他的祖上血缘很复杂。在他母亲那边，据说有些生活在上个世纪早期的先祖是反向者。他记得自己还是小男孩的时候，就喜欢父亲的仆从们对他的爱抚。他同时梦见男人和女人，两者没有区别，对女性有强烈的性感觉。能够性交，但对这种行为不强求，感官快乐存在升华的倾向。已婚多年，有好几个孩子。

183

他喜欢的男性，没有特定的阶层或年龄。对于年龄比自己大的男人，他的感觉类似于女人，喜欢得到他们的爱抚。他对于自己的身体美极其自负。他回避肛交，对性行为不是很在乎，但是喜欢长时间的相互撩拨，喜欢情人在撩拨的时候称赞他。他既能够欣赏男孩之美，又对年轻的女孩着迷。

他的穿着和走路的姿势，对香水、装饰品和所有精致事物的喜爱，毫无疑问体现了女性化的特征。身体极其光滑白嫩，臀部浑圆。生殖器正常，性格偏女性化，非常虚荣、易怒，专注于琐碎细节。在个人容貌上花了很多时间，喜欢听别人的赞美。有一次，他拍了一张模仿巴克斯（Bacchus）的裸照。他在道德和生理上都很有勇气，在诗歌和推理方面有不错的天赋，有神秘主义的倾向。

他知道自己对男人的爱与社会习俗不相容，也和对妻子的爱不相容。他把它视为一种遗传，至少部分如此，是天生的。

案例32——C. R.，医生，38岁，一位有葡萄牙血统的爱尔兰人。“我母亲来自于一个古老的贵格会教徒家庭。14岁之前，我一直没有意识到两性方面的区别，因为我和我的姐妹们被有意识地隔开了。在此期间，尽管无法理解的奇怪渴望总是不停地缠着我，我在思想和行动上都一无所知。

“14岁的时候，有一个年龄比我大几岁的表亲来我家住，和我睡一张床。让我吃惊的是，他抓住我的阴茎不停地摩擦它，直到一阵兴奋的快感抓住了我，不断变得强烈直到什么东西射出来。然后他让我为他做同样的事情。在接下来的几个月里，我们不断地重复这个过程。我没有看到这种行为带来什么伤害。

“在同一年，我去了学校。但过了一段时间，我的同学们没有一个提出或暗示过进行这种行为，直到一位朋友和我们一起度假。有一天，他在浴室了重复了这一过程，把他的阴茎按在我的大腿之间，发生了类似的排射。不久之后，我发现有好几位同学和男表亲们有类似的欲望。首次给我性启蒙的表哥不断和我过夜，以类似的方式相互取乐。

“再后来，有一次母亲不在家，我和父亲睡一块。他抓住我的阴茎，翻开包皮。我也抓住他的阴茎，发现他勃起了。我继续摩擦它，他制止了我，告诉我不应该这样做；在我长大一些之后，应该会喜欢让女人做；假如我自己不这么做，让别的男孩做，我应该会更享受。我十分确定，父亲是一名反向者，因为在和我睡的时候，他经常把我赤裸的身体紧紧地和他靠在一起，然后总是坚硬的勃起。有一次，他摩擦我的阴茎直到射精，然后让我从他后面抓住他的阴茎，摩擦了好几分钟。我过去经常和父亲开玩笑，因为 17 岁之后，我的阴茎就比他的更大。等会儿再说我父亲。17 岁的时候，有一位大学里的朋友和我睡一块，有一次在我脱掉衣服后，他说自己很嫉妒我的阴茎比他的大这么多。上床后，他让我转过身去，然后我发现他正试图和我肛交。我很震惊。他一边尝试一边跟我说和女人这么做会带来极大的快感。然而，什么都没有发生，这也是我唯一的一次肛交。

“18 岁的时候，有一天晚上，一位大学室友把我介绍给一个女人，她是第一个和我发生关系的女人。我们躲到岩石后面，她抓住我的阴茎放进她的身体，倚在我的身上。

“我回家的时候，父亲显然开始怀疑我。几天之后，他告诉我说和女人发生任何关系都有危险，我应该等到足够成熟，当男孩长成男人的时候就应该时不时地和女人发生关系。他嘱咐我若得了花柳病一定要告诉他，以便及时得到治疗。

“在大学里，有几位室友喜欢和我睡在一张床上相互自慰，脸对脸地紧紧挤在一起直到射精。但从未有人尝试肛交。

“不久之后，我去了布鲁塞尔，第一次花钱去了大教堂附近的妓院。我从 8 位裸体的美人之中选择了一位年约 18 的女孩。她很贪婪，要收我 10 法郎。而我花了 20 法郎付房租，只剩下 2 法郎。我想要她和我玩，但她只是抓住我的阴茎，用力地插入她的身体，动作很粗暴，于是我很快就射了。这个结果让我很反感，于是回到住处后自慰了。

“一年后，我去了一趟葡萄牙。在那里，朋友们经常带我去妓院，也经常把我介绍给水性杨花的女子，我和她们都发生了关系。葡萄牙的妓女们从不提不自然的要求，也从未有一个男人带着性方面的目的接近我。

“在我成为一名医学生之后，我经常造访一家土耳其浴室。185 有一次，我在开玩笑的时候拍了一下朋友的屁股，当时父亲也在场。他告诉我说，这种行为在公共场合不合适，假如我喜欢这么对他或其他一两个人，私下做则没有妨碍。21 岁之前，父亲在浴室里总是遮住他的阴茎不让我看见，但在我成年后，他经常暴露阴茎并不断地给我看裸体女人。他还教我怎么用避孕套。

“24 岁的时候，有一次在浴室，有一位经常去浴室的高个英俊男子坐在我旁边，玩笑着用他的脚趾头敲我的脚趾头，把他赤裸的大腿紧紧地靠着我的大腿。过了一小会儿，在冷浴室的时候，他的手又偷偷溜进我的浴巾，抓住我的阴茎。然后他让我几天之后来浴室见他，说我会对他要做的事情感到快乐。

“我遵守了约定，他把我带到最热的房间，我们躺在地上。几分钟之后，他翻过身来将一条腿压在我身上，我害怕于是跳了起来。他强烈地勃起了，但我拒绝再躺下，尽管他把包皮翻下来激起了我的欲望。我担心会被其他人看见。后来我又和他在浴室见过两次，每次他都很主动。我相信，假如我们是在私人场合的话，我可能会屈服。

“不久之后，我在浴室遇到一位年长的绅士，他也主动接近我。我因为害怕而拒绝了他。同时我也不喜欢他，他有口臭和一嘴坏牙。此外，我那时候也能去大陆享受女人带给我的慰藉。

“毕业之后，我加入了驻扎在南非的军队。令我震惊的是，我的很多战友都喜欢男性交往。有一位曾经负过伤的军官在部队医院和我睡过一张床，他总是在我们脱衣服的时候称赞我的阴茎。我们经常相互把玩直到完全勃起，但从不自慰或尝试任何不自然的恶趣。

“我以前尽可能频繁地与女人发生关系，也经常光顾土耳其浴室。我发现有几位浴室里的客人不正常，包括里面的一位按摩师。他喜欢把玩我的阴茎，亲我，挠我痒痒。

“我在 28 岁的时候结婚了，婚后生活正常，我和我的妻子现在仍然彼此相爱，有好几个孩子。

“我的最后一次同性经历是在澳大利亚。有一次在悉尼的一家浴室，有一位洗澡的同伴开玩笑挠我痒痒，当我勃起的时候，他抓住我的阴茎，我跳了起来，然后他让我对他做任何我喜欢做的事情。我拒绝了。还有一次是在一艘沿岸航行的蒸汽 186 船上，一位同船的旅客曾暴露身体，扮作一座雕像。后来我们变得很熟，他希望我和他共度良宵，我同样拒绝了。

“我很健康，也很强壮，喜欢骑马、钓鱼和射击。我的生活非常主动和活跃。我既非音乐家也不是艺术家，但喜欢听音乐，觉得艺术作品很了不起。

“我有 6 尺高，偏胖，身体很强壮，阴茎有 6 寸长，勃起时有 8 寸。我能一晚上射精两次而不觉得累，每周至少有两次性交。我的阴囊很紧致，睾丸都很大。我射精特别慢。婚后，我从未有和其他女人性交的欲望，但有几次遇到了吸引我的男人。我有一位很了解我的朋友（另一位医生），我们晚上在一起的时候会相互玩一玩。我特别希望他给我行割礼。除了像学校里的小男孩那样让身体紧紧靠在一起，我们从未有过超出感觉之外的任何行为。

“我最喜欢的颜色是绿色。

“有春梦之后，我的春梦里，总是妻子或某位男性情人。

“性欲反向比人们通常认为的普遍。对于自己所有的性行为，我从来没有感到过良心上的不安。我认为同性恋的本能十分自然，除了对我的妻子，我的同性恋本能要比异性恋的本能更强烈。我从没有诱导任何年轻人进入性生活，也没有勾引过某位女孩。17 岁以下的男孩，或者社会阶层较低的人，对我没有吸引力。”

案例 33——M. O.，30 岁，出生在美国，父亲是英国人，外祖父是苏格兰人——祖上其余的人都是长期生活在美国的英国人，稍微有点荷兰血统。他身高 5 英尺 8 英寸，棕色的头发和眼睛。据目前所知，他没有遗传问题。他小时候偶尔会犯“舞蹈症”（chorea），得过扁桃体炎，因为久坐习惯产生了顽固的消化问题，尽管不是很严重。他性子急，有点神经质，讨厌绝大多数户外运动，但自然之美对他有着强烈的吸引力。他受教育程度很高。

根据他最早的记忆，4 岁的时候父母搬过家。搬家前，他记得有两次明显的性经历。有一次，一位比他大 5 岁的表亲坐在浴室里，M. O. 感觉到了他的性器官。M. O. 被母亲叫了出去。187 另一次是在货车厢里，和一位年纪相仿的小女孩在一起。他们躺在车座上试着性交。女孩的姐姐走进来发现了他们。她说：“我要去告诉妈妈，你知道，她说过让你不要再这样做了。”每次想起这些清晰的记忆，他都涌起一种强烈的印象，觉得类似的事情还有很多。5 年前，M. O. 遇到了一位同龄的男人，他在同一时期住在同一个社区。通过比对，他们发现那里几乎所有的小孩都做过类似的事情。这个社区的居民都属于“令人尊敬的”中产阶级。

M. O. 后来搬到了另一个类似的社区，在那生活到 11 岁。他关于这一段时间的记忆特别多，也特别清晰。除了一个小孩，所有其他 5 至 14 岁的小孩似乎都沉溺于混乱的性游戏。4 至 12 岁的小孩结伴跑到树丛或深草中，别人看不到，相互展示自己的身体。有时候，他们还会抓住生殖器，但不是像自慰那样。那时候的M. O.对自慰还一无所知。有时候两三个人在一起的时候，还会尝试性交。在M. O.身上，有着对性的强烈好奇心，欲望也多少有一点，但真实的接触并未带来巨大的满足感。有那么两三次，女孩们给他做过口交，而他给她们舔阴，但都没有快感。他很确定，在所有的这些游戏中，女孩和男孩一样主动。

在此期间，M. O.一会儿和这个女孩好，一会儿和那个女孩好。在小孩子中间，这很常见，大人们的玩笑也起到了促进作用。M. O.对女孩的性显然有更多的好奇心。不过，那时候的他也表现出了同性恋的兴趣。他经常和一两个甚至更多比他大的男孩跑到隐蔽处，相互看对方的生殖器，抓着它们。有一次，他和另一位男孩在一个废弃的花园，脱光衣服以便仔细地相互打量。另一个男孩主动亲吻了他的屁股。这么做的时候，M. O.体验到了一种特别强烈和独特的性感觉，这是他记住的第一次性触动。然而，当对方要求互换的时候，他拒绝了。

在这一时期快要结束的时候，M. O.身上出现了一种新的性特征，并得到了持续的发展，当时他完全没发现这一点。他开始对某些男孩产生一种很不一样感觉，比对女孩的感觉更加强烈，尽管那时候他没有做过比较。例如，有一个他认为十分漂亮的男孩，他们经常去对方家，一起玩很久。在学校的时候，他们常常四目相对，眉目传情，直到忍不住咯咯笑起来。他们从未讨论或想到过性的问题。这是一种非常感性和理想化的经验。M. O.确定，和这位男孩在一起的主要原因是他的美。这时候，他开始想念一位住在第一个街区附近的邻居，对方是一名

188

英俊的年轻人，年纪比他大很多。住在那儿的时候，M. O. 不怎么关注他，但现在却特别喜欢他，尽管已经很少见到他。在校园里，此人的一个眼神或不经意的一句话都会使他陷入狂喜，别人谈论他的时候，M. O. 也听得津津有味。

有一位小两岁的表弟经常来他家，和他睡一块。他们很喜欢对方，经常互相抓着生殖器。

11 岁的时候，M. O. 家搬到了一个很远的街区，那里几乎没有年龄相仿的小孩，也不可能和老地方的小孩保持联系。这一次，直到进入青春期，他的性生活完全处于隔离的发展阶段，和之前的混乱不堪形成强烈的对比。他记得自己喜欢和两三个男同学摔跤，把他们的脑袋夹在两腿之间。他觉得他们没有意识到他的性冲动。他也有意识地和一些女同学调情，但对她们从未有过任何性暗示。他读过一些家庭医疗书籍。

有一天，他正躺在一个有点不平的旧沙发上。完全没有想到的是，他突然体验到了一种美妙的新感觉，它不同于任何曾经有过的体验，远远超出了纯粹的好奇心。他不断地重复这件事，不久就射精了。他很快学会了自慰。他会隔几天自慰两三次，事后又很后悔，因为这让他很有负罪感，羞于沉溺其中。他祈求得到帮助，时不时因未能克服这种轻易形成的习惯暗自流泪。两三年之后，有那么一段时间，他似乎成功了，可是又发现自己每隔八天就会做春梦并大量夜遗。正是在这时候，他看到了报纸上的一些广告，后者使他相信这是由他自己导致的一种病症。他从未诉诸广告中的补救措施，但是对克服这个坏习惯失去了信心。既然不好的后果似乎都是精子的流失，他觉得也许通过自慰得到的快感要更强烈一些。

在很短的一段时间里，他记得自己对动物的性器官产生了浓厚的恶趣，尤其是对马。他觉得雄性的性器官有趣得多。

189

渐渐地，完全基于内在的原因，他开始形成一种关于男同性恋的理想化观念。在这种观念中，对方应该是一个漂亮而情感丰富的男孩，两人彼此间可以产生一种极其浪漫的激情。他经常好几个小时不动，躺在床上想着这些，在想象中构造令人兴奋的情境。突然，他在教堂结识了一位名为埃德蒙（Edmund）的年轻人，他似乎符合 M. O. 的一切期待。那时 M. O. 是 16 岁半，埃德蒙有 15 岁。M. O. 开始求爱，埃德蒙在经过一段时间的疑虑之后，最终向 M. O. 的生理请求屈服了，而且是一种彻底的屈服。两人夜夜呆在一起，享受股交之乐，有时候是相互自慰。他们的父母也许偶尔会感到不安，但这段关系在一年半甚至更长的时间里没有受到干扰。同时，M. O. 偶尔会与其他男孩发生关系，但他最喜欢的还是埃德蒙。他对于女孩没有性欲。尽管经常和她们在一块。

后来，M. O. 和埃德蒙去了不同的大学，但是两人会在假期见面，并经常互相寄送热烈的情书。两人都饱受真正的相思和嫉妒之苦。M. O. 在回顾自己这一段初恋之时，一点也不觉得有什么遗憾。它显然给他带来了根本性的影响。

在大学过了一年之后。埃德蒙转到了另一所离 M. O. 更远的学校，见面的机会变得更少了，但他们的感情仍在，一有机会就会性交。后来，埃德蒙逐渐对女人感兴趣，并最终结婚了。M. O. 同时也不断和大学里的朋友们建立关系，偶尔也会找其他人。

从整体上来看，M. O. 偏爱比自己年轻一两岁的男孩。但是，随着年龄的增长，他偏爱的年龄差越来越大了。30 岁的时候，他认为自己和一位 17 岁的年轻人有了事实上的“订婚”关系，后者有着不一般的早熟，其心理年龄比生理年龄大很多。

M. O 在自己的感情得不到自由释放的时候，总是感觉不幸福。对他来说，生活的其他方面非常令人失望，最大的乐趣就是通过这种方式获得的。假如能够按照他当前的计划，和刚才提到的那位年轻人结合，他会觉得这是自己人生最好的结局。否则，他说，生活没有任何意思。

他对男性美有一种热爱和激情。他也能客观地感受到女性美，他的设计中包含流动的曲线和精细的色彩，只是她们对他没有任何性吸引力。女人们经常设身处地为他着想，但他发现190 自己越来越容易被女人身上的小毛病激怒。和男人在一起的时候，他一般会更有耐心，更富同情心。

吸引他的第一部文学作品是柏拉图的对话，20 岁的时候第一次读到。直到那时候，他还对自己的独特性一无所知。他阅读了所有能够找到的古典文学，喜欢佩特（Pater），欣赏他对自身性别的态度。四五年之后，当他读到拉夫洛维奇的著作，觉得给他带来了真正的帮助，特别感激它的作者。

M. O. 无心伤害社会大众的情感，但作为个体，他觉得自己有同样的权利追求幸福。他认为男孩 13 至 15 岁有可能被反向，过了 16 岁就不能被掰弯了。他们也许会献身于某个反向者以达成自己在性方面的需求，但他们在本质上仍然正常。他是基于自己曾经有过的同性恋关系得出这个结论的。他经历过约30段持续时间长短不一的关系。

在他最在乎的同性恋关系当中，M. O. 感觉到了一种强烈的诗意和升华，但他总是避免自己表现得过于情绪化。

谈到反向者身上的女性化特征，他写道：

“11岁之前，我经常和一位大我五岁的表哥（前面提过他）一起玩一个游戏。我在游戏中扮演女孩，一个纯浪漫的，和性无关的爱情故事，乐在其中。

“后来，一直到青春期，我都喜欢表演，总是扮演女性角色，穿裙子，围披肩，戴着项链、假发以及头饰。13岁的时候，家人开始拿这个取笑我。我偷偷玩了一段时间，然后就对它失去了兴趣，之后再也没有玩过了。

“不过，在进入青春期之前，这种喜好多少保留了一点在我对情人的感受当中。在我眼中，他们就像花儿一样。

“进入青春期之前，我父亲有时候叫我‘娘娘腔’。这种称呼让我感受到了前所未有的屈辱。青春期之后，他不再这么叫我了，其他人也渐渐地不再这样取笑我。但它带来的伤痛却还在，导致我不止一次地询问关系近的男女朋友，问他们是否觉得我很女性化。他们每一个人都断然否定，认为我的理性生活具有明显的男子气概，有逻辑，不偏不倚，有怀疑精神。其中有一两个朋友还说，我的辨识能力超过绝大多数男性。我对自己房间的整理达到了女人的标准，但装饰风格不同于她们。有一个男性朋友说我缺乏一点‘男子气概的粗俗表现，如吸烟’。有些女性朋友说我对女人的穿着有着不同寻常的关注度。我自己的穿着一点也没有女性化特征。我的力量达到了男性的平均水准，但灵活性远超他们的一般程度。假如早点接受训练的话，我相信自己可以成为一名优秀的柔术家。

“我从未有过吸烟的念头，平时既不喝咖啡也不喝茶，几乎不喝白酒，从来不喝啤酒，最喜欢甜点。这种口味很大程度上源自于我经常坐着的生活方式。出去露营的时候，我感觉自己的口味明显偏向热量更高、稍带刺激性的食物。

“我的勇气从未接受过考验和挑战，我发现其他人似乎都指望这一点。我在宗教问题、政治和社会观点上非常激进。在道德上，我可能属于傻大胆，也可以说是大无畏，我也不知道怎么说。

“我的口哨可能吹得比大部分男人都好。

“很小的时候，我奶奶教我绣东西，后来我每次做一点，每次做一点，直到 24 岁。有一次，其中一块难处理的地方把我惹怒了，直接把它扔火里烧了，此后再也不想摸了。作为一个节俭的人，缝缝补补几乎都是我自己完成的。

“我对大部分珠宝有一种明显的反感。我的美学观念主要体现在多数和我有关系的男性身上，尽管我的眼界不算宽广。我喜欢整洁、有序，一般意义上的好品味。我穿衣服节俭，一点也不挑剔，人们似乎都很认可这一点。因为懂得挑选合适的礼物，懂得搭配衣服和布置房间，经常听到别人的恭维。”

M. O. 说自己有时会咬自己的情人，尽管非常温柔。对自己感性趣的人，他经常有一种想掐他们的念头。

对于反向者都是骗子的说法，他觉得非常愚蠢。他说很少有人保持彻底的诚实。假如人们在社会中越诚实越危险，那么就越不可能做一个诚实的人。有那么两三次，当他不得不保证不再和那些让他着迷的人性交，他就再也不会因为隐瞒同性恋关系而感到有愧了，因为本来就做不到。

上面讲述的是八年前的情况。在这八年间，M. O. 的健康状况得到的极大的改善。户外活动明显增加了，也更感兴趣了。

M. O. 向一位著名的专家做过两年咨询，后者给他进行了彻底的精神分析。这位专家告诉他，他的同性恋倾向并没有他想的那么强烈，并建议他和年轻貌美的女子结婚。专家认为他的同性恋倾向来自于他六岁时把鼻子摔坏的经历。那时他的弟弟出生了，得到了所有人的关注和照顾，而 M. O. 还特别依恋母亲。他还记得朋友们和邻居们谈论此事。刚开始，M. O. 不愿意接受这种解释，但是经过长时间的反思之后，他倾向于认为它的确是一个重要的因素，尽管不是唯一的原因。根据他后来对儿童的观察及与自身的对比，M. O. 说他可以确定自己比一般人的情感更丰富，也更容易表露情感。他最渴望的就是情感，最大的痛苦就是没有人在乎他。10 岁或 11 岁的时候，他曾因为这个原因试图自杀。 192

同时，作为精神分析的一个结果，为了消除这种影响，他现在记起并更多地强调自己 12 岁之前对女孩的兴趣。假如他的性经验由此被证明没有反常之处，那么，12 岁之前的经历就不应该被看作是同性恋的证据，而只是一种神经系统和性感受的早熟，后者通过与其他小孩私底下的性行为得到了很大程度的提升与指引。不过，他不知道为什么这些经历让他成为了一名同性恋而不是异性恋。

精神分析让 M. O. 想起自己小时候经常亲吻和拥抱不同的女孩，但同时他也记得自己没有产生明显的性欲，尽管这些交往方式很可能会激起性欲。这种曾经的确存在过的兴趣后来完全消失了，和埃德蒙的关系发展起来了。然而，女人或女孩们的陪伴并不会让他反感。他在智识上的友情主要来自于女性，而感情上的友谊则是和男性。

最近，M. O. 和已婚好些年的埃德蒙相处了几天。尽管对彼此完全没有了性趣，他们发现彼此间还存在着强烈的爱。两人对过去都没有任何的遗憾，反而觉得这段关系的最终结果挺好。埃德蒙德仍然俊美，其他人也这么看。

尽管性早熟，M. O. 对色情小说的第一反应是非常恶心，反感将性感觉与下流的词汇或趣闻联系起来。部分因为这一点，部分因为怀疑主义的气质，他一直不相信同伴告诉他的关于射精的事情，直到自己真正体验到。对于生殖的事实也是如此，直到在医学作品中读到。一想到生殖，他就会感到十分恶心，一直到 25 岁之后。他认识的一些正常年轻人也有同样的感觉，但他相信这一点可以通过当前在美国学校展开的性教育得到克服。

193

再次，关于女性化的痕迹：也许是在两年前，咬人的冲动突然完全消失了。他后来对戏剧的兴趣明显增强。这种兴趣产生的方式十分自然，没有掺杂任何以前那样的异常因素。在情人面前也不再有孩子气。M. O. 相信，最近做的包皮切除手术使得自己的审美观念更偏向阳刚之气。

这些年来，他没有听别人说过他有女人气，尽管有些人和他的朋友说他“很特别”。他建立了很多亲密和持久的友谊，对方有女有男，都与性无关。他怀疑，别人眼中的特别，并不仅仅因为他的同性恋倾向，还有他的美学观念和怀疑主义，而且他偶尔会轻率地表达一些非正统的观点。随着一般健康状况的改善，除了饮食和某些方面的日常生活，他进入了一个改变期。

接着前面没有讲完的地方，M. O. 说过了大概一年，那位他认为自己实际上已与之“订婚”的 17 岁的年轻人退出了约定，因为这会给他的未来蒙上阴影。但两人情感联系还在，尽管大多时候身处异地，两人只要一见面就会发生身体上的关系。后来，对方爱上了一位年轻女子并订了婚。他和 M. O. 的生理关系就此结束，不过友谊仍然深厚。第一次分手之后不久，在这种非同寻常的遭遇的影响下，M. O. 对一位很有魅力的年轻女子变得友好而亲密。他向她坦诚了自己的不正常，而后者并没有因此讨厌他。

在外人看来，他们的关系很可能就像情侣。然而，另一位心怀嫉妒的女人开始诽谤他。面对这种痛苦，他觉得自己必须求婚以表达对她的尊敬。这位年轻的女子没有明确表态，但邀请他到自己家中住上几个月。他去了，可惜没过多久，他自己家里发生一件悲伤的事情，于是不得不回家。此后四年里，他们没有见过面。尽管有通信，但越来越少。他和男孩们的关系又继续了。

在最后一次见她之前，他结识了自己后来的妻子。两人的 194

相识始于一次很现实的会面，完全不涉及感情方面。渐渐地，这种关系发展成了一种智识上的友谊和相互理解。M. O. 对这个女人没有任何保留。经过长时间和各方面的考虑之后，两人结婚了。此后，他再也没有和妻子之外的人发生性关系。两人虽然没有性激情，但都很想要孩子。好几年之前，他就感觉到了为人父的本能。

M. O. 相信，不应该从道德上给同性恋贴上耻辱的标签，除非它出自某位有着完全道德责任能力之主体的邪恶之举。他希望不要发生这种情况。他相信，充分而谨慎的性教育可以免除同性恋大部分的危险和不幸福，这种教育应该面向所有的儿童，不论有无异常。

第四章　女性的性欲反向

性欲反向在女性当中的盛行——杰出的女同性恋——低等民族中的女同性恋——校园及其他地方的暂时性女同性恋——案例——女反向者的生理与精神特征——女同性恋的现代发展

女性的性欲反向，和男性的性欲反向一样常见。在柏拉图的《会饮篇》中，阿里斯托芬尼斯（Aristophanes）提出了一个亦庄亦谐的性理论，其中男性和女性的立场完全一样。不论是不是一种空想，这种理论足以表明，在特别熟悉同性恋的古希腊人眼中，女同性恋发生的概率和男同性恋发生的概率似乎一样的。这一点毋庸置疑。事实上，和其他反常现象一样，虽然比较明显的同性恋在女性中可能更少见，但几乎可以肯定是，不那么明显的女同性恋比男同更常见。一位友人告诉我，有一位天主教徒的告解神父和他说，承认有过同性性行为的女性， 195

其数量是男性的三倍之多。大多数女同的发展历程和男同类似，产生于同样的环境。同性恋在女孩中很常见，就像在男孩中一样。人们发现，在某些条件下，大学、女修道院和监狱中的女同性恋非常多。在正常的社会条件下也是如此。也许，第一份关于同性恋的详细记录就发生在女人身上。正是通过研究这么一个发生在女人身上的案例，[①] 韦斯特法尔也许可以被看作是开展性欲反向之科学研究的第一人。

196 而且，和男同性恋一样，女同性恋现象也很可能伴随着高超的知性能力。在当前的社会状况下，有一个关于女性性欲反向的清晰概念，事实上在某些方面比男性性欲反向的概念还要重要。就像有些人说的，“这是一个男人的世界”，假如真的存在大量能力出众的女性反向者，这一点将具有非常重要的意义，具备男性化的素质会让她们更容易获得合适的男性职业。[②]

---

① 凯瑟琳娜·玛格丽特·林肯（Catharina Margaretha Lincken），仿照匈牙利伯爵夫人萨洛塔·瓦伊（Hungarian Countess Sarolta Vay）采用的方式（如借助假阴茎），与另一名女子结了婚，于1721年被控犯鸡奸罪而判了死刑，终年27岁（米勒［F. C. Müller］，“另一个关于反向性感觉的案例”［Ein weiterer Fall von conträrer Sexualempfindung］，弗里德里克《法医病理学册页》［*Friedrich's Blätter für Gerichtliche Medizin*］，第4期，1891年）。近代以来研究得最彻底的女性反向者案例是伯爵夫人萨洛塔·瓦伊（弗里德里克《法医病理学册页》，第1期，1891年；同见克拉夫特－埃宾《性精神病》，英文版第10版，第416—427页；同时概述在本书上几个版本的附录E中）。萨洛塔一直打扮成男人，和一位始终被蒙在鼓里的女孩经历了一段假的婚姻。她被无罪释放，允许回家并可以继续着男装。

② 安娜·吕林（Anna Rüling）对此有过评论，见《中间性类型年鉴》第7卷，1905，第141页及以下诸页。

人们注意到，杰出女性经常表现出某些男性化的特质，不分年龄和行业。[①] 甚至被埃及历史学家称为“历史上第一位伟大女性”的女王哈特谢普苏特（Queen Hatschepsu），也具有显著的阳刚之气，在纪念碑上总是以男装的形象示人，甚至还戴上假胡须。[②] 其他一些被怀疑具有同性恋气质的著名女王，也多少有一些可疑之处。如俄罗斯的凯瑟琳二世（Catherine Ⅱ）似乎是一名双性恋者，瑞典的克丽丝汀女王（Queen Christina）具有明显的男性化特征以及高超的智商。在她身上，这两者似乎与一种明确的同性恋或双性恋的气质结合在一起。[③]

一些伟大的宗教和道德领袖，如布拉瓦茨基夫人（Madame Blavatsky）和路易丝·米歇尔（Louise Michel），不是同性恋就是双性恋，至少具有显著的男性化气质。[④] 18 世纪以降的伟大女演员们，经常被确认为同性恋，这多少有点符合实情。其他

197

① 当然，这一点并不必然意味着性欲反向的存在。我曾指出（如《男人和女人》[*Man and Woman*]，第 5 版，1915 年，第 488 页），天才往往同时包含男性特征、女性特征及婴幼儿的特征，无论男女。

② 关于哈特谢普苏特女王，希尔施菲尔德有过较多评论（《同性恋》，第 739 页）。在希尔施菲尔德不算特别挑剔的杰出人物同性恋名单中，包括 18 名女性。再增加一些也不难。

③ 索菲·霍赫施泰特（Sophie Hochstetter）在发表于《中间性类型年鉴》（第 9 卷，1908 年，第 168 页及以下诸页）的研究中，把克丽丝汀女王看作是双性恋者；斯考滕（《犯罪人类学月刊》[*Monatsschrift für Kriminal-anthropologie*] 1912 年，第 6 期）则相信她是一名同性恋者，认为莫纳尔德斯奇（Monaldeschi）正是因为知道了这件事情才被杀害。

④ 参见汉斯·弗莱马克（Hans Freimark）的《海伦娜·布拉瓦茨基》（*Helena Petrovna Blavatsky*）；莱韦佐夫（Levetzow），“路易斯·米歇尔”（Louise Michel），《中间性类型年鉴》，第 7 卷，1905 年，第 307 页及以下诸页。

艺术领域的诸多女性也是如此。[①] 尤其是，最伟大的女诗人莎孚（Sappho），她将艺术和激情完美结合在一起的能力完全不亚于最伟大的男性诗人，她的名字已经和同性恋永远地联系在一起了。

对莎孚的这种看法，不是没有争议。除了诗歌中的片段，可以证明这一点的可靠信息太少。她一直声誉盛隆，在古典时期，可媲美荷马。然而，即便在古代，她都是一个谜。关于她，产生了很多传说，例如她为了法翁（Phaon）之爱投海的经典故事。但可以确定的是，与她同时代的人对她极为尊敬和仰慕；出身于贵族家庭，很可能结过婚，有一个女儿；一度被政治放逐；她像阿乐凯奥斯（Alcaeus）打扮年轻人那样装扮自己的女性朋友。我们知道，古代的女同性恋在斯巴达（Sparta）、莱斯博斯岛（Lesbos）和米利都（Miletus）尤为普遍。有机会读到莎孚所有诗歌的贺拉斯（Horace）说过，其情诗所倾诉的对象是莱斯博斯岛的年轻女孩们。但是，以莎孚为主角编造过很多传说的奥维德（Ovid），从未说过这些说法有真实的根据。不可避免地，早期基督徒会迫切地向这样一个模棱两可的人物发起批判。塔提安（Tatian，《护教书》[*Oratio ad Graecos*]，大概在第 52 页）谴责希腊人敬拜女同性恋者莎孚的雕像，一个被情欲冲昏头脑的放荡妓女。结果，现代有些人就把莎孚看作是

① 画家罗莎·波纳尔（Rosa Bonheur）尤其体现出了女天才身上的男性化特征。她经常打扮成男人，而穿女装的时候，她的男性化气质有时候还会引起警察的注意。见西奥多·斯坦顿（Theodore Stanton）写的传记。

一个声名狼藉的人物，而另外一些人则走向另一个极端试图为她“平反”。由是，穆尔（W. Mure）在《古希腊语言和文学史》（*History of the Language and Literature of Ancient Greece*，1854年，第3卷，第272—326页，第496—498页）中经过充分的考察之后，倾向于接受诸多关于她的恶闻，尽管他本人没有明显的敌意。 198 穆尔认为，相较于男性的同性恋行为，女性的同性恋“更容易得到宽恕”，并说“在现代，它的女性追随者大多具备优雅的举止和高超的造诣。”另一方面，巴斯库尔（J. M. F. Bascoul）拒绝接受任何有损莎孚在现代的完美声誉的论断，甚至力图根据他所理解的含义，用不带同性恋色彩的语言重写莎孚最著名的颂歌。（巴斯库尔，《贞洁的莎孚与雅典的女权主义运动》[*La Chaste Sappho et le Mouvement Feministe à Athènes*]，1911年。）维拉莫威兹－默伦多夫（Wilamowitz-Moellendorff，《莎孚和西摩尼得斯》[*Sappho und Simonides*]，1913年）也赞同威尔克（Welcker）的老看法：说莎孚是一名同性恋者，这是一种“邪恶的”指控，令人气愤，不可接受。然而，在今天，大部分靠得住的权威虽然否认关于莎孚的各种乌七八糟的传说，没有质疑她的声誉，却并不倾向于否认她的诗歌中具有同性恋的特征。“所有的古代传统及其现存诗歌中的特质，”普拉特教授（J. A. Platt，《大英百科全书》，第11版，“莎孚”）说道，“都表明她的品行类似于那时候就广为人知的‘莱斯博斯岛人’（Lesbian）。”至于“莱斯博斯岛人的品行”具体包含什么，事实上我们很难说清楚。如克鲁瓦泽（Croiset）在谈论莎孚时所言（《希腊文学史》[*Histoire de la Littérature Grecque*]，第2卷，第5章），“讨论这种友谊或爱的准确含义，或是精准地将其区分出来，根本没有意义，因为它既有审美或感官的友谊之意，又有柏拉图式的爱情之意。”（同见艾德蒙斯［J. M. Edmonds］的《新发现残稿中的莎乎》［*Sappho in the Added Light of the New Fragments*］，1912 年）。布洛赫得出了类似的结论（《梅毒溯源》，第 2 卷，1911 年，第 507 页），认为根据现代的研究，莎乎的诗歌很可能将高尚的理想情感和充满激情的感官之欲结合在了一起，这种情况也经常发生在正常的爱情当中。

必须要指出来的是，相较于男同性恋而言，文学作品中出现女同性恋的概率要高很多。事实上，在古希腊人那里，女同性恋几乎没有得到真正的祝福。文艺复兴时期，随着古典精神的复兴，得到关注的仍然是青少年男子，如马里诺（Marino）表达理想化同性恋的叙事长诗《阿多尼斯》（*Adone*）。从那以后，男性的反向很久未曾出现在文学作品中，有也很简短，多是作为被讽刺的对象。女性的反向则成为了一个有可能得到详细描述的主题，甚至还被故意拔高。有许多诗人和小说家，尤其是在法国，他们的作品可以为证。

199

前面已经提到，阿里奥斯托就描述过女性的同性吸引。狄德罗（Diderot）的著名小说《修女》（*La Religieuse*）首次出版的时候，人们还以为出自一位修女之手。小说描述了一名淫荡变态的修道院院长对一名修女的折磨。据说，这名修道院院长的原型在谢勒修道院（Abbess of Chelles），一位摄政王的女儿，来自于一个好几代人都曾表现出明显反向倾向的家族。根据其他人的说法，狄德罗的描述很符合修道院中可能发生的同性恋现象。女同性恋，尤其是在修道院中，在18世纪通常不会被严肃地谈论到。因此，我们可以在一出写于1773年的戏剧《修道院里的乐趣》(*Les Plaisirs du Cloître*)中发现同性恋的场景。(《18世纪的爱情剧场》[*Le Théâtre d'Amour au XVIII*[e] *Siècle*], 1910年。) 擅长以含蓄的方式描写爱情心理活动的巴尔扎克，在其《金目少女》(*La Fille aux Yeux d'Or*)中也以模糊而夸张的浪漫形式涉及了这个问题。戈蒂耶(T. Gautier)在《莫班小姐》(*Mademoiselle de Maupin*，1835年)中将一个有同性恋倾向的女子逐渐认识到这个事实的故事，作为其精彩故事的主线。他是从纯粹的艺术家和诗人的角度去把握这个主题，但他的处理方式展现出了一种了不起的洞见。戈蒂耶在一定程度上以浪漫的笔调描写了莫班夫人或莫班小姐(她更愿意让人家这么称呼)的生活。她出生于1673年(父亲叫德奥比涅，d'Aubigny)，打扮成一个男人，成为了一位著名的击剑教练，后来又成了一名歌剧演唱家。具有明显的双性恋气质，对女人的热爱导致她进行各种冒险。最后她去了修道院，34岁的时候死在那里，留下了圣洁的名声。(见克雷顿[E. C. Clayton],《歌曲女王》[*Queens of Song*]，第1卷，第52—61页；卡尔施，"莫班小姐"[*Mademoiselle Maupin*],《中间性类型年鉴》，第5卷，1903年，第694—706页。) 另一位更伟大的作家福楼拜，在小说《萨朗波》(*Salammbô*，1862年)中让女主角成为了同性恋。左拉(Zola)也在小说《诺娜》(*Nona*)及其他作品描述了性反向。大约30年前，畅销小说家贝洛特(A. Belot)出版了名为《吉罗小姐，我的妻子》（*Mademoiselle Giraud, ma Femme*）的小说，销量很好。作者采取了一种卫道士的立场，不免以庄重的态度坦诚地面对这个越来越具有社会意义的话题。小说讲述了一个男人的新娘不让他接近自己，因为她和一位女性朋友在婚后继续发生关系。这本书似乎启发了很多来后出现的小说，其中一些在面对这个问题之时，对社会规则表达了相当大的抵触。其他涉及这个话题的小说家还有莫泊桑（《保罗的女人》[*La Femme de Paul*]）、布尔热（Bourget，《罪爱》[*Crime d'Amour*]）、孟戴斯（Catulle Mendès，《魔女》[*Méphistophéla*]）以及写过《克劳丁》（*Claudine*）系列的威利（Willy）。

200 在诗人当中，曾大胆涉及过女同性恋题材的有拉玛丁（Lamartine，《女王》[*Regina*]）、斯温伯恩（Swinburne，《诗与歌》[*Poems and Ballads*]，第一卷）、魏尔伦（《平行集》以及皮埃尔·卢维[Pierre Louys]，《比利提斯之歌》[*Chansons de Bilitis*]）。《比利提斯之歌》是一本关于同性恋的散文诗集，引起了公众极大的关注。它走的是神秘主义的路线，据说原作者是一位新发现的古希腊东部地区的女诗人，此书是译本。叙利亚地区把阿芙罗狄蒂（Aphrodite）叫做比利提斯（Bilitis，贝尔提斯[Beltis]更常用）。《比利提斯之歌》受到了维拉莫威兹－默伦多夫的严厉批判（《莎乎与西摩尼得斯》，1913年，第63页及其他地方），说它是“对希腊精神的拙劣模仿”，暴露了对希腊古典文化的无知。

更有意思的是，一名不仅天赋极高，而且本身带有同性恋气质的女子以“蕾妮·维维恩”（Renée Vivien）之名发表了一系列的诗歌。这位女子真名叫保琳·塔恩（Pauline Tarn），出生于1877年，父亲具有苏格兰血统，母亲来自于美国的檀香山（Honolulu）。她小时候被带到了巴黎，长成了一位法国小姐。她四处旅行，还在古莱斯博斯岛的第一大城市米提林尼（Mitylene）有过一栋房子。喜欢独处，不喜欢公众场所，对女性朋友很热情，尤其是对一位约在1900年早逝的朋友。这位朋友的去世给保琳·塔恩的生活带来了巨大的悲痛。根据描述，保琳·塔恩长得很漂亮，性格单纯，天性甜美，在很多方面素养极高。然而，她神经过度紧张，患有无法治愈的抑郁症。后来皈依了天主教，于1909年去世，葬在帕西（Passy）的公墓里，时年32岁。有人认为，她的代表作堪称法国文学中的最美诗篇之一。（查尔斯·布伦［Charles Brun］，"保琳·塔恩"［Pauline Tarn］，《记录与评论》［*Notes and Queries*］，1914年8月22日；很了解保琳·塔恩的查尔斯·布伦还写过一本小册子《蕾妮·维维恩》［*Renée Vivien*］，巴黎，1911年。）她的代表作有《练习曲与序曲》（*Etudes et Preludes*，1901年）、《灰烬与尘埃》（*Cendres et Poussières*，1902年）和《追思》（*Evocations*，1903年）。她还写过一本小说，名为《出现在我面前的女人》（*Une Femme M'Apparut*，1904年），据说在一定程度上是她的自传。"蕾妮·维维恩"也写过一卷关于莎孚的诗，其中包括一些莎孚诗歌的译作；她还有编写过一卷《基萨尔德斯的诗》（*Les Kitharèdes*），一本关于基萨尔德斯的诗集。基萨尔德斯是莎孚的追随者，也是古希腊少数女诗人之一。受其诗歌残篇的启发，"蕾妮·维维恩"完成了这一卷的写作。

还有一点要说的是，大量涉及同性恋的暴力犯罪，或者 201 具有法医学意义的案例，也发生在女同性恋当中。大家知道，女性在公共犯罪，尤其是暴力犯罪当中，所占的比率相对较小。[①] 但是在同性恋的圈子里，有些人可能已经预料到，情况恰恰相反。人们经常发现，具有女性气质的男性反向者很少做出具有攻击性的暴力行为，尽管他们经常自杀。女性反向者，也许结合了她们的女性情感特质、一定程度的婴儿期冲动以及男性化力量，在嫉妒及相关情绪的影响下，更有可能导致激情犯罪。反向者在生活中一定经常面对这样的情绪。

近些年来，第一个明显的案例就是1892年发生在美国的孟菲斯案（Memphis case，亚瑟·麦克唐纳［Arthur Macdonald］，“对女性病理性行为的观察”［Observation de Sexualité Pathologique Féminine］，《犯罪人类学档案》，1895年5月；同见克拉夫特－埃宾《性精神病》，英译版第10版，第550页）。在这个案件中，一位天生的反向者爱丽丝·米切尔（Alice Mitchell），女扮男装并用男人的名字，计划与芙丽达·沃德（Freda Ward）结婚。这个计划被芙丽达的姐姐揭穿了，于是爱丽丝·米切尔把她杀了。没有理由认为她在实施犯罪之时精神不正常。她是一名非常典型的反向者。她母亲精神不正常，有杀人的冲动。她自己也有点精神不稳定，很小的时候就出现了

① 真正的犯罪行为在女性当中是否更少，人们对这个问题也许存在一定的分歧（见本人的《男人和女人》，第5版，第469页，1915年），这里主要是指经法庭审判的犯罪行为。

男性化的生活习惯。她的脸明显不对称，看上去比实际年龄要小。她人不坏，性知识匮乏，在亲吻芙丽达·沃德之时羞于让外人看到，而芙丽达觉得没有理由害羞。她最后被判定精神不正常。

再晚一点，美国又发生了很多类似的案例。其中有一个即所谓的“蒂勒姐妹案”（Tiller Sisters，我要感谢芝加哥的基尔南医生提供的一些细节）。有两位欧非混血女子，以“蒂勒姐妹”之名，在一家廉价剧院一起做过多年的演出。其中一位是反向者，小时候就对男性感到恐惧，对另一位女子在性上很是着迷。后者不是天生的反向者，后来在一位男性的引诱下逐渐离开了她。在嫉妒的怒火之下，她闯入二人的公寓，开枪射杀了那位男性。她后来被判终身监禁。有人为她做过精神失常的辩 202 护，但证据不足。还有一个案子，也是发生在芝加哥（在1899年6月份的《医药》[*Medicine*]杂志和10月份的《精神病学家和神经学家》杂志上有过报导）。有一位受过训练的护士和一位年轻女子一同生活了14年，后者因不同原因先后离开过四次，但每次都被诱导回到了她的身边。最终，这名年轻女子还是离开了她，并结了婚。然后这名护士朝她丈夫开了枪，但没有造成致命伤。这个案子里的嫌疑人有过两次婚姻，但每次都无法和丈夫相处。据说她母亲死于精神病院，兄弟也自杀了。她被控扰乱社会治安罪，被判罚款。

在芝加哥后来的一个案子里，有一位名叫安娜·鲁比诺维奇（Anna Rubinowitch）的22岁俄罗斯女孩，因嫉妒射杀了另一位她从小就迷恋的俄罗斯女孩，然后开枪自杀。两名女孩的关系一度非常亲密。“我们的爱情在灵魂上是纯洁的，”安娜·鲁比诺维奇经常这样说；“我们在不同寻常的意义上彼此相爱。”（有人和我说她们存在肉体关系，性器官都正常。）两人一直如此，直到安娜的“小甜心”在一位男性的追求之下开始对自己产生怀疑。嫉妒导致安娜失去了理智。也许要补充的一点是，安娜的父亲在数年前也开枪自杀了。

同性恋关系也是引起女性自杀的一个原因。1901 年初，在马萨诸塞州发生了一个案子。一位 21 岁的女孩患上了神经衰弱，且伴随有明显的歇斯底里症。在此期间，有一位已婚并育有小孩的邻居兼朋友照顾她。邻居比她大 14 岁。两人关系变得越来越密切，彼此都很热情。女孩的母亲和邻居的丈夫采取措施终止了这段亲密关系，女孩被送往另一个遥远的城市。然而，两人仍然偷偷会面。当障碍无法再被逾越的时候，女孩带了一把手枪，当着母亲的面，在一座神殿里朝自己开枪，当场死亡。这个女孩尽管有时候有奇思怪想，但所有人都喜欢她。她的脸蛋很漂亮，体格健壮，喜欢所有户外运动，工作起来不知疲倦，声音很好听，在很多俱乐部和社团里都非常活跃。年纪比她大的邻居来自一个贵族家庭，已经赢得了所有人的爱和尊敬。1905 年，在纽约的一个案子里，一位退休的水手，曾指挥跨洋大船多年的“约翰·威德船长”（Captain John Weed），在进入一家老年水手之家后没多久就生了病并心情抑郁，于是他自杀了。后来人们发现，“威德船长”事实上是一个女人。有人告诉我，老水手之所以抑郁并自杀，是因为被迫与一位女性伴侣分开。

年轻女孩对女演员及其他杰出女性的迷恋，有时候也会导致自杀。在费城，数年前有一位家境极好、长得漂亮且教育程度很高的19岁女孩，对一位首席女歌手玛丽·加登小姐（Miss Mary Garden）陷入了狂热的迷恋。两人在私底下并不认识。年轻女孩对歌手的崇拜可谓无以复加，研究她的发饰和美甲方式，希望成为她的女仆。当意识到这一愿望无法达成的时候，她饮弹自杀了。（多少有些相近的案例时不时发生在文明世界的每一个角落。对此类案例及异装癖的报告，包括男性和女性，多数来源于当时的报纸，可以在柏林科学－人道主义委员会出版至1909年的《月度报告》[*Monatsberichte*]、《季度报告》[*Vierteljahrsberichte*]；1913年之后的案例可参见《中间性类型年鉴》。） 203

然而，直到不久之前，我们对女性性欲反向的了解还很少。甚至到了1901年（本书第一版已经出版），克拉夫特－埃宾写道，有记录的案例还不到50个。专著中关于女同性恋的讨论也不多。

克拉夫特－埃宾在《性欲与性心理变态》的早期版本中，很少对女性反向给予特殊的关注，尽管也发表过一些案例。难得的是，莫尔在他的《反向的性感觉》中用专门的一章列举了很多案例。在该书的研究中，女性的性欲反向得到了同等的关注。不过，希尔施菲尔德才是第一位将女同性恋和男同性恋一视同仁的权威。在《同性恋》（1914年）中，两种同性恋被置于相同的基础之上，同时得到研究。

确定的是，导致关于女性性欲反向的研究进展缓慢的原因并不复杂。尽管女同性恋在前面的案子中导致了十分严重的后果，但大部分的男性似乎一直对它漠不关心。在男性中可能引发犯罪或离婚的同性关系，在女性则被认为完全没有伤害。[①] 204 另一个理由是，女同性恋不容易被发现。我们习惯于认为，女性之间的熟悉和亲密程度要远高于男性之间的亲密程度，对不正常的激情不那么容易产生怀疑。同时，对于女性的性生活，它们正常或不正常的表现，我们内心极其保守和无知。一个女人可能会对另一个女人产生强烈的性吸引力，但后者不一定意识到这种感情与性有关。即便她意识到这一点，通常也很不愿意去揭示这种亲密经验的性质，甚至会采取预防措施。事实上，通过帮助前者看到这种不正常，也许有助于缓解自己所承受的压力。在无数自愿寄给克拉夫特-埃宾的坦白书中，没有一份出自女性之手。还有一个理由是，女性中得到充分发展并有着明显表现的案例可能真的很少，尽管发展程度较低的案例更加普遍。这一点与女性受到轻微刺激就可感受到性高潮的事实吻合，女性发生严重变异的可能性要低一些。[②]

然而，在男性中发现的失常，普遍存在于各个地方的女性

---

① 一位18世纪的年轻男子说的话很有代表性（他心目中的结婚对象有一位女同性恋朋友），提利伯爵（Comte de Tilly）在其《纪念》（*Souvenirs*）中引述过："我承认，这种竞争不会让我恼火；相反，它让我觉得很有趣，都快忍不住笑起来了。"普通民众可能和这位有教养的年轻人持不同的立场。在法国大革命中被送上断头台的朗巴勒夫人（Madame de Lamballe）一般被看作是一名女同性恋者。据说因为这个原因，暴徒们曾用特殊的方式侮辱她美丽的头颅。

② 霭理士，《男人和女人》，第5版，1915年，尤其见第8章和第15章。

之中。女性的性反向有时候被看作是一种现代文明之恶，但盎格鲁－撒克逊人对它已经很了解。17 世纪西奥多的赎罪书（Penitential）规定"女子间的通奸"应被判三年苦修（比男同性恋或兽交［bestiality］的处罚要轻）。在世界各地的野蛮民族当中，女同性恋也很常见，只是它们通常没有像男同性恋那样被记录下来。①

205

在新西兰，据说莫伦霍特（Moerenhout）讲过，那儿的女人们有同性恋行为（尽管我没能找到相应的出处）。在男同性恋很常见的南非，我们在女性当中也发现了类似的现象。在巴西的部落当中，甘达沃（Gandavo）写道：②

> "印第安人部落当中有些女人决定保持贞洁，不找男人。她们抛弃一切女性技能，模仿男人，像男人那样打理头发，与男人一块作战或打猎，背着男人的弓箭，总是和男人一块活动，每个人还有一位伺候她的女人，和她生活在一起。"

这一点有点类似于北美男性当中的现象。仔细研究过"不男不女"案例的赫尔德医生告诉我说，他在女性当中没有发现对应的现象。

---

① 卡尔施（《中间性类型年鉴》，第 3 卷，1901 年，第 85—89 页）对世界各地的女同性恋做过一些讨论。

② 甘达沃，见解引自洛马科（Lomacco）的文章，见《人类学档案》（*Archivio per L'Antropologia*），1889 年第 1 期。

不过，毋庸置疑，女同性恋在各个地区的北美印第安人当中广为人知。在不列颠哥伦比亚（British Columbia）居住的萨利什印第安人（Salish Indians）当中有一个传说，有一个神秘的老妇人用牛角当作阴茎与一名年轻女子性交。[①] 在阿西尼博因印第安人（Assiniboine Indians，居住在加拿大和蒙大拿）和福克斯印第安人（Fox Indians，住在爱荷华州）的神话当中，也有关于女同性恋的传说，据说源自与两者联系紧密的阿尔冈昆－克里印第安人（Algonkin Cree Indians）。[②]

206 根据阿西尼博因印第安人的传说，有一位男人的妻子爱上了他的姐姐，两人私奔并生下一个没有骨头的孩子。丈夫追上了她俩，杀掉了他的妻子和孩子。没有人想着为她复仇。福克斯的传说被称作“两个相互为娼的少女”，故事是这样的：“据说在很久、很久以前，有两位年轻的女子是经常一起玩的朋友；据说同时还有两位分别追求她们的年轻人，但她们甚至都不怎么和他们说话。过了一段时间之后，两个年轻人开始觉得有点不对劲。于是在一个夏天，在她们开始出去剥树皮的时候，他俩跟在后面，远远地不让她们发现。当她们剥树皮的时候，他们就躲起来。过了一段时间，他们听不到干活的声音了，于是

① 《人类学研究所杂志》，7—12月，1904年，第342页。

② 洛伊（G. H. Lowie），“阿西尼博因”（The Assiniboine），美国自然历史博物馆，《人类学论文集》（*Anthropological Papers*），纽约，1909年，第14卷，第223页；琼斯（W. Jones），“福克斯见闻录”（Fox Texts），《美国民族学研究会会刊》（*Publications of Am. Ethnological Soc.*）莱顿，1907年，第1卷，第151页；引用在麦克默特里的“北美印第安人中的女同性恋传说”（A Legend of Lesbian Love Among the North American Indians），《泌尿学评论》（*Urologio Review*），1914年4月。

偷偷地接近她们所在的位置。就要靠近的时候，他们看到她俩正在脱衣服。第一位少女脱光衣服，躺倒在地。‘老天，这些女孩在干什么啊？’他们的第一感觉是好奇。让他们震惊的是，两位女孩开始上下抱在一起。正在这时候，年轻人冲出去跑到女孩跟前。那位压在上面的女孩立即滚下来，躺在地上，她的阴蒂竖起，形状奇特，就像乌龟的阴茎。于是女孩们开始讨好两位年轻人：‘噢，不要告发我们！’，她们说，‘这种事情真的不是我们自己想做的，我们是在某种不可知的东西的影响下做的。’据说，事后其中一位少女肚子变大了，后来生下一个孩子，长得像一只软壳的乌龟。”

在巴厘岛（Bali），根据雅各布斯（Jacobs）的观点（据普洛斯［Ploss］和巴特尔斯［Max Bartels］的引述），女同性恋和男同性恋一样普遍，尽管它更加隐秘。要么用手指，要么用舌头，或者女阴相互摩擦（tribadism）以获得满足。

记录桑吉巴尔岛黑人男同性恋的鲍曼发现，这种现象女性中也不少见。尽管东方礼仪使得这些女人不可能公开地穿男人的衣服，她们在私底下这么做。其他女人可以通过男性化的举止认出她们。而且女人的衣服不适合她们，其他女人也能通过这一点认出她们。她们偏爱男性的工作，在具有同样倾向或正常的女人那里寻求性满足。后者被她们的礼物或其他手段所征服。除了模拟正常男女性交或舔阴，她们有时候用乌木或象牙制的阴茎，其中一端有一个龟头，有时候两端都有龟头，这样两个女人可以同时使用它。有时候，还会在上面钻一个洞，可

207

以往里面注温水。据说这是阿拉伯人发明的，有时候用在被关在后宫无法得到性满足的女人身上。[1]

根据科赫尔（Kocher）的观点，同性恋行为在阿拉伯女性当中很少见，尽管在男人当中很普遍。然而在埃及，据戈达德、克歇尔及其他人的看法，女同性恋几乎成为了一种时尚，后宫中的每一个女人都有一个“朋友”。在土耳其，有人说女同性恋很少，但是在后宫和女人的土耳其浴室中似乎可以找到。整个伊斯兰世界都是如此。16 世纪的布朗托姆（Brantôme）谈到了土耳其女人浴室中的同性恋，同一个世纪的利奥·阿非利加努斯（Leo Africanus）提到了摩尔人（Moorish）中的女同性恋行为，在非斯（Fez）还有提供这种卖淫服务的正式机构。奥斯曼有一位“莎乎式”的女诗人米希里（Mihiri），她的墓在阿玛西亚（Amasia）。万贝里（Vambery）和阿切斯托里德斯（Achestorides）都认为女同性恋在土耳其非常盛行。[2]根据科尔（Corre）的看法，在法属克里奥尔的国家（French creole countries）当中的，女同性恋在黑人及混血儿当中很普遍。“我认识一位非常漂亮的女士，”他说，“不是瓜达卢普（Guadalupe）本地人，有自己的家庭和孩子。她不得不远离市场和某些商铺，因为混血女子和黑人女性特别喜爱她，敢对她发出某些厚颜无耻的邀请。”[3]他提到了几个多少带有暴力的案例，都是成年女性试图性侵 12 或 14 岁的有色人种女孩。他发

① 《民族学杂志》，1899 年第 6 期，第 669 页。

② 布洛赫，《卖淫》，第 1 卷，第 180—181 页。

③ 科尔，《克里奥尔国家中的犯罪行为》（*Crime en Pays Créoles*），1889 年。

现，成年男子性侵男童的案例要少得多。

在中国（据马提翁的研究）以及南圻（Cochin China，据洛里翁［Lorion］的研究），同性恋似乎在女性当中并不常见。然而在印度，它很可能和男同性恋一样盛行。 208

在本书第一版，我引用了布坎南医生（Dr. Buchanan）的观点。那时候他在帕戈尔布尔地区（Bhagalpur）监管孟加拉的中央监狱。他告诉我，他和他的前任在25年里从未遇到过这样的案例。然而，另一位在印度医疗服务系统任职的官员向我保证，不要怀疑印度女同性恋的普遍程度，无论是在监狱里还是监狱外。感谢他为我提供的下列描述：

"女同性恋在印度的盛行度通过如下事实就可以得到证明：在印度斯坦语（Hindustani）中，用来表达同性恋含义的单词就有五个之多。（1）'dúgáná'（2）'zanàkhé'（3）'sa'tar'（4）'chapathái' 以及（5）'chapatbáz'。她们通常用的方式是马夏尔（Martial）所谓的'双子座阴交法'（geminos committere cunnos），但有时候也会用到她们称之为'萨布拉'（saburah）的假阴茎。这种行为本身被称为查帕特（chapat）或查帕蒂（chapati）。印度斯坦的诗人们，纳齐尔（Nazir），兰金（Rangin），让·莎赫伯（Ján S'áheb），都大量描写了女同之爱，有时候很露骨。让·莎赫伯是一位女诗人，说相较于和男人性交，和假阴茎性交更容易让女人得到满足。当谈到两位生活在一起的女同性恋时，通常更委婉的表达方式是说她们'分居'。有这么多文学上的证据可以说明它的盛行，神奇的是，布坎南监狱长竟然没有看到。

“事实上，在拉贾斯坦邦监狱（gaol of R.），监管人在女囚室发现了大量假阴茎。它们是用黏土做的，然后晒干，有使用过的痕迹。在锡金邦监狱（gaol of S.），有一个穿着男性服装的女人（常见于印度的女同性恋）因其性癖好而闻名。经仔细检查发现：她的脸部线条分明，乳房像男人，但乳头更长，容易硬起来，臀部和髂部非常男性化，大腿也是如此；阴蒂的腺体较大，容易勃起；小阴唇又厚又大；外阴户明显，因为她年轻的时候做过妓女；声音很低沉。她的伴侣身材较矮，身形举止的女性化特点突出。我听说，‘这个男人’曾去一家寺庙祈求神灵，使她能够让伴侣受孕。（‘印度医书提到女性与女性有可能通过性拥抱而生出无骨的胎儿’，《雅利安医疗科学简史》[*Short History of Aryan Medical Science*]，第 44 页）。

“在达曼－第乌邦，有两个生活在一起的女人，一个是婆209 罗门，一个是从事放牧的首陀罗。她们的常用方式是女阴相互摩擦，有一位亲眼见过的人告诉我。在锡金邦，我曾被叫去治疗一位富有的伊斯兰教徒的遗孀。在一次检查阴部的时候，我发现具有马蒂诺（Martineau）所说的一些特征，表明她在早期有过自慰，后来有过女同性恋的性行为。她承认了这一点，说自己和三个身材特好、容貌俊美的侍女有过同性恋行为。她说自己在小时候就开始自慰，‘和其他女人一样’，而同性恋性行为始于青春期之后。另一位我认识的伊斯兰女教徒，有着非常大的阴蒂。她告诉我说，自己在 12 岁的时候受邻居的教唆开始了同性恋，此后断断续续有过同性性行为。还有两个同属首陀罗种姓的姐妹，两人都是寡妇，生活在一起，喜欢一起进行性行为。

“有时候，女同性恋者在相互摩擦女阴之时，动作非常激烈。在某个中央监狱之中，据说两名女犯的相互拥抱导致外阴发生了肿胀。我的一名下属偶然提到了这件事，当时他在这座监狱做医疗助理。当我进一步问他，他说自己曾被叫去治疗的这名女子告诉他，男人从来没有让她满足过，只有和女人在一起才会感到满足。他还说女同性恋‘在监狱中十分普遍’。”

上面这些也许足以表明，同性恋行为，以及很可能属实的性欲反向，广泛地分布在世界各个地方的女性之中，尽管它和男同性恋一样，会因地理、民族、国籍或社会状况的不同，在出现的频率以及外在表现的强烈程度上会有一定的差异。例如，18 世纪的卡萨诺瓦（Casanova）说，普罗旺斯（Provence）的女人尤其有同性恋的倾向。

在欧洲的监狱中，女囚中的同性恋行为很可能和男囚中的同性恋行为一样普遍。事实上，有理由认为女同性恋比男同性恋有时候要更加明显。[①] 同性恋在女囚中的盛行与女性的犯罪

---

① 数年前，在西班牙的一所监狱，一位新上任的监狱长决心改革女同性恋的交往形式，她们的行为导致他的上一任很不舒服以至主动辞职。萨利拉斯（Salillas，《西班牙监狱中的生活》，[*Vida Penal en España*]）断言，所有的证据都表明女同性恋在监狱中很普遍。她们当中的“男人”（*mujeres hombrunas*）会用男性化的名字——佩佩（Pepe），皮条客（Chulo），贝尔纳多（Bernardo），勇士（Valiente）；新人在院子里会被一堆好色的女人包围，后者用各种甜言蜜语讨好她们，承诺提供保护。最厉害的悍妇成功几率最高。一天一夜之后，这种关系就开始了。

和卖淫具有紧密的联系。

210 妓女中经常出现同性恋行为，这一点比较有意思，需要单独解释，因为乍一看，它与引发同性恋的已知原因相冲突。妓女中多同性恋，这一点不存在争议。① 所有熟悉妓女生活的人都提到过这一点，只是就所占的比例存在一定的分歧。在柏林，消息灵通人士告诉莫尔，妓女中的同性恋比例有25%。据帕伦特·杜沙特雷（Parent-Duchâtelet）所言，很多年前的巴黎也是这个数字。现在，舍瓦利耶认为这个数字要更大。伯恩维尔（Bourneville）相信，75%在巴黎性病医院呆过的妓女有过同性恋行为。德国的哈默（Hammer）发现，在66名妓女中，有41名是同性恋。② 希尔施菲尔德认为，性欲反向的女性特别容易成为妓女。③ 另一方面，奥伊伦堡相信，是她们的生活状况容易导致同性恋："同性恋的关系在她们看来更高等、更纯洁和更理想化。" ④ 然而，这两种观点没有根本性的冲突，很可能都成立。

---

① 据科赫尔提供的信息，甚至在阿拉伯的妓女当中也可以发现同性恋，尽管阿拉伯普通女性当中很少有同性恋。

② 《泌尿系统疾病月刊》，1905年11月；在《柏林女同性恋》（*Tribadie Berlins*）中，他说3000名妓女中至少有10%是女同性恋。同见帕伦特－迪沙特莱（Parent-Duchatelet）的《卖淫》（*De la Prostitution*），第3版，第1卷，第159页和第169页；马蒂诺（Martineau），《外阴和肛门的畸变》（*Les Déformations vulvaires et anales*）；伊凡·布洛赫，《对性精神病的病理学研究》（*Beiträge zur Ætiologie der Psychopathia Sexualis*），1902年，第1卷，第244页。

③ 希尔施菲尔德，《同性恋》，第330页。

④ 奥伊伦堡，《性神经病变》（*Sexuelle Neuropathie*），第144页。

在伦敦，据我的了解，妓女中的同性恋要少很多，且以一种非常明显的方式局限在相对较小的圈子里。有一位朋友为我 211 提供了下面的信息："据我对巴黎妓女的经验，我认为巴黎的女同性恋特别地多。事实上，甚至可以说这才算正常。尤其是，在红磨坊（Moulin-Rouge）、巴黎赌场（Casino de Paris）及其他公共舞场中纵情声色的舞女们，因成双成对而名声在外。在多数情况下，她们喜欢一块行动，甚至是在为男人提供专业服务的时候。在伦敦，这种事情自然没有那么明显，而且我认为也少得多，但肯定有。有一些知名的妓女，大家都知道她们的同性恋倾向。在我本人认识的妓女中，还没有人属于纯粹的同性恋。我只是模糊地听说过，有那么一到两例这样的情况。不过我还听说，有一位妓女在科林斯（Corinthian）曾自豪地向所有人宣布，她要和一位女孩回家了，且没有人怀疑她的这个说法。事实上，她的名字通常和一位末流女演员放在一起。还有一个这样的女子拥有一位年轻的女追随者，后者曾在伯灵顿商场（Burlington Arcade）购买她的照片。在较低级别的职业中，所有的这些并不常见。很多女人从未听过这样的事情，她们只知道男同性恋。多数情况下，她们对女同性恋的概念感到十分恐惧，把它视为一种'法国式的兽性'。当然，几乎每一个女孩都有自己的朋友。在一起的时候，她们经常会一起睡。但是，假如不在一起还想着和对方一起睡，这种情况就肯定值得怀疑。然而在大多数情况下，两个女孩睡在一起并没有额外的含义。"

显然，妓女中经常出现同性恋，肯定存在某些根本性的原因。其中一个原因无疑涉及妓女和男人的关系。这是一种职业关系，而一旦涉及买卖，获得性满足的可能性就降低。同时，她们在这种关系中缺乏平等的社会地位和获得感，缺少能够让女性的感情与献身精神得以施展的空间。她们不得不在“被欺凌对象”或另一个女人那里寻求这些东西。①

212

除此之外，我们必须要意识到，在很多案例当中，妓女们都或多或少地表现出了诸多神经性遗传的征兆。② 她们是因为遗传因素才导致极高比例的同性恋，这也不是没有可能。妓女们的生活方式也有利于潜在因素的发展。如此，妓女中的同性恋因素，类似于罪犯中的同性恋因素，是一种非正常的倾向。天才们和高智商群体中也有类似倾向，只是程度要低很多。

有些职业会让女人们在没有男人陪伴的情况下总是呆在一起或联系紧密，不仅白天如此，往往还包括晚上，这就特别容易引起同性恋的发生。例如，修道院就是如此。无论如何，以前人们就发现修道院中的同性恋非常盛行——也许今天也是如此。尤其是在 18 世纪，很多没有宗教使命感的年轻女孩被送进

① 见《性心理学研究》第六卷，《性与社会》（*Sex in Relation to Society*），第七章。

② 妓女有时候被视为具有特殊性，类似于本能性的罪犯。隆布罗索和费列罗（Ferrerò）特别强调了这种观点，《犯罪的女人》（*La Donna Delinquente*）。此外，他们认为妓女中高发的同性恋是由下述原因导致的（第 410 页及以下诸页）：（a）纵欲过度，通常是不合乎自然的性交；（b）被圈禁起来见不到男人；（c）与同性交往紧密，这在妓院中很常见；（d）成熟和年长，第二性征的畸变易诱发性欲反向；（e）职业原因导致对男人的反感，渴望得到爱。关于美国妓女中的同性恋，见麦克默特里的《柳叶刀诊所》（*Lancet-Clinic*），1912 年 11 月 2 日。

了修道院。[①] 在今天，大旅馆中女服务员所处的环境与此类似，她们当中的同性恋也很普遍。[②] 多年前，莱科克（Laycock）在 213 女裁缝和花边女工当中发现了类似情况，他称之为歇斯底里症。大量年轻女子被工厂和商店雇佣，白天长时间地呆在炎热的房间里，相互挨着，晚上住在集体宿舍，两人一间，甚至两人一张床。这种环境很容易导致同性恋行为的发生。

在英国，尽管这种现象必然存在，但几乎没有人想过研究它们，其他国家的相关研究更加充分。在罗马，尼科福（Niceforo）在研究工人阶层各个方面的生活之时，关于从事女装裁缝业的年轻女孩们的生活方式和习惯，获得了非常准确的信息。他讲到，她们经常夹着裁缝箱走在大街上，谦恭地低着头，貌似纯真，与“顾客家里贤淑的女儿们”打交道，后者通常不到 12 岁。表象之下，她们当中有些人已经有了强烈的性需求。在工作间，若女主人或女领班不在场，她们的对话三句离不开性事。甚至在领班跟前，她们还用双关的暗语对话，如此就可能进入性兴奋状态。有时候通过意淫得到精神上的释放，

① 卡萨诺瓦认识几位修女，关系很熟。他提到同性恋在女子修道院类似于小孩子犯的错，很常见，坦白也不会受到惩罚（《回忆录》[*Mémoires*]，加尼尔 [Garnier] 主编，第 4 卷，第 517 页）。梅尔坎特（Mercante）研究过女子修道会学校的同性恋，见《精神科档案》(*Archivos di Psiquiatria*)，1905 年，第 22—30 页。

② 引用一封来自瑞士的私人信件中的一段话：“有一位英国人告诉我，他的妻子不得不辞掉她的客厅女仆（一位漂亮女孩），因为后者经常带不同的女人回来同睡。我问他这名女孩以前是不是做旅馆服务员，正如我所料，他说是的。朋友和他的妻子都没有想到这些夜访的真正原因。”

有时候会进行某种形式的自慰。有一位女孩向尼科福承认，工作时让自己的念头跟着对话走，有时候一天之内可以产生四次生理上的性兴奋（同见《性心理学研究》第一卷，“自体性欲”［Auto-erotism］部分）。她们的想法和对话有时候会产生一种模糊的同性恋情绪，又通过相互接触受到进一步的刺激。“在夏天，同一个工作间里，有些女孩不穿内裤，并且解开紧身胸衣，交叉着腿工作，几乎光着。在这种姿势下，女孩们相互靠拢，互相探看，有些会夸自己的大白腿，于是掀起她们的衬裙相互比较。很多人享受这种裸露和查看，并体验到了真正的性兴奋。从中午到下午两点，一天中最热的时候，所有人都是这个样子，当女主人穿着内衣（有时候如此，在工人面前也不觉得害臊，有时候甚至不穿内衣）在沙发上睡着了，所有的女孩都开始自慰，一个*都不例外*。炎热的天气似乎让她们更有欲望，病态地唤起了她们的感觉。在其他时候绷紧的肉欲，受彼此间裸体的刺激，这个时候不可遏制地爆发了。有些人的大腿相互缠在一起，幻想着自己是和男人在一起，以此获得更强烈的快感。”通过这种方式，她们达到相互自慰的目的。“然而值得一提的是，”尼科福指出，“这些相互自慰的女孩们不是同性恋伴侣。在工厂和工作间里，从来没有发生过同性恋。”他甚至相信，它在工人阶层的女孩中根本不存在。他进一步描述，在炎热的夏日，手头没有工作的时候，另一个工作间的一些女孩，会用别针将自己的内衣别在大腿上当裤子穿，扮演成男人和其他女孩性交（尼科福，《行话 2》［*Il Gergo*］，第 6 章，1897 年，图林）。之所以在这里详细引述了尼科福的研究，是因为

214

它们清楚地展现了暂时的同性恋行为与真正的反向之间的重要区别，尽管这些现象在某些方面看上去微不足道。人们也许会觉得这些年轻女孩的行为不是那么纯洁和正当，但从另一个方面来看，它们也算不上病态或邪恶。在严格意义上，它们是一种游戏，一种被有意识地进行的游戏。她们知道，真正的性关系应当是和男人之间的正常关系，只要有男人出现，游戏就会停止。

必须记住，尼科福所观察的是年轻女孩占多数的情况。在有很多成年女工的大工厂，这种现象应该很少。不过，它们同时也会更严肃，不那么儿戏。约 40 年前，在伍尔弗汉普顿（Wolverhampton）发生了一个案子，说在一个镀锌车间，有一个女人在晚饭后对一个新来的女孩进行了猥亵。两名年轻女子将受害者摁在地上。这一点似乎表明，同性恋的恶习在那里很常见并得到了认可。毫无疑问，这种行为特别粗陋。但同时，它也体现了同性恋在工厂中的盛行。在西班牙雇有很多成年女性的大工厂里，尤其是塞维利亚（Seville）的大型烟草工厂，女同性恋关系似乎很常见。在那里，夏天的工作环境是如此之闷热，以至于工作间里安装了信号铃，在有访客进入工作间时提醒脱得差不多的女工们。这种氛围容易导致同性恋关系的形成。数年前，那时候我正在西班牙，塞维利亚烟草公司（Seville Fábrica de Tabacos）发生了一件事在报纸上引起了极大的关注。这种事尽管不常见，但也让人们对女工的生活有了一定的认识。一天早上，当女工们进入工作间，开始脱下她们的马尼拉麻制披肩，换上工作服之时，有一个女工掏出一把小折叠刀攻

215

击了另一位女工，迅速地在后者的脸上和脖子上划了六七刀，威胁着要杀掉任何胆敢靠近的人。两位当事人都属于高级工人，从事最有技术含量的工种，在这家工厂干了很多年。从外表上看，两人形成了强烈的反差：48 岁的攻击者长得像男人，又高又瘦，布满皱纹的脸上带着坚毅的表情；另一方面，30 岁的受害者丰满漂亮，讨人喜欢。刚开始，据说是因为受害者的母亲侮辱了攻击者的儿子。然而，真正的原因似乎是两人本来有着亲近的友谊，但后来受害者与工作间里的女领班好上了，攻击者在嫉妒心的支配下决定杀掉两人，结果那位领班当天意外地没有出现。

在剧院里，由同事关系引起的同性恋更加复杂，因为同性恋的倾向往往与戏剧才能有关。稍后我会提到这一点。我要感谢一位朋友提供了下列描述："在剧院，女孩间的激情之谊极其普遍，既有无心之举，又有刻意为之。在女演员之间，甚至在合唱队和芭蕾舞团，都是如此。仓促而凌乱的更衣室里，在演出之间两个小时的等待时间里，所有的女孩都被禁锢其中，既得闲又激动，非常利于这种特殊情感的萌发。在大部分剧院里，都有一个女孩的小圈子，其他人会在一定程度上避免与之打交道，她们也会对其他人敬而远之。圈子里的女孩不遗余力地为彼此付出。大部分这样的女孩都不会介意与异性调情，但我知道其中有些女孩几乎不和男人说话，总是和特定的'姐妹'或'密友'出入成双。若她们到另一家剧院演出，另一半就会过去到门口等着。但这种关系很少有长远的。事实上，英

216

国女孩不论有没有德行，往往受到传统观念的强烈束缚，尤其是下层和中间阶层的女孩。无知和习俗构成了两个约束性的因素，使得这种变态关系很可能不会走向合乎逻辑的终点。因此，和结社及卖淫一样，同性恋最可能发生在上层社会，因为这个阶层的女性行动更加自由，也更容易摆脱偏见造成的束缚。”

在学校里，女孩和男孩一样，随着青春期的开始，通常会出现同性恋行为。一般会有两种方式，边缘性的或直奔主题的，前者不那么重要，后者则十分关键。在第一种情况下，可能是两个女孩睡在一起挨得很近，无意间彼此产生了一点性感觉，然后相互抚摸和亲吻。这种同性恋是不是真正的同性恋，只是正常本能早熟的表现。若女孩的同性恋倾向是天生的，这种倾向则会继续发展。随着正常性爱对象的出现，大多数女孩会尽快地忘掉它，因为她们对此感到羞耻。

下面的陈述来自一位女士，她也许不能被看作是一名反向者，但经历很有代表性：“和很多其他女孩一样，在学校的时候，有一位女孩教会了我自慰，然后我又告诉了另外一两位女孩。记得我和其中一位女孩曾有过疯狂的一夜，那时我们才 16 岁。事后我们感到特别羞愧，那是唯一的一次。8 岁的时候，有一位 13 岁的女孩喜欢抚摸我的身体，还教我怎么抚摸她，尽管我很讨厌这么做。我们一起睡，断断续续睡了六个月。纯粹为了快感，与感情无关。这种事情在小孩当中并不少见，但也没有人们想的那么常见。在我自己身上发生过的次数屈指可

217

数。在我刚才说起的那一夜，是我和同伴的一次重逢。小时候我们就一起睡过好几次，也做过类似的事情。那一夜我们躺在一起回忆小时候的事情，后来就被性欲冲昏了头脑。然而，即便那一次，我也从未对她产生过特殊的情感或激情，她对我同样如此。当时只是我们的感官欲望过于强烈，才做出了不耻之事。于是从那以后，我们总是在睡觉的时候避免靠得太近。我相信我们彼此不喜欢对方，一想到那一夜就会感到恶心，感觉两人既轻贱了自己，也轻贱了对方。”

天生反向者所提供的陈述和前面的案例差不多，两者之间没有明确的分界线。在此类案例中，通常是一位女孩对另一位女孩产生强烈的依恋，后者很可能比她年龄大一些，一般是同学，有时候是学校的女老师。对她们，女孩会毫不吝惜自己的感情和献身精神。这份感情可能有回报，也可能没有回报。通常对方会亲切地接受这份感情。女孩的奉献饱含情感，但通常自己不会意识到其中的性冲动，也不会寻求任何形式的性满足。不过，她会找机会亲吻对方，优先和对方睡。在这时候，即便对方感觉到了或多或少的性激情（阴部膨大，分泌粘液，附近肌肉不由自主地痉挛），因为女孩们对性事的普遍无知，通常不会注意到这种现象，也无法理解这一点。有时候，她会有意或无意地通过拥抱和亲吻来发展性感觉。我相信，相较于男孩，这种未成熟的同性恋关系在女孩中更常见。理由有四点：（1）男孩通常对性现象更熟悉，更倾向于认为这种关系不那么有男子气概；（2）相较于男孩，女孩对他人有更强烈的情感需求和自我奉献精神；（3）当前的社会条件使得年轻女子不得不 218 和异性保持距离，因此她们释放性感情的机会相对于男性要少；同时，（4）在传统观念中，女孩们在生理上可以有很大程度的亲密度，这既鼓励又掩盖了同性恋的表达。

女孩们在校园里彼此间以及对老师们的强烈依恋，不仅具有重要的心理学价值，也具有一定的现实意义。[①] 这种介于友谊和性激情之间的付出，在任何一个国家的女子学校中都可以看到。在整体上，它们的表现具有相同的形式，尽管强度和特色因时间和地域的差别而有所不同，有时候还具有传染性。在意大利，这种现象得到了最仔细的研究。奥比西和马尔凯希尼——一位是精神病学家，一位是心理学家，两人共同工作——对这种现象的分析十分精细且颇具洞见，给出了非常丰富的解释性材料。[②] 在英国的女子学校，甚至是最现代化的那种，此类现象随处可见。在一些规模较大的美国女子学院，它是如此之显眼，以至于引起了人们的诸多焦虑。[③] 然而，从整体上来看，相对于男孩，人们对女孩当中的这种关系更加宽容。这一点应该很好理解，因为在正常情况下，女孩表达彼

① 在美国有一些案例体现了正常女孩之间的情感关系，例如，见兰卡斯特（Lancaster），“青少年的心理学和教育学”（The Psychology and Pedagogy of Adolescence），《教育学刊》（*Pedagogical Seminary*），1897 年 7 月，第 88 页；和异性友谊完全类似的女生友谊，参见西奥达 · L. 史密斯（Theodate L. Smith），“青少年情感的类型”（Types of Adolescent Affection），1904 年 6 月，第 193、195 页。

② 奥比西和马尔凯希尼，《寄宿学校中的“友谊”》（*Le 'Amicizie' ài Collegio*），罗马，1898 年。

③ 见附录 B，我在那里简要地概括了奥比西和马尔凯希尼的调查结果，还介绍了英国大学里的相关现象。

此情感的方式要比男孩更显眼。一所英语培训学校的女校长写道：

219 “在这个问题上，我认为女孩们把同性作为心灵上的情感对象，这和把男孩视为情感对象一样自然。女性通过抚摸表达这种情感，既自然又纯洁。我从不认为，自己应该警告女孩们在友谊中不要出现此类生理表达。我对她们提出的建议也许适用于其他任何关系——取决于这种友谊是否对生活整体有所帮助，是否让她们变得更敏锐、友好和勤劳等，或者起到了相反的作用？”

或多或少无意识地涉及性的激情与友谊，这种情况甚至在校园之外也很普遍。它经常发生在这种情境之中：某位年轻女子的心上人远在他乡，于是在此期间，她的这种爱恋转变成对某位同性友人的依恋；通常这种情况不涉及先天性的反向；一般而言，两人关系的最终结果，要么因为男人的介入而永远成为了过去，要么因为现实生活的压力而变得更加稳固，最终让她们认识到这种感觉的真正性质，并对它们产生反感。另一方面，在某些案例中，此类关系则十分稳定，尤其是离开学校后建立起来的关系。某位情感充沛的女人，通常不是那么漂亮，可能会献身于另一位有着某种特殊事业追求的女人，后者也许非常不切实际，其性本能很可能十分微弱。她会对朋友的奉献心怀感激，但可能不会主动给予回报。在现实中，不同案例中的性表现各不相同。情感可能是无意识的或潜在的，也可能纯粹是单方面的，但一般会或多或少得到认可并彼此分享。这种情况接近真正的性反向，但还不能算真正的性反向。在此类关系中，性很少成为必要的和根本性的因素。它几乎只是次要的和附带的。通常，这种性关系在生理上和精神上是分离的。有时候，一方或双方的神经发育存在轻微的不正常。我们应该把这种关系理解为一种“过度的友谊”，其中的“过度”源自于一种未发挥出来的性本能。 220

下述陈述来自于一位在教育岗位承担重任的女士：“我有一位朋友，大我两三岁（我31岁），现在和我生活在一起。她之前刚刚度过了一段很不快乐的时光。与此相关的长期神经紧张导致她的睡眠很差，容易在凌晨3点在压抑中醒来。在我们成为朋友之初，也就是8个月之前，她偶尔会在这个时间点来我这寻求庇护。过了一段时间，我坚持让她去咨询医生，医生给了一些建议，其中一条是不要单独睡。从那以后，我就劝她和我睡一个房间。一两周之后，她一般会在睡前在我床上待会儿，这似乎有助于她的睡眠。

“此前，在她第二次或第三次于凌晨时分来找我的时候，我发现自己很高兴可以拥有她，特别不希望她离开。这一点让我感到有些惊讶，同时也有点恐慌。当我们开始频繁地睡在同一个房间的时候，生理性因素很快变得强烈。一般而言，抚摸她于我而言是一种十分自然的行为。但很快，我发现只要和她呆在同一间屋子，自己就想搂着她。和她生活在一起而没有身体接触，对我来说是无法忍受的。我们没有讨论这一点，但显然，她的欲望比我的欲望还要强烈。有时候，一起躺在床上就足以使我们满足。然而有一天晚上，在她度过艰难的一天之后，我想方设法安慰她。我露出胸部让她躺上面。后来，我们两人都无法仅仅满足于此。她开始像小孩一样触摸它，而这让我感到兴奋，远比同时露着胸部和胳膊更让人兴奋。

“这种兴奋主要是性兴奋。白天的时候，我脑子里总是浮现自己抱着这个女人的画面。同时我也注意到，抚摸其他女性朋友的倾向在我身上不但没有减弱，反而增强了。所有的这些给我带来了极大的困惑。那时，我在书上读到过的同性恋行为在我眼中不过是一种淘气行为，我无法想象自己会受到诱惑。同时，整件事情对我来说都是陌生的，因为之前我从未想过和任何人分享自己的床。我通过阅读了解到，性本能有时候十分神秘和出人意料，我感觉我也不知道接下来会发生什么。

“我只认识一位可以咨询的人（心胸宽广，性格温和，特[221]别善良），一位年龄比我大的中年男性。我写信向他寻求建议。他回了一封长信，以极其温和委婉的方式提醒了我。他写道，我最好不要突然回到以前的态度，或未经过她的同意，弱化她对我的影响。同时，也要保持十分的谨慎，不要与她更进一步，前面有危险。我试图付诸实践，在交往中不断约束自己。例如，当自己产生了抚摸她的冲动，且知道她想要我抚摸的时候，我会控制住念头。然而，唯一的结果似乎是，这种念头变得比以前更折磨人、更强烈。

“假如我的朋友这时候突然去世或离开了，这件事也就结束了，我很可能以后也会对类似的事情感到紧张。我可能会回到以前的观点，即认为女人之间通过肢体表达爱意是一件自然、纯洁的事情。我也许会比以前更赞同那些修道院老师教导的信念，即应当禁止女孩们相互拥抱，以防不可预料的本能将她们推向深渊。

“过了一段时间，我就此事和她谈了一点点。我原本以为她会和我一样焦虑，但事实上她一点也不。她和我说，她不喜欢这些想法，她千方百计地想要我。她在乎我，超过曾经在乎过的任何人，除了一个人（是她现在的痛苦之源）。假如我觉得这是错误的而不想让她再这样，会使她很伤心。

“在我这边，我很清楚她有多需要我和想我。我知道，在与他人的关系中，她正在尽最大的努力沿着我让她走的那条路走，做我认为正确的事情，尽管这给她带来了巨大的压力和痛苦。她迫切需要我的支持和安慰。我认为，在谈话之后，我应该选择的道路不是向恐惧和顾忌屈服，而是尽我所能地全身心地去爱她。我决定在提高警惕的同时继续前行。

“当时我们独自生活在一起，因而可以做我们喜欢做的事情。于是我们很快睡到了同一张床上，这样两人可以整晚睡一块。没人的时候，我们想怎么挨着坐就怎么挨着坐，每次我们都挨得很近；我们想亲吻对方就可以亲吻对方，每天都会亲吻很多次。

“在我看来，这样做的结果非常好。我们温暖地彼此相爱，但没有进行性行为的欲望，我觉得它以后也不会有。相应地，生理上的兴奋在现实中也消失了，我的脑子里不再总是浮现拥抱的画面。自从在生理上顺其自然之后，我们的感情在精神方面变得越来越强烈，也更加有益。” 222

有一种独特的同性恋受到的关注比较少，即有些女性在积极主动的女反向者眼中特别有吸引力。首先，这些女性不同于正常的或一般的女性，对于同性的追求，她们不会感到厌恶或恶心。她们一般在大部分男性眼中不算迷人，尽管可能有很多例外。脸蛋可能十分普通或不正常，但外形不错的也不是没有。相较于漂亮脸蛋，她们的脸型对女性反向者更有吸引力。她们的性冲动很少得到明显的表达，但通常感情丰富。从整体上来看，这些女性在生理或神经方面不是很强壮，发育不算很好，不是很适合孕育小孩，但她们仍然具备很多优秀的品质，总是很有女人味。也许可以说，她们是不怎么受普通男人待见的那一类女人。无疑，这就是她们容易接受同性恋的原因。但我认为这不是唯一的原因。既然她们可能构成了女同性恋中的一个群体，那么她们也许对女性有一种真正的偏好，尽管这种偏好不一定与性有关。男性之所以对她们不感兴趣，是因为这种偏好导致她们对男性的态度比较冷漠，而不是因为缺乏女性魅力。

积极主动的女性反向者，通常和这一类女性有着本质上的区别：或多或少具有一些男性化的特征，但也许算不上具有“男子气概”。事实也往往如此，因为男子气概意味着在品味和习惯上类似男性，而这些与性变态无关。女性反向者身上的男性化特征是一种器质性的本能，对于后者，她并不总是愿意突显出来。在最低的限度上，女性反向者的男性化元素也许体现为，她会追求自己迷恋的女人，同时以冷漠、直接的方式对待所有男人。和男人也许可以做朋友，但不会有任何出于真情或

223

假意的性关系。女性反向者通常对男性有一种绝对的冷漠感，而不仅仅是反感。一般地，男性也会本能地回之以冷漠。同时，女双性恋者应该和男双性恋者的比例差不多，假如不是更多的话。

案例 34——S. 小姐，38 岁，生活在美国的一座城市，一位智商颇高的女商人，在职业圈和文学圈都很有名。总体健康状况良好，但她的家族存在明显的神经系统疾病。性格冷静，镇定自如，自控能力很好，总是很平静，气质内敛，举止高贵。

她说自己不在乎男人，此生因“与女人的友谊而变得绚烂并获得荣光”，她像爱一个男人那样爱着她们。然而，她个性自律，朋友们并未察觉到她身上的这种情感。她尝试着避免把所有的爱奉献给同一个人，全身心地（她自己这么说）运用这种“爱的天赋”在心灵上和精神上获得更高的成就。有一位认识她好几年朋友说，她“天性高远，总是本能地追求高层次的东西”。

案例 35——B. 小姐，艺术家，父亲这边祖上是德国人。在兄弟姐妹当中，有一位神经过敏，有一位是反向者。她本人健康，对男人无反感，甚至乐于尝试婚姻，只要这种结合不是固定的。不过，她在男人身上感受不到任何的性吸引力，只有一次例外。早年间，当她意识到自己不适合异性恋关系，就和当时的未婚夫退婚了。很久之后，她和一位意气相投的男人建立了稳固的关系。

她迷恋于各种类型的女人，尽管知道其中有些女人只对男人感兴趣。曾有一位交往多年的女性朋友，对她有着强烈的吸引力，但这种迷恋在生理上似乎没有明显的表现。此后，她又追求过好几位女性，但她们并不想让彼此的关系超越正常的友谊。不过，有一次她和一位比自己年轻的女孩形成了亲密关系。这位女孩个性特别阴柔，被动但又高兴地接受了B小姐热烈的爱。她并不认为这种关系妨碍了自己的婚姻，尽管自己肯定不会告诉丈夫。这段关系第一次激起了B小姐潜在的性感情。在亲吻和拥抱对方身体的时候，获得了性满足，但似乎没有高潮。这段关系在很大程度上改变了她，让她感受到了幸福，容光焕发。

224

B小姐对待男人的行为举止，没有表现出性害羞，一般对男人不感兴趣，外表没有任何引人注目之处。尽管粗心大意，但她本人及行为举止并不那么男性化。她喜欢锻炼，吸烟很凶。

案例36——H小姐，30岁。在父亲这边的亲戚中，有出现异常和神经疾病的倾向。祖父酗酒，父亲行为怪异，有疑病症，受强迫症的困扰。母亲及母亲那边的亲戚很健康，性格正常。

4岁的时候，她喜欢看一位住在附近的小女孩的屁股。约6岁的时候，女保姆经常坐在田野里自慰，并且让她也这么做，说这样可以生小孩。结果她也偶尔摸自己的阴部，但没有任何感觉。约八岁的时候，她经常看见保姆们露出小孩的性器官，彼此相互展示。一个人的时候，她经常想起这些，还会想起鞭打。从不喜欢玩娃娃，她在游戏中总是担任男性角色。八九岁的时候，第一次出现了模糊的性感觉，与鞭打的梦有关，梦见自己被鞭子抽。这种梦在11至14岁的时候最生动，对女孩有了感觉之后就消失了。12岁的时候开始自慰。

13岁的时候，她对一位同学产生了最早的感情，一位优雅娇媚的女孩，有着金色的长发和蓝色的眼睛。她对这位女孩大献殷勤，提供各种小服务，总是想着她，一丁点儿的回报都会让她感激涕零。14岁的时候，她对表亲中的一位女孩产生了类似的激情，狂热地期盼她的到来，后者偶尔会和她睡一块。那时候的她甚至激动得睡不着，不过还没有出现有意识的性兴奋。15或16岁的时候，她爱上了另一位表亲，让她体验到了各种美妙的感觉。即便只是碰一下表亲的脖子，她的全身都会有触电般的感觉，她现在觉得那就是性感觉。17岁的时候，又不可抑制地迷恋上了一位同学，一位漂亮的普通女孩，在她眼中成了理想化的存在。这种激情是如此之强烈，以至于在某种程度上损害了她的健康。不过，它完全是无私的，与性没有任何关系。19岁离开学校的时候，遇到了一位大致同龄的女孩，非常女性化，但对男人没什么吸引力。这位女孩变得特别依恋她，并努力赢得她的爱。过了一段时间之后，H小姐被这种爱所吸引，部分是因为它带给她的力量。于是一段亲密的关系开始了。这段关系慢慢地往生理方面发展。H小姐采取的主动，她的朋友也渴望这种关系并从中获得了极大的快感。她们经常以同等热情，温柔地抚摸和亲吻对方（尤其是阴部）。这么做的 225

时候，两人都体验到了强烈的性兴奋，不过没有高潮，似乎也从来没有过高潮。她们对待彼此的言行和情人一样，但尽力隐藏不让外人知晓。这段关系持续了好几年，若不是因为H小姐的朋友因宗教和道德上的顾虑最终结束了这段生理关系，它还会继续。H小姐在这段关系中很是幸福。身处其中似乎让她有些不安，但同时也激起了她的性欲，尽管那时候还没有意识到它的真正性质。

很快，另一位特别撩人的女孩开始向她求爱，她也接受了，跟着自己的感觉走。她喜欢在爱情中占主导地位。后来，她开始对这段关系感到羞耻和不安，虽然其中的生理因素尚处于模糊和不确定的阶段。她开始懊悔，当女孩祈求她继续这段关系，她想尽一切办法防止发生生理关系。这一决心坚持了好些年，并试图将自己的念头转移到智识上来。后来，她与一位天生的反向者建立了一段持续数年的亲密关系。

H小姐从不自慰。偶尔，她会梦见骑马，伴随着愉悦的性感情（尽管喜欢骑马，但她不记得任何可以产生这种暗示的现实经验），不过次数极少。从未做过有关男人的春梦。后来偶尔做过与女人相关的春梦。

她对男人感觉友好，但从不觉得他们有性吸引力。与男人只有同志之谊，就像男人对男人。她喜欢与男人交往，觉得他们在智识上有吸引力。她本人在社会工作和智性工作方面非常活跃。她一直厌恶婚姻。不过，她知道自己愿意与之相爱或结婚的男人可能是什么样子。

226 她对特别女性化的女人感兴趣，是一名纯粹的和真正的反向者，胆识过人。她对知性女子不感兴趣，同时也无法容忍愚蠢的女人。最喜欢有着漂亮曲线的优雅身体，不要很瘦，脸蛋不用那么漂亮。她迷恋的女人通常比她年轻。女人对她很有吸引力，她很容易陷入其中，喜欢扮演主动的角色保护她们。她本人精力旺盛，有一点神经质。

触碰、爱抚和亲吻所爱之人的身体，都会让她得到性满足，其中温柔的成分比激情更多。（她从未进行过舔阴行为，且很反感。）她在亲吻的时候会获得高度的性兴奋，很少有高潮，只是在躺在对方身上或对方躺在她身上之时才发生，无需任何特殊接触。她喜欢对方亲自己，但是在扮演主动角色之时，并不总是这样。

她相信，同性之爱在道德上没有问题，不过是一种真实的人类天性。在同性恋者眼中，它很普通。她反对将同性恋理解为正常女性表达性激情的权宜之计。有时候，她会压制自己内在的性需求，每年都要尝试一次，但每次都失败了。她断言，爱上其他女人会对自己产生特别好的效果，无论是精神上还是生理上，而压抑只会引发病痛和歇斯底里。她在不同时期经常遭受神经衰弱的困扰，经过适当的治疗逐渐消失。反向的本能在她身上根深蒂固，虽无法被根除，却也在她的掌控之中。

案例 37——M 小姐，父母是英国人（都是音乐家），都有所谓的“紧张”气质。家族中存在神经过敏的问题，但没有出过精神病或酒鬼。她自己没有任何神经性的疾病。出生的时候很轻。在 4 岁的肖像中，她的鼻子、嘴巴和耳朵有点不正常地大，戴一顶小男孩的帽子。小时候，她不喜欢玩具娃娃或漂亮衣服，经常好奇别的小孩怎么爱玩这些东西。“根据我最早的记忆，”她写道，“我和其他小孩没有什么不同。在别的小女孩来找我玩的时候，我会感到无聊，尽管我不会粗鲁地表现出来或捉弄她们。”她讨厌针线活，不过对男孩们的玩乐同样不感兴趣。她发现自己喜欢阅读，尤其是探险故事和童话故事。总是很安静，胆小，自觉。同性恋的本能首次出现在8岁下半年或 227 9岁上半年。那时候的她特别迷恋一位老师的脸蛋，后者经常出现在教学楼二层的侧窗，摇着铃铛提醒学生开始上课。这位老师的脸蛋看上去非常漂亮，但有一丝悲伤。她总是想她，尽管没有私下的接触。一年后，这位老师结婚了，离开了学校，这种印象也逐渐地消退了。“那时候我还没有性意识，”她写道，“对性事一无所知，她唤起我的感觉是怜悯和同情，渴望温柔地对待一位悲伤和忧郁的人。就是这一点一直让我觉得着迷。我可能每过上几年相对平静的日子，然后就会发生一些事情，把它召唤出来，尽管我的现实生活很忙碌。”11岁的时候，她体验到了另一种感觉。有一次，一位年轻的女士来拜访隔壁的邻居。这位女士给她留下了如此深刻的印象，以至于她在玩的时候开小差，跑到草坪黑乎乎的角落等着看她。玩伴们还嘲笑了她。作为一个敏感的小孩，在这件事之后，她开始小心地隐藏自己的感觉，希望不被任何人发现。本能地，她觉得自己在这一点上和其他人不一样。她对美的感受力发展较早，但总有一种说不清道不明的忧郁感伴随左右。“薄暮时分，万物笼罩在黑暗之中，只有群星在闪烁”，这种画面既让她觉得十分压抑，又让她甘之如饴。12 岁的时候，她爱上了一位比她大两岁的同学。后者喜欢男孩，也从未对她的感情产生怀疑。她因不能两情相悦而默默垂泪，同时又害怕表露自己的感情引起尴尬，让人觉得她自作多情。这位同学的脸蛋让她想起洛多维科·多尔切（Lodovico Dolce）画的圣母像，她很喜欢。后来，在 16 岁的时候，她深深地爱上了另一位朋友，尽其所能地讨她欢心。这位朋友家中的女性都有一定的男性化特征，但不清楚她本人是不是一位反向者。这是 M 小姐生活中最幸福的一段时光。这位友人一直患病，在她去世后的 8 年里，M 小姐下定决心不再让任何人卷进自己的内心。

在这些关系中，不涉及任何生理性的满足。生理上的性感觉出现在青春期，且与其理想化的情感无关。"在那样一种关系中，"她写道，"我认为这种事情是一种亵渎。我与之斗争，且在一定程度上成功了。其他人可能每天都会自慰，但我只是偶尔为之。她的音容笑貌会把这些讨厌的感觉驱走，我更喜欢理想化的浪漫感觉。通过这种方式，在完全没有意识到自己异于常人情况下，我设法超越或至少控制了自己的生理感受。这就是为什么，友谊和爱在我看来总是神圣和美丽的。我从来没有把这两种感觉联系在一起。我认为自己的性欲和其他人一样强烈，但是我能够在搂着朋友的同时感受到深深的舒坦和平静，不产生一丁点的性感觉。性表达也许在某些时刻某些场合下十分必要且正当，但是我深信，这种情感在精神上的自由表达将在很大程度上弱化它在生理上的表达。我已经有 3 个月没有过生理上的发泄了。唯有一次，我到了神经衰弱的边缘，那是在

228

压抑自己的本能长达10个月之后。其他与性无关的感觉——爱，文艺，诗歌，音乐，工作和慈善活动——充满了生活的各个角落，我的身体可以自行保持稳定。生理上的性欲，通常不会在我思念心上人之时产生。我能够通过回忆那些精神上的友谊来驱散它们。我不知道这么做是否正确和明智，我只知道它就是这样。练习压制性欲，获得控制权，似乎是一件好事。然而，有一个不好的结果是，只要生理欲望占据上风，我就会感觉特别沮丧和不幸。"

"我已经能够，"她写道，"成功地掌控这种欲望，让自己的感觉获得更完美和彻底的表达，且这么做没有对我的健康造成严重损伤。""我爱的人不多，"她后来又写道，"但每当我允许自己把心交给某位朋友，就能体验到一种崇高的感觉，然后在道德、心理和精神上变得更好。爱对我而言是一种宗教。"

至于对男性的态度，她写道："我从来没觉得自己不喜欢男人，我和他们的关系很好。小时候，我的玩伴既有女孩也有男孩，我都喜欢，只是好奇女孩们为何喜欢与男孩打情骂俏。后来我也有一些男性朋友，其中有些还挺在乎我，但自然很遗憾，我对婚姻不感兴趣。"

作为一名音乐家，她认为自己具有艺术家的天性和气质。她智商颇高，在自然科学各个分支都展现了非凡的天赋。她身高有5英尺4英寸，脸很大，骨盆尺寸正常，外在的性器官十分正常，只是有点小。写完这封信之后，又过了10年，一位妇科医生在麻醉状态下给她作了进一步的检查，发现有一侧卵巢缺失。身体的整体构造属于女性。但是，让她伸出双臂，掌心

229

向上，双手内侧靠拢，她的前臂内侧无法靠拢，而几乎每一个女人都能做到这一点。这表明，她的手臂不同于普通女性。

她是左撇子，整个左侧身体发育更好。很安静，庄重，言谈举止间有很多似乎出自本能的男性化特点。她尝试过避免表现这些特点，采用女性化的方式，培养女性化的兴趣，但总是能意识到这是刻意为之，无法形成自然的倾向。

M小姐觉得自己的感觉没有任何问题，直到28岁读到克拉夫特-埃宾著作的译本之前，从未觉得"我这样的感觉属于他所说的'社会禁忌'，或者是不自然的，应当被消除。"她很乐意为这个问题的研究提供帮助，消除他人生活中的阴影。"我抗议对反向者进行毫无帮助和非人道的'治疗'，"她说，"我十分肯定，只要不自私，她们有充分的权利去过自由幸福的生活。人们必须牢记，需要得到满足的是灵魂，而不仅仅是感官。"

案例38——V小姐，35岁。从小到大，她都觉得自己很神秘，病态地意识到自己和其他人存在根本性的差异。没有人可供她倾诉自己的独特性。为了征服或忘掉这一点，成了一名刻苦的学生，在后来的职业上取得了成功。数年前，她读到了一本关于性欲反向的书，让她充分意识到了自己的天性。发现自己不是唯一受到排斥的人，这一点让她得到了安慰和平静。她很愿意让别人看到她的经验，从而为那些可能有类似遭遇的女人提供帮助。

"我是一名女子学院的教师，今年34岁，中等身材。30岁以前，我比较显年轻，30岁之后则看起来比实际年龄大。21

岁之前，我长了一张明显的娃娃脸。我看不到自己的身体有任何男性化的地方，但知道自己走路的方式有点像男人。也总是有人和我说，我做事——如针线活——‘就像个男人’。我的 230 声音低沉，但不粗犷。不喜欢做家务活，喜欢体育运动和修剪花草，等等。我在特别小的时候就学会了吹口哨，现在还很擅长。还是一名年轻女孩的时候，我学会了抽烟，现在也很喜欢抽。

“我曾经有几位男性好友，但追求者很少。我和男人呆在一块，总是感到不自在；和女人在一块，总是能成为朋友，我对她们比较了解。

“我身上有苏格兰－爱尔兰的血统。父亲来自一个兴旺的家族，令人尊敬，成员都是宗教人士。母亲那边则不那么有地位，大多生活艰难，精明但不聪慧，勤劳地忙着赚钱，喜欢饮酒作乐，出了很多私生子。祖母和外祖母都不是普通女人，尽管都没受过什么教育。我有 4 个舅舅，3 个嗜酒如命。

“母亲 43 岁的时候生了我，我是家里 8 个孩子中最小的。在活到成年的兄弟姐妹当中，有两人在性方面十分正常；另一个行事特别怪异，完全无章可循，做了贼，还干造假的勾当，很可能情人众多，背叛过好几位可敬的女士。除了品行不正，我不知道他在性方面是否异常。另一位哥哥已结婚生子，他小时候特别迷恋男性，后来就看不出来了。我猜他也就是迷恋而已，没有其他越界之举。第三位哥哥还是单身，尽管因为英俊的外貌和个人魅力颇受女人青睐，但他完全没有反应，对女人一点也不殷勤。据我所知，他从未追求过什么人。不过，他喜欢和女人交往，尤其是年龄比他大的女人。他的声音和步态有些阴柔。他后来学会了吸烟，偶尔还喝点酒，这些习惯在他身上显得十分别扭。小时候，他最喜欢假扮成一位著名的女歌手。在学校的时候，也经常和年龄比他大的女孩们混在一块。

“小时候，我喜欢待在田野里，拒绝戴太阳帽，经常把自己当成男孩，爬树、玩球。我喜欢玩娃娃，但不会抚摸它们，甚至不给它们打扮。每次剪了头发，我都很高兴，让别人都叫我‘约翰’。我过去喜欢戴上男人的宽边帽，叼着玉米秆做的烟管。我特别喜欢父亲，尽可能地模仿他。我不惧怕任何动物。

“我觉得自己不算性早熟，尽管那时候模糊地意识到存在两种性别。很早的时候，我会因裸露身体感到害羞。记得有一次，自己死活不愿意在一名来访的小女孩面前脱衣服。那时候我大概3岁。4岁的时候，一位经常逗我玩的邻居，把我放在他的膝盖上，抓着我的手握住他的阴茎。虽然他一会儿就没这么做了，但我总是记得这一幕。我没有任何生理感觉，也不觉得这个举动对我有何意义，只是稍微有一点排斥感。那时候我肯定已经模糊地知道这是错误的，因为我没有告诉妈妈。虽然我很老实，但不怎么向她吐露心声，嘴巴很紧。

231

“5岁的时候，我开始去地区学校上学。我记得，在上学的第一天，有一位穿着亮红色裙子的小女孩深深地吸引了我。

“我第一次对性的明确认识是这么来的：那时候我正在上主日学校，有了把圣经看完的雄心。我看到了关于以扫和雅各布出生的说明，激起了我的好奇心。于是我跑去问妈妈其中的一些单词是什么意义。她看上去很尴尬，回避了我的问题。她的态度更加让我感到好奇，于是重复地阅读那一章，直到完全理解。后来，女玩伴们进一步启发了我。我想，那时候的自己很享受听她们谈话，在脑子里复现自己所知道的事情。我享受的是与性相关的神秘感，而非感官上的快乐。

“我记得直到 10 岁，我才有了与性感觉存在直接关系的行为。我和其他几位小女孩，有两三次相互展示自己的私处。至少有一次，我是始作俑者。这种行为给我带来了一些愉悦感，尽管还没有明确的生理感觉。我记得 10 岁的时候发生了一件事，我和表亲中的一个小女孩正在玩过家家。不记得是什么引起的，我们开始互相把对方打扮成男孩，试着通过某种长管撒尿。我还记得自己对动物的这种行为产生了模糊的兴趣，有过近距离的观察。

“从那时候起，一直到 14 岁，我变得更加粗鲁，更加吵闹，更不听话了。在此之前，我可是一个十分温顺的孩子。12 岁的时候，我对学校里一个同级的男孩产生了兴趣，试图吸引他的注意，但失败了。有一次，在一个小孩们的聚会上，我们正在玩亲亲游戏，我试图让他亲我，而他没有反应。我记得之后自己并没有因为他感到苦恼。一年后，我和另一位男孩成了好朋友，我们的男老师经常拿他打趣我。我觉得很荒谬。13 岁的时候，我开始行经，一个让我既羞愧又愤怒的事实。渐渐地，我开始意识到自己的不一样，我不知道自己为什么会不一样。似乎我和身边熟悉的女孩都不太像。作为一种自我防御，我故意行事鲁莽，目中无人。很多时候，我在家里的后院一个人玩。我做了一对高跷，练习走绳子之类的。在学校的时候，我感觉好女孩们都不喜欢我，于是开始和那些现在看来不怎么道德的女孩一块儿玩。不过，那时候我觉得她们的不道德仅仅停留在语言上。我模仿她们的对话，变得越来越鲁莽和不听话。后来我听说，那时候的高中校长说过，我是她遇到过的最难调教的学生。也是在那时候，我读到过一本书，书中设定‘一个男孩的灵魂住进了一位女孩的身体’。这句话一下子抓住了我，然后把它读给母亲听，而她脸上的震惊让我觉得很反感。 232

“在这一阶段，我开始坠入爱河，此后一直如此，直到我接近 30 岁。我记得自己倾心于各种年龄比我大的女人，还有一位男人。我和其中的一位变得很熟，熟到可以表达自己的情感；另一位是一名教师；还有一位是一名已婚的年轻女子，我经常在礼拜期间深情地凝视着她。对于所有教过我的女老师，我都有一定程度的情感。她们激发了我，而男人则让我觉得完全无感。这种不正常的感情，也许是通过阅读小说引起的，或至少在阅读中得到了强化，让我特别舒服。我从 7 岁开始读小说。11 岁到 14 岁，我读过大量不良小说。这让我开始幻想自己与情人的未来生活，幻想一些浪漫的场景，得到情人的爱抚和拥抱。我一直觉得自己应该结婚。5 岁的时候，我决定长大后要嫁给一位曾经来过我家的年轻男子。几年后，他结婚了，真的让我感到了失望。我对他没有感情，只是觉得他会是一位如意郎君。

“我的青春期一点也不幸福。那时候，我听说曾经的一位玩伴要来我家。我开始翘首以待，她的到来让我激动万分。我希望单独和她在一起，抚摸她。我们睡一块的时候，我让自己的身体淫荡地靠着她的身体，她允许我这么做，但没有激情。而我极其兴奋，难以入眠。这是我第一次这么做。在她离开后，我感到羞愧，不再喜欢她。我们后来的会面不再有任何肉欲关系，也从不提起她的第一次来访。我们仍然是朋友，尽管不算亲密。

“在我 14 和 15 岁写下的日记中，充满了对三位同龄女孩的浪漫心思与喜爱之情。她们相继出现在不同的时期，我和她们的交情也就是能说上话而已，但我特别迷恋她们三个。有一位男孩也曾是我的倾慕对象。

233 “13 岁的时候，我一度变得特别虔诚，热衷于宗教活动。14 岁的时候，我却成为了异端，不过对宗教影响仍然具有非常敏锐的感知力。

“16 岁的时候，我和一位道德素质低下的女子睡过一晚。她对我行不轨之事，激起了我的性感觉。我那时觉得这是一种罪过，但还是屈从了激情。事后，我既厌恶这名女子，也鄙视自己。

“然后我去了一所男女同校的寄宿学校。在这里，我第一次感受到了幸福。有一位同龄的女孩爱上了我。她品行良好，气质优雅，我也爱上了她。如今回首，我相信这是一种真实而美丽的爱，于双方都是如此。然而，数月之后，在我的主动之下，且在违背她意愿的情况下，我们的关系变成了生理上的关系。我们相互爱抚、紧紧地抱在一起及躺在对方身上，以此表达自己的感情。有时候，我会色迷迷地摸她的性器官。所有的这些接触都让我感到极其兴奋。3 年后，我们因为误会分手。

我很悲伤，多年来因此感到苦恼。我很后悔我们之间发生过的生理关系。后来，我的朋友恋爱并结婚了。我陆续对另外几个女人产生过兴趣，也有过几个男性追求者，我对他们保持了一贯的冷漠和厌烦。只有一次例外，我有点被感动了。最后，我和一位在学生时代就深爱我的女人建立了持续的友谊。她在爱上我之后，再也没有爱上过其他人。她在文学上特别有天赋，一般能力也很不错，有崇高的理想。通常男人们很喜欢她。对我来说，她对我的爱是这个是世界上最真实的事情，似乎也是最长久的事情。刚开始，我对她的感觉几乎纯粹是生理性的，尽管没有发生性关系。我讨厌这种感觉，并在很大程度上成功地克服了它。有时，在经历长时间的离别之后，我们会带着强烈的激情抱在一起，至少我是如此。这一点总是会对我的身体造成不好的影响。然而，现在它很少发生了。我们都认为性感觉会伤害真正的爱，让真爱蒙羞。我不记得我们在生理上有过完全的满足感。我体验过非常敏锐的生理快感，夹杂着心理上和情感上的巨大兴奋。这是由两人身体的紧密接触引发的，通常是我压在她的身体上面。但是，假如说‘满足’意味着欲望得到完全满足之后的暂时性消退，那么我从未有过这种体验。真要说有的话，也是在我 18 岁之时发生的，那时我与一位女性密友住在一起。无论如何，我后来从未体验过。无论多么紧密的拥抱，总是会激起我进一步结合的欲望，生理上和精神上的结合。数年之后，我终于认识到，我不可能从自己所爱的女人身上获得生理上的满足。之所以得出这个结论，是因为性接触导致的一些不良生理后果。我的性器官变得高度敏感，容易发 234

炎并引发疼痛，产生白带。我只要沉溺于爱抚，这种情况就会出现。幸运的是，我朋友的性激情很淡，尽管对我一往情深，处处关心我。认为我们的关系建立在性激情之上，这种想法让她很厌恶。此后的数年里，我一度失去了信心，觉得根本无法克服自己的欲望，决定在获得成功之前不再和她联系。现在，在得到帮助的情况下，我已经在很大程度上成功地与她生活在了一起，基于一种正常的伙伴关系，深情而温柔。在这段关系中，我得到了很多帮助，也学到了很多东西。在相互的接触中，我感受到了敏锐的快感。在自慰的时候，我从未感受到这种快感。根据我的记忆，我是在青春期之后才开始自慰的，但从未形成习惯。除了在一个夏天里，那时我和自己爱上的女同学没有呆在一起。对她的思念引起了我的性感觉，并试图通过自慰得到满足。纯粹感官上的行为很快让我懂得克制，让我看到这不是我想要的。

“大约在 5 年前，发生在我身上的一件怪事也许有点意义。当时我坐在一个小房间参加一场研讨会。研讨会的会长是一位年约 50 岁的男人。我敬仰他的成就，像尊敬任何一位男性那样尊敬他，尽管我和他交往很少。前一天晚上我因为牙痛而失眠，因此感到很紧张。我当时正全神贯注地关注手头的话题，突然，我对他产生了一种非常强烈的生理冲动。我不知道自己要干什么，只觉得自己完全失控了。我不敢离开，害怕一丁点的挪动会引发剧痛。这种吸引力完全是生理性的，和我之前的感觉都不一样。我有一种奇怪的感觉：完全是因为这个男人自身的原因，是他想要它发生，我就像一位旁观者。直到研讨会结束前的一小会儿，这种感觉才完全消失，再也没有出现过。

“至于梦，我要说的是，直到一两年前，我都没有做过内容清晰的梦。它们通常只给我留下一个模糊的印象，如感觉自己在马背上，或尝试完成某项艰苦的任务。我记得自己已经有好几年没有做过春梦了，只是偶尔会被一种不舒服的性欲唤醒，后者似乎经常是由尿意引起的。大概在17至22岁的时候，我经常做模糊的春梦，一个月可能有好几次。我感觉，它们总是发生在我和别人一起睡的时候。在梦中，我把枕边人误当成了自己的亲密友人。我会抱着自己的枕头醒来，有时候稍有感觉，有时候激情满满。最终，我对自身的天性有了某种理解，不再觉得悲伤和忧郁。很遗憾，我不是一个男人，因为那样的话我就可以结婚生子。” 235

案例39——D小姐，40岁，在自身职业领域很活跃。没有遗传问题，神经系统状况良好，整体的健康状况令人满意。女性化的发育状况，但行为举止有一定程度的男性化。月经次数少，无疼痛。髋部正常，臀部偏小，性器官近似婴儿型，小阴唇偏大，很可能阴道狭窄。有长体毛的倾向，尤其是下肢。下面是她的自述：

“打记事起，我从没有觉得自己是一位女孩，这一点始终让我感到困扰。5、6岁的时候，我对自己说，假如我不是男孩，那至少也不是女孩。不知道别人对自己说过什么，这种信念在我的一生中始终没有变。

“很小的时候，我丝毫没有怀疑自己不是男孩，尽管外貌不一样。我把自己的身体构造看作是一个神秘的意外。我不理解它和性别有什么关系。真正和这个问题有关的是我的喜好，而他们不让我遵循自己的喜好。我本应喜欢女孩的东西，如连衣裙、玩偶和游戏等，但事实上我一点也不喜欢。我觉得自己比普通的小男孩更像男孩。在还只会爬的时候，我就对锤子和地毯钉特别感兴趣；在学会走路之前，就请求大人们把我放马背上。因此，我似乎天生喜欢工具和动物，这种喜好一直伴随着我。

“我不玩布娃娃，虽然我妹妹喜欢。大人们经常责备我不和她一起玩。我总是选择男孩们的玩具，陀螺、枪和马之类的。我讨厌被关在家里，总是想着出去。7 岁的时候，我喜欢的一切似乎都不属于女孩。我告诉大人们自己喜欢什么，他们感到不解，总是和我说女孩应该怎么样，男孩应该怎么样，让我感到很烦。我不相信他们，也很难想象他们自己相信这些话。8、9 岁的时候，我经常怀疑他们是骗子和谎话精，或者是伪君子，或者三者都是。因此，我从不信任成年人。我的弟弟们什么事情都跟着我学。我小时候一点也不幸福，经常哭，经常被激怒。关于男孩和女孩的说法让我感到特别困惑。我成了其他小女孩的反面教材，她们也看不起我。

236

“9 岁的时候，我去了一所走读学校，情况开始有所改善。从 9 岁到 13 岁，我实际上过着自己想过的生活。在学校没学到什么东西，别人也知道我讨厌那儿。但是，我在家阅读了大量的书籍，有了很多想法。我的日子主要是在户外度过的，只要我能出去。我把所有的零花钱都用在了买工具、兔子、鸽子和其他动物身上。我成了一名狂热的捕鸽能手，有时候是偷，但我不是故意的。

“我的弟弟们和我一样对动物很上心。本应是大人照看它们，但我们是独自完成的。我们观察动物，将它们配对和分开，然后饲养它们，一切都做得很有技巧。说不出有什么经验，但我们有我们的一套。那时候的我们绝对是天真无邪，对每一只小动物都有着亲切的同情心。我并不认为我们曾主动地把动物的一些事情和人类联系在一起。不过，由于我也不知道自己是在什么时候知道了性和繁殖的所有事实，那么有可能，就是通过这种方式学到的。在这方面，生活于我而言从来没有意外。我在外面疯跑的时候，虽然看到了很多小孩不应该看到的画面，但我也从来没有联想到这儿。所有的动物，不论大小，从兔子到人类，具有相同的习俗，都是自然的和正确的。在我看来，我所接受的启蒙，就是一个小孩应该接受的启蒙。我从来没有向成年人问过问题。我觉得所有照料我的人都很粗俗，不真诚，我讨厌所有丑陋的事物和建议。

“在每一个半休日，我都会和弟弟学校的男孩们出去。他们总是喜欢和我一起玩。男孩们尽管不是很会说话，但对我一直挺文明和有礼貌。我带着大家玩游戏，组织建造他们自己永远也想不出来的城堡，领导突击队，玩过一些相当危险的搏击类游戏。我教弟弟们扔石块。有时候，我会带领他们去探险，例如闯入某些空房子。我喜欢天黑后出门。

“冬天的时候，我制作并装备了一些小船，出去划船玩。我划过筏子，玩过撑杆跳。我变得很会跳跃和攀爬，会沿着绳子往上爬，会过手投球，像男孩那样把球投出去，懂三种不同方式的摔跤。我搜集甲虫和蝴蝶，出去捕虾和钓鱼。我那时没有多少零花钱，但我会物尽其用，自己做陷阱、网和笼子之类的。我向每一位劳动者学习，会用普通木匠的所有工具，怎么焊接热铁板，怎么铺砖和砌砖，怎么铺草皮，等等。

237

“11 岁的时候，父母对我的约束越来越多，总是威胁着把我送去寄宿学校。几个月里，他们不断地说寄宿学校会怎样‘塑造’我，不会让我胡闹，‘把我变成一名年轻的淑女’。最终，作为一种惩罚，我被送进了一所寄宿学校。

“他们以残忍和毫无同情心的方式把我送进一所让我感到恐惧的学校，必然给我带来了难以磨灭的震动。对那些把我送来的人，我感到特别愤怒，唯有如此，我才感觉平衡。我在学校申请学习拉丁文和男孩的科目，但是被嘲笑。

“我感到如此无助，知道自己逃不出去，否则我就从家里和学校逃跑了。我在里面从来不哭或表现焦躁，只是心中的怒火越来越旺，就像一只被困住的兔子。

“对于我头一年在学校遭受的痛苦，那种神经性的紧张，任何语言都无法形容。这所学校以严厉著称。我听说，一些高年级女孩因为经常逃跑，学校让她们统一着装。我知道有两人出逃成功了。那时候的老师是一些无知而自负的女人，一点也不关心女孩们或她们的教育，只会从她们身上捞钱。学校搞了一些令人生疑的改革，于是我的钱被收走了，信件也被拆开看过。

“当时我特别地害羞，讨厌其他女孩。什么都不好，房间没有隐私，总是挤满了人。没有热水，不能洗澡，食物也不好，没有教育。学校不允许我们穿足够干净的衣服，五年来，我从来没觉得自己干净过。

“我从来没有独处的时刻，不允许阅读任何东西，甚至课本都不够。教的东西不值一提，除了一点点低等音乐和绘画。我从来没有进行过充分的锻炼，总是感到疲倦和沉闷，消化也不好。我的骄傲和自尊以无数种方式受到打击和贬低。我遭受了令人恶心的痛苦，这整个就是一种令人沮丧的奴役和惩罚。

“我没有抱怨。我和一些女孩成了朋友。有些年龄比我大的女孩吸引了我。有些跟我谈男人及情事，但我兴趣不大。没有人跟我谈过关于性的其他话题，也没有听别人谈过，但大部分的女孩和我在一起的时候会感到害羞。

“两年之后，老师们开始喜欢我，认为我是最乖的女孩之一。我肯定对她们产生了一定的影响，使得她们赋予了女孩们更多的特权。 238

“我认为，这几年里物质资源的匮乏和我所感到的厌烦，给我造成了巨大的影响。精神上的饥渴还不是那么严重，因为它们无法像击垮我的身体那样击垮我的心灵。我确信，导致我的身体发育迟滞的，纯粹是物质上的原因。

“很难评估它在性方面对我造成了何种影响，因为那时候我事实上还没有性意识。我倾慕那些最活泼、最聪明的女孩，和她们交朋友，讨厌笨乎乎和没什么文化的普通女孩，后者在我的同伴中占了三分之二。活泼的女孩喜欢我，我和其中几位从那以后成了好朋友。有一位约15岁的女孩疯狂地喜欢我，形象地说，愿意舔我鞋子上的土。否则，我永远也不会注意到她。在我将近16岁的时候，有一位老师开始注意我，对我很好。她比我大20岁，似乎同情我的孤独，带我出去散步和素描，鼓励我思考，和别人交流。这是此生第一次有人同情我，或试图理解我。在我看来，这是一件最美好的事情。我就像一个突然有了母亲的孤儿。通过她，我开始对大人们不那么有敌意，首次对他们所说的话有了尊敬感。她的亲昵让我变得比以前听话，其他老师也开始喜欢和信任我。我对她的爱，十分纯洁，只是把她当作母亲一样。她从未激起我与性有关的感觉。我喜欢她触摸我。有时候她会抱我在怀中，或者让我坐她膝盖上。睡觉的时候，她经常走过来和我说晚安，在我嘴上亲一下。现在来看，我觉得她的举止有些暧昧。我希望自己相信它是完全无私的和美好的，就像我那时候的看法一样。在离开学校后，我给她写过信，几年后还去拜访过她。有一次她写道，假如我能为她提供工作，她愿意过来和我一起住。还有一次她患上了神经衰弱，她的朋友让我去海边陪她。我去了，然后她的行为特别奇怪，对与我同去的一位朋友表现出了非常强烈的妒忌。我几乎难以置信，感到十分震惊和恶心，再也没有靠近过她。她还指责我对她不'忠诚'。到今天，我也不知道她是什么意思。后来，她写信问我们之间出了什么问题，然后我回信说自从她对我说了那些话之后，我对她已经失去了信心。这件事没有给我造成什么特别的影响。以前我对她怀着单纯的感激之情，但那时候我已经不再这样，也没有对她产生其他更强烈的感觉。此后我特别厌恶和其他女人通信。

239

“相较于其他同龄的小孩，我对性的兴趣非常淡。我不算早熟，尽管自以为知道得比其他女孩多。然而，在我15岁的时候，开始对社会问题产生了浓厚兴趣。很难说这是怎么发生的，我那时被禁止阅读任何图书和报纸（除了假期里的疯狂阅读，尽管读的不是自己需要和想看的书）。我有大量的空闲时间，但缺乏材料进行有益的思考，只会瞎想。

“我总是不停地做梦和幻想，晚上梦见童话，白天幻想与社会相关的东西。在晚上，有时候也在白天，我会梦见或想象自己成了王子或海盗，拯救受难的美人，或者斩奸除恶。有一个梦，我不断梦到并沉醉其中，现在还偶尔梦到。在这个梦里，我总是在狩猎和战斗，经常是在黑暗中；梦中通常会出现一个女人或公主，是我倾慕之人，她就在梦中的某个地方，但我从未见过她。有时候，梦见自己是船上的偷渡者，有时候是一名印第安猎人，或者是一名边民，正在给妻子或其他同伴建造一座小木屋。在白天，幻想中的人物和身边的女人没有任何关系，甚至也不是那位对我特别好的老师，而是完全不认识的人。无论如此，我会从自己开始，幻想在一个真正理想化的世界中，人与人之间有着非常美好的友谊。在这种友谊中，对双方有益的东西应有尽有，但它很少与性有关。为了充分地构建这些东西，我不得不想象所有的社会、家庭和教育状况，它们与我所经历的现实世界极为不同。因此，我的思考在大部分时候都与社会问题有关。无论作何思考，我总是从非女孩的视角去考察它们。我曾试着耐心等待，等到自己逃离奴役和饥饿的那一天，试着保持前面提到过的开放心态，尽管我从未打开过一本诗集、小说或历史书籍。然而，我总会自然地回到男孩的视角和态度，然后通过自己的眼睛去解读它。我表面上的生活都是假的，只有通过书本，我才能自然地看待这个世界。对社会问题的思考让我对女性十分同情，我认为她们被故意塑造成了傻瓜，我也是经由同一程序造出来的。我越来越羡慕男人，同情女人。我之所以强调这一点，是因为它引发了我对女性群体的兴趣。对于女性和小孩，我开始产生一种保护意识，对她们友好，原谅因她们的失职而引起的不幸，比如学校的女教师们。我从未同情过男性，也无法想象他们需要我的同情。正是通过这些方式，在没有任何帮助的情况下，19岁的我开始思考各种社会问题，对它们产生了热切的兴趣：同情被压迫的妇女，妇女参政问题，婚姻法，自由问题，思想自由，同情穷人，对自然、男性和上帝的看法。我的脑子里装满了这些东西，再也容不下任何一个男人或女人。一离开学校，我就一头扎进了讨论这些问题的书籍之中。经过长时间的精神饥渴之后，我有太多的答案需要去寻找。我不得不努力学习以增长见识。书籍和思想不会主动接近我，只有靠自己努力追寻。这时候，另一个帮助我拓展生活视野的因素是我对大自然的热爱。所有的鸟儿和动物们，都能通过它们的美和优雅感染到我。对它们，我总是怀有一种深切的同情心，以及一种微妙的理解力，这一点使得我偶尔能够驯服它们，效果令人惊讶。我不仅热爱世界上所有的生灵，也相信男人和女人是这个宇宙中最美丽的事物。相较于所有其他的事物，我更愿意欣赏（裸体的）他们，带着极大的乐趣。我之所以喜欢他们，是因为他们的美。当我离开学校的日子越来越近，我变得非常担心，主要是因为我担心在家的生活。这时候我特别想逃跑，到别处去碰碰运气。假如我更强壮一些，就很可能这么干了。然而，在历经身体上的折磨和心理上的压迫之后，我的健康状况很糟糕，精神状态十分差。我知道自己仍然是一名没有受过教育的囚徒，感到特别的失望和羞愧。后来，我让自己学会了算术和其他的东西。

“接下来的6年，对我的发育而言不可谓不重要，但于我而言也是一段极其悲惨的生活。离开学校的时候，他们发现我几乎还是一个没有发育的小孩。我想，从18到24岁，才是我的青春期，而大部分小孩的青春期应该在离开学校之前就结束了。

“正是在这时候，我开始广交朋友，意识到了生理上和性方面的吸引力。我从未接触过任何理论，但那时候坚信自己属于第三种性别。我经常想，自己是不是就像一只中性的蜜蜂。我有心理和生理上的性感觉，但这种感觉似乎和其他男女不一样。我问自己，是否可忍受一个女人的生活，怀上孩子，对他们尽自己的责任；我问自己，在我的身体结构与我的感觉之间究竟出了什么纰漏；我问自己，这种强烈的生理感受有何意义，我们自己又无法选择。（生理上的性感觉首次出现在我16岁，睡觉的时候；19岁偶然发现了自慰，一直到28岁中断，34岁的时候又恢复了，纯粹为了生理上的发泄。）这三个问题一直困扰着我，我对自己说，一定要找到一种尽可能与性无关的生活方式。我身上缺少某些东西，我毫不怀疑这一点。奇怪

241

的是，我觉得最终的解释也许是男人的灵魂钻进了女人的身体。但是，我更在乎的是寻找某种生活方式，而不是去解答这些永远找不到答案的谜。

“我想着，等我以后有了钱，有了机会，我会穿上男人的衣服去另外一个国家生活，这样就不会因性观念和习俗受到妨碍。我决定过一种可敬的和正直的简单生活。

“起初，我没有意识到女性之间可能存在同性吸引。后来，对低等动物的观察使我形成了这种观念。我心里没有准备过任何一种性生活，觉得它是一件很无趣的事情，只会对我的身体造成压迫。

“我和其他女人的关系很纯洁。我对自己生理上的性感觉感到反感，一直压抑着它。我越来越相信自己存在某种极端的缺陷，这种信念让我觉得自己不适合对任何人产生亲密的感情，不适合向任何人表达亲密的情感，我也从未与任何人有过亲密的情感。

“然而，21 岁至 24 岁之间，我身上发生了很多想不到的事情。

“这几年里，我见过很多的男人和女人。我很喜欢男人，但从未觉得自己可以和某个男人过一辈子。有几位男性对我非常友好，有三位经常给我写信，给了我很大的信心。我邀请其中两位来过我家。他们三人和我谈话毫无顾忌，甚至告诉我他们的性观念和性经历。其中一人让我相信他在过一种不错的生活；另两位承认自己的生活并不算好。有一个男人和我讨论过同性恋的问题，他没有结过婚。我很喜欢他们中的一位。他的温柔与和善，还有近乎女性化的声音，让我很着迷。人们希望我接受他，他也很谨慎地向我求爱。有几次，我允许他亲了我，给他回过几封信，纳闷自己喜欢他哪一点。有人对这段关系发表了看法，建议我们结婚，于是我就醒了，我知道自己并不是真的想要他。我觉得，他可能是认为这段友谊太枯燥，很想超越它。这三个男人都有点女性化特征，其中有两位不玩男人们玩的游戏。他们对我身上的男性化特质都表达过自己的倾慕之情，这一点让我很奇怪，因为其他人都不喜欢这一点。第四位男性，类型与前几位有点类似，和另外一位朋友说过，他总是惊讶地发现自己可以和我毫无顾忌地说话，从来不觉得我是一个女人。这四位男性当中，有两位特别聪明，有两位是艺术家。 242

“大致在同一时期，或者更早一点，我结识了大量女性朋友，见过的女性当然要更多。我选择了其中的一些，而其中的一些也选择了我。我想，我对她们的吸引力甚至超过了她们对我的吸引力，或至少程度相当。我不记得当时是不是这样，但我可以肯定地说，在学校里的时候确实如此。那时我认识了三四位聪明活泼的年轻姑娘，我成了她们很好的朋友。我们都喜欢阅读、社会理论、政治和艺术。有时候，我会去拜访她们，或者我们出去旅行，去过很多城市和村庄。最后，她们不是恋爱了就是结婚了。我知道，尽管我们的谈话很自由，但她们从不像彼此对话那样和我谈话。她们和我总是有一点不好意思。我特别喜欢她们中的四位，仰慕她们。感到疲倦和担忧的时候，我经常想自己要是个男人就好了，我可以和她们当中的某个人结婚然后安定下来。我过去经常认为，去照顾一个女人，为她工作，是一项令人高兴的事业。我对这些女人的迷恋特别强烈，但我觉得她们不知道这一点。我几乎从不亲吻她们。假如我当时认为这么做是正确或适当的，我肯定乐于给她们一个拥抱和亲吻。想要亲吻她们的欲望，远远超过让她们亲我的欲望。这些年里，对于每一个倾慕过的女子，我都有这种感觉。

“偶尔，我会在接近其他女人的时候体验到轻微的阴部充血。我肯定，这不是由某个刻意的念头引起的。因为在其他时候，当我有这样的念头之时，并没有发生这样的事。我觉得它可能是偶然性的。在这时候，我心中的感受和身体的感受似乎是分离的。我无法准确描述女人对我的吸引力。我只知道，我从未在男人身上体验到。这一时期，表达善意，送礼物，得到的喜爱和尊敬，以及所有其他类似的感觉和欲望，我的对象都是女人而不是男人。无论是私底下还是公开地，我都会毫不犹豫地说自己最喜欢女人。必须记住，因为那些希望我结婚的人，我开始有些讨厌男性。这件事的意义，超出了我当时的理解。

“至于生理上的性感觉，这些年已经充分发展起来了。对于它，我并不认为自己经常沉溺在任何值得评判的情色幻想之中。若说有幻想的话，我也总是想象自己是一个爱上某位女子的男人。我不记得有任何相反的情节，其实我也不怎么幻想。在我的设想中，最终的性感觉会让人忘记性别。

“随着时间的流逝，我在生理上的感觉和精神上的感觉终

243

于会合了，至少在我心里是如此。我开始充分地意识到爱的意义，甚至意识到同性恋的可能性。

“在这一段时间里，除了这些事情，我肯定还有过其他方面的思考，因为家里的生活让我很担心，人们总是不停地拿我和其他人作比较。我的生活就是一个谎言。我是一个无法停下来的演员，不得不从早到晚演戏，很难有在学校里那样的喘息之机。此外，我还要主动和有意识地处理性欲问题。

“回首这24年的生活，我只看到了不幸这两个字。我的神经高度紧张，承受着巨大的道德压力。我觉得自己是一只正在表演的猴子，而不是一个孩子，随时需要讨好他人。我的快乐被偷走了，无法找回。我没有得到教育，被别人叫做傻瓜，人人与我为敌。我也不知道，高昂的斗志和生动的想象，是如何阻止我成为一名充满变态本能的道德低能儿的。我把自己描述为一个温顺的小孩，但是我知道自己脑子里满是其他想法。有时候，尽管在人前沉默，但假如手里有一把刀，我会毫不犹豫地刺向他们。要把我塑造成一名彻头彻尾的变态，我想不出还有什么方法，比把我塞进一个女孩的生活模式中更有效。

“考虑到童年早期的本能，还有关于自己的心理困惑，我觉得最充满同情、最科学的治疗也无法把我变成一个普通女孩。不过，也许原本可以借助适当的生理条件来激发更正常的生理发育，从而让我的品味更接近正常女性。现在，我都没有做一名正常女性的欲望，但这不是重点。

“我不但没能得到这样的帮助，在本应属于我的青春期的那几年里，我在心理上和生理上还承受了极大的震动和愤怒，健全的感觉得不到表达。我深信，这些事情抑制了我的身体发育，对我的不正常起到了促进作用。要求我对男人产生兴趣并结婚（那时候的我实际上还是一个孩子，还没有开始真正的性生活），进一步加深了这种创伤。那时候，我对婚姻的感觉和一个15岁的普通男孩或女孩差不多。假如你把一个13岁的男孩置于我的处境，捆住他的手脚；你因为担心他，哄他听话，然后把他置于人世，一方面要求他基于自己的性本能喜欢女孩，另一方面又设法让他反感这种本能，那么最终的结果会是什么呢？

244

“回首过去，我只能说，在我身上，最终有了一个不可思议的好结果。我认为，是我的单纯和身体上的发育迟滞拯救了我，后者很可能是大自然对我的一种怜悯。

“我发现很难总结出自己喜欢其他女人的方式，或者她们喜欢我的方式。只能说，我深信自己喜欢过很多女人，包括正常的喜欢或不正常的喜欢。我也吸引了她们，假如我愿意的话，可以轻易地让她们迷恋我。我确定，相比和其他女人在一起，她们和我在一起的时候更害羞。

“我还发现，我很难说出她们对我产生了何种影响。我只知道，从22或23岁开始，有些女人让我觉得有魅力，有些让我在生理上觉得很诱人。在心理上，我知道自己一直以来更喜欢女人，但并未把她们当作最佳的伴侣或知己。我对她们有保护欲，从不嫉妒他们，讨厌自己和她们不一样。我总是感觉自己不属于她们中的一员。假如在生活中，健康、财富和机会同时具备，又出现了合适的人，我觉得自己无法拒绝不是那么辛苦的同性恋关系。在我看来，自己之所以从未建立这样的关系，仅仅是因为我被保护起来而没有机会。长久以来，我想着自己一定要经历一段不包含性关系的同性恋关系，要付诸行动。但假如让我选择一种更正确的关系，我想我会选择异性恋，因为我从小就是这么被教育的。事实上，我一直觉得异性恋是自然和正常的关系。假如让我选择一种更满意的关系，我想我很可能会选择同性恋，它对我更合适，更能让我感到满足。我的首要需求是爱和友谊，之后，我也乐于满足自己的性饥渴，但没有也没关系，我想。

很久之后，女主人公强烈地喜欢上了一位男性，后者具有一定程度的女性化特征和不正常倾向。不过经过考虑，她觉得与之结婚不是一件明智的事情。

女反向者有一个最大的共性就是具备一定程度的男性化特征或男孩子气。但正如我已经指出来的，异装癖，无论是男性还是女性，都不必然涉及反向。在诺曼夫人（Mrs. Norman）主编的探秘系列丛书中，《女冒险家》（*Women Adventurers*）没有谈到反向。事实上，在大部分案例中，女性着男装，行为举止学男人，其动机恰恰是她们对男人的爱。此外，科利·西伯（Colley Cibber）的女儿夏洛特·恰克（Charlotte Charke），一位有着男孩子气的活泼女子，一生在男性衣着上花了很多时间，最后还写了一本生动的回忆录。貌似她就对女性不感兴趣，尽管女人们经常喜欢上她，相信她是一个男人。值得一提的是，

245

女人们似乎特别容易爱上伪装成男人的女人。[①] 女性反向者在现实中同样有着男装的强烈倾向。这时候，穿男装的目的通常不是为了现实生活中的便利，甚至不是为了给其他女性留下印象，而是可以让她们在家里感到更自在。莫尔提到过一个案例，一位尚未意识到自身性变态的 16 岁保姆，经常在家里没人的时候穿上主家一位年轻男子的衣服，以此为乐。

246 有些女性反向者在一生中的大部分时候都穿着男人的衣服，还通常被看作是男人，例如怀斯（Wise，《精神病学家和神经科学家》，1883 年）记录的露西·安·斯莱特（Lucy Ann Slater），又称雷夫·约瑟夫·罗贝尔（Rev. Joseph Lobdell）。此人的性格、面貌和衣着都很有男子气概。早年间，她曾结婚并育有一子，但是对丈夫没有感情，后者渐渐离开了她。和其他

---

① 玛丽·弗里斯（Mary Frith）是一个有趣的古代案例，人称扒手莫尔（Moll Cutpurse），生活在 17 世纪早期的伦敦。她就是一个特别喜欢穿男人衣服过男人生活的女人，据目前所知，她没有任何性冲动。1662 年出版了《玛丽·弗里斯夫人的一生》（*The Life and Death of Mrs. Mary Frith*）。米德尔顿（Middleton）和罗利（Rowley）也以她为原型创作了喜剧《咆哮的女孩》（*The Roaring Girl*，收录在《美人鱼文集》，《米德尔顿戏剧集》[*Middleton's Plays*]，第 2 卷），在一定程度上将其理想化。她似乎来自于一个神经过敏和反常的家族。她的传记中提到，"家里的每一个人都有古怪的地方。"她小时候只对男孩的游戏感兴趣，不擅长任何女人的手艺。"她天生厌恶照顾小孩。"体格总体而言偏男性化。"她不会污言秽语，但什么话都敢说，有什么说什么。"她没有小孩，也没人说她放荡。"没有任何一个男人会说她贴心或具备类似的品质。"在乎的唯一活物是一条大驯犬。她的一生算不上诚实，但也没有器质性的犯罪倾向。天性的异常和性格中的不安分，导致她成了一个异类。很喜欢喝酒，据说是第一个抽烟的女人。没有记录表明她有过同性恋行为，但在她身上，我们可以清晰地看到同性恋的特质。

案例一样，她的男性化习惯在小时候就出现了。她很擅长玩来福枪，和印第安人在一起过着猎手的生活，有隆埃迪（Long Eddy）女猎手之称。关于这些经历，她出版过一本书。我没有读过，据说很有趣，写得不错。她在现实中把自己当成男人，后来迷恋上了一位受过良好教育的年轻女子，后者同样被丈夫遗弃了。这份感情浓烈而真诚，直到她被外人认出来，因造成不良影响而被关进监狱。不过，在“妻子”的请求下，她又被释放了。“在某种意义上我是一个女人，”她说，“不过，我的器官很独特，让我更像一个男人。”她是指她的阴蒂，特别大，可以勃起，她说就像乌龟伸出脑袋，用来交配完全没问题。她后来被送进了精神病院，因间歇性的兴奋、色情狂（显然没有自慰）和抑郁，去世的时候已经完全精神失常。还有一位名为约翰·科尔特（John Coulter）的人（《柳叶刀》[*Lancet*]有过简要记录，1884年2月22日），她在贝尔法斯特港务委员（Belfast Harbor Commissioners）干了12年的劳务工人。直到从台阶上摔下来因伤致死，人们才发现她是一个女人。她活了50岁，一生中的大部分时间都是以男人的身份生活。早年在一家农场做男仆，还娶了女主人的女儿。这段婚姻维持了29年，但最后六年里两人分居了，因为“丈夫”沉迷酒色。没有人怀疑过她的性别。她的面貌很男性化，肌肉发达。她的“妻子”给她收尸下葬。

更晚一点，出现了一个名为默里·霍尔（Murray Hall）的人，此人于1901年在纽约去世。她的真名叫玛丽·安德森（Mary Anderson），出生在苏格兰的戈万地区（Govan）。在唯一的哥哥去世之后，她成了孤儿。她穿上哥哥衣服去了爱丁堡，像男人那样工作。她的秘密在生病的时候被发现了，最后去了美国，在那儿挣钱，作为一个男人生活了30年，成了一名声名狼藉的坦慕尼派政客（Tammany politician）和花花公子，经常出入各种社交场合。直到去世，她的秘密都没有被发现，甚至她的养女也不知情。她结过两次婚，第一段婚姻以分手收场，但第二段婚姻貌似挺幸福，因为它持续了20年，直到"妻子"去世。她经常与漂亮女孩交往，经常表现出嫉妒。从整体上看，她身上的男性化特征不是特别明显，声音短而尖锐，但行事方式、态度及习惯在本质上和男人一样。与政客交往，尽管酒量不大，但经常喝过头，喜欢骂人，抽烟，嚼烟叶，唱下流歌曲。能跑能跳，打起架来像男人，身上没有任何一点像女人。她总是穿大号的上衣和宽松的裤子，为了掩藏体型，甚至在夏天也披一件外套。据说她死于乳腺癌。（引自《苏格兰周刊》[*Weekly Scotsman*]，1901年2月9日，看上去比较可靠。）

247

伦敦的报纸上报道过一位名叫凯瑟琳·科姆（Catharine Coome）的人。此人成功地伪装成一个男人长达40年，大部分习惯和男人差不多。还娶了一位女士的女仆，一起生活了14年。后来她以欺骗为生。她的案子因"雌雄"难辨而为大众所知。

据记载，1901年来自波士顿的卡罗琳·霍尔小姐（Miss Caroline Hall）死在了一艘船上，她是一位长期定居在米兰的水彩画家。三年前，她抛弃女装，成为了一位年轻的意大利女子的"丈夫"，这位女子也是一位艺术家，两人相识已经有七年。

她自称“霍尔先生”，看上去就是一名正常的年轻男子，会开来福枪，喜爱各种男性体育运动。船长说她吸烟喝酒劲头十足，和其他男性乘客开玩笑，和每个人都和和气气。她的死因是晚期肺结核，过量的烟酒加速了她的死亡。

艾伦·格伦（Ellen Glenn），又名艾丽丝·格伦（Ellis Glenn），一个臭名昭著的骗子，在1905年的时候成了芝加哥著名的“男人－女人”。她个头很大，看上去像男人。喜欢打扮成男人，和很多女人有过爱情闹剧。“她能骗过这个国家的任何一个人，”一位认识她的男人说，“会拳击，不亚于职业拳击手，会跳舞，会玩牌。”

在塞维利亚，好些年前有一位年长的男警察在街头事故中受了重伤。此人为这个城市连续服务了30年。当他被送到医院的时候，医生发现这位“男警察”竟然是一个女人。她化名费尔南多·麦肯齐（Fernando Mackenzie），30年来，没有人怀疑过她的性别。1836年，她出生在法国巴黎，父亲是英国人，母亲是西班牙人。还是一名女孩的时候，她就开始女扮男装，在法国军队服役，35岁的时候移民西班牙，设法加入了马德里的警察队伍。她在那儿结了婚，让别人相信妻子的孩子是她亲生的。她后来又搬到了塞维利亚，还是做警察，在总督府中做了一名厨师。她服务过七任总督。秘密被发现之后，她被开除了，失去了退休金。她的妻子两年前去世了，“费尔南多”为妻子的葬礼穷尽了一切。麦肯齐声音柔和，面容精致优雅，身着整洁的男装。当被问起为何这么久都没有被发现，她说自己总是安静地和妻子生活在家里，工作尽责，没有人管她的闲事。

248

1906年，芝加哥的尼古拉·德·雷兰（Nicholai de Raylan）的案例引起了广泛的关注。此人是俄罗斯领事的机要秘书，33岁（因肺结核）去世的时候被发现是一名女子。她出生在俄罗斯，在多方面都很女性化，体格瘦小，但身边所有人都把她认成了一个男人，甚至觉得她还很“爷们”。她的穿着总是很整洁，对衬衫和领带很挑剔，穿一件过腰的外套以隐藏身形。她在美国结过两次婚，与第一任妻子结婚10年后离婚，因为她对合唱队的女孩们有过残忍的不当行为。第二任妻子是一位曾经结过婚的合唱队成员，有一个孩子，对这位“丈夫”很好。两任妻子都坚信她们的丈夫是男人，觉得“他”是女人的说法很可笑。有人和我说，德·雷兰戴了一个做得很精妙的人造阴茎。为了防止自己在死后被发现是女人，她曾有过周密地安排。但不幸的是，她死在了医院。

1909年，在圣·路易斯州，人们发现一位22岁的年轻女子以男人的身份生活了九年。盖维斯敦洪水（Galveston Flood）过后，当时只有13岁的她成了孤儿，被救了下来，然后离开了德克萨斯州，打扮成一个男孩。她在车马出租所和铸犁厂工作过，也曾伪造过票据。有一次，她成了一户人家收养的儿子。在那里，毫不费力就让家里的姐妹相信了她是男孩。1902年去圣·路易斯州的时候，她在美国藤制品公司（American Rattan Works）制作椅子和篮子，和男工友们一样有男子气。有一天，有一位工人注意到她的手特别小、特别敏捷。“哇，比尔，你肯定是个女孩。”“你怎么知道我不是？”她反驳道。就这样，她的幽默和机敏总是帮助她摆脱了嫌疑。据说，她在工

249

作和运动的时候，从来不逃避困难，敢接受最艰巨的任务。“她喝酒抽烟，向女孩献殷勤，和工友一样吃苦耐劳，会钓鱼和野营，很会讲故事，也不回避重口味的对话，她甚至还嚼烟叶。”开始的时候，经常有女孩爱上这位俊俏的男孩，她也经常吹嘘自己对女人的魅力。她还和一位崇拜她的女孩到了谈婚论嫁的程度。由于没接受多少教育，她只能从事手工劳动，还经常选择艰苦的工作。有一次，她还成了锅炉制造者的学徒，挥着锤子敲钉子。那时候她很受欢迎，成了锅炉制造者国际兄弟会（International Brotherhood of Boiler-makers）在当地的秘书。从身体发育来看，她的体格可媲美体育运动员。“她的短跑成绩超过任何一位朋友，能踢高，会打棒球，扔球的姿势和男人一样，她喜欢足球。摔跤的时候，俱乐部中的大多数成员都会输给她。”根据保险条款为她检查身体的医生说：“你的身体是男人身体中的典范，年轻人，照顾好你自己。”最终，在脆弱的时候，她承认了自己的性别，恢复了女性的打扮。

1912年，伦敦有一位23岁的女佣在阿克顿治安法庭（Acton Police Court）受到指控，说她“妨害治安，冒充伪装”，穿着男人的衣服和另一个女孩生活在一起，后者比她更高更英俊，两人以夫妻相称。她小时候头部出过一点小问题，非常聪明，脑子特别活跃。有空的时候，她给杂志写故事。两位女孩相识于业余时间的教会社工工作，决定以夫妻身份生活在一起，以杜绝任何年轻男子的接近。“丈夫”成了一名管道工，还掌握了一定的斗殴技巧。最终，“妻子”的兄弟发现了她的秘密，于是被告上了法庭。两位女孩都被送回朋友身边，分别被安排了一份白天上班的佣工工作。但两人仍然愿意在一起，于是最终被安排在一起生活。

另一个案例的主角叫科拉·安德森（Cora Anderson），“来自密尔沃基（Milwaukee）伪装成男人的女人”。她以男人的身份生活了13年，在此期间先后和两任妻子生活过，从来没有被识破。（她的“自白”[Confessions]刊登在1914年5月份芝加哥的《日刊》[*Day Book*]杂志上。）

还有其他一些案例。1902年11月份的《精神病学家和神经学家》在第497页刊登了一些女性夫妻的案例。在这些案例中，多少存在一些欺骗行为。但我知道一个案例，很可能独一无二，婚姻双方不存在任何的欺骗：一名天生反向和智商超群的英国女子迷上了一位牧师的妻子，牧师完全知情，并私下在自己的教堂里为两人举行了婚礼，现在这名女子已经去世了。

250

穿着女装的女性反向者，通常也会表现出了男性的简单朴素，几乎都不屑于用琐碎的女性饰物打扮自己。即便这一点不明显，她们身上也会表现出各种本能的姿势和习惯。熟悉她们的女性有可能会说，这个人“应该做一个男人”。她们行事粗鲁，动作幅度大，手势像男人，说话直接，声音转调，有男人的直爽和幽默感，尤其是对待男人的态度，完全看不出害羞或心虚。在敏锐的观察者看来，这些通常意味着某种潜在的和精神上的不正常。

她们往往不仅有明显的吸烟行为，而且还真的喜欢抽烟。正常女人可能也吸烟，但不一定真的喜欢。有时候，她们不喜欢做针线活，也做不了针线活，对于其他的家务活也是如此。此外，她们通常具备一定的体育竞技能力。

至于女性反向者最显著和不带丝毫伪装的一般举止，也许可以引述那不勒斯的祖卡雷利教授（Prof. Zuccarelli）的描述，他所描述的对象是一位35岁的中产阶级未婚女子。“穿女装的时候，她的举止几乎和男性差不多。把稀疏的头发随便往后一扫，就像翁贝托，用发绳在脑袋后边打一个简单的结。胸部没怎么发育，紧紧地压在一件高领胸衣下面。长外套很窄，不是时兴的宽松款。宽辫草帽上可能装饰着一根羽毛，她还有一顶小帽，像小男孩的帽子。她不带雨伞或遮阳伞，单独出门，拒绝男人的陪伴。或者和女人一起出门，她喜欢这样，向女士伸出胳膊，另一只手挽在腰后，就像一位优雅的绅士。在车上的时候，她的举止有点奇怪，和女人的习惯不一样。她坐在双人座位的中间，两膝交叉，或者双腿分开，有点像男人。好动，总是扭头四处看，使用动作幅度很大的手势，和这儿、那儿的熟人打招呼，就像买卖人那样。对话的时候，她的姿势与此类似，经常打手势，语言活泼，很有模仿能力，说话的时候，眉内侧上扬，使得额头正中露出横纹。她笑得很敞亮，有爆发力，露出白牙。她对男人一视同仁，都不怎么在意。”（“先天性女反向者的性本能”［Inversione congenita del l'istinto sessuale in una donna］，《异常》［*L'Anomalo*］，1889年2月）。 251

“女性反向者，”希尔施菲尔德正确地指出（《同性恋》，第158页），“相较于异性恋女性或同性恋男性，她们的生活更充实，在现实事务中更有活力和进取心，也更有英雄气概和冒险精神。”有时候，他补充道，她们的阳刚之气也许会表现为粗鲁和野蛮，勇敢成了轻率。同时，他在另一处地方（第272页）补充道，除了这种具有男性特征的女性反向者，还有另外一种类型的女性反向者。“她们人数不少，”外在方面和正常女性完全一样。这个结论不是我所能确证的。在我看来，绝大多数女性反向者都具有一定的男性化特征，即便这种特征很淡，正常女性偶然也会表现出来。根据我的观察，极端的女子气，更可能出现在女双性恋而非女同性恋身上，正如极端的男子气概更可能出现在男双性恋而非男同性恋身上。

尽管女性反向者经常让人觉得有男子气概，但这一点并没有解剖学的特征与之对应。例如，女性反向者在毛发方面并不存在统一的男性化趋向。反之，一个女人长了胡子也不意味着她有同性恋的倾向。“长胡子的女人，”希尔施菲尔德讲到，很少有反向的。似乎极端的相反第二性征表现，反而不如轻微的相反第二性征表现与同性恋关联紧密。[①] 不过，有少量 252 胡须或其他毛发同样不能说明必然存在同性恋的倾向。在一定程度上，这和民族有关。魏森伯格（S. Weissenberg）提出，在君士坦丁堡的佩拉区（Pera district），约700名18至50岁的女性当中，有10%上嘴唇有须，她们大部分都是亚美尼亚人（Armenians），其次是希腊人。[②]

① 希尔施菲尔德，《同性恋》，第137页。

② 魏森伯格，《民族学杂志》，1892年第4期，第280页。

除了同性恋，女人身上的多毛症能否被看作是一般性的男性化特征，这一点也存在争议。马克斯·巴特尔斯认为不可以（详见其论文“人身上的体毛异常”[Ueber abnorme Behaarung beim Menschen]，《民族学杂志》，1876年，第127页；1881年，第219页）。哈里斯-利斯顿（L. Harris-Liston）认为这是一种失常（“有须的女人”[Cases of Bearded Women]，《英国医学杂志》[*British Medical Journal*]，1894年6月2日）。另一方面，克莱伯恩相信（J. H. Claiborne）女性脸上和身体上的毛发就是一种男性化的象征；“多毛的女人具有男性化的特征。”（“女性的多毛症”[Hypertrichosis in Women]，《纽约医学杂志》，1914年6月13日。）

在多数情况下，完全发育了的“有须女性”在其他所有方面都很女性化，这一点似乎争议不大。安妮·琼斯（Annie Jones）就是一个典型的例子，她被称为“维吉尼亚的以扫夫人”（the Esau Lady of Virginia）。她来自于一个完成正常的大家庭，只有她自己长满了男人的胡须，手和胳膊上也有短而黑的体毛，跟男人一样。除了这一点，在其他方面完全正常和女性化。26岁在柏林接受检查的时候，她的头发很长，面部表情、嗓音、体型、手脚以及内外生殖器都很女性化。安妮·琼斯结了婚。对她有过研究的马克斯·巴特尔斯发布了对她的侧写（《民族学杂志》，1891年第3期，第243页），说她有些方面和其他“有须女性”类似：都结了婚，生了小孩，有奶水给孩子喝。杜普雷（Dupré）和杜弗洛斯（Duflos）相信，女性长须更有可能涉及神经系统疾病而非男性化特征（《神经学杂志》

[*Revue Neurologique*]，1901 年 8 月 30 日）。通过对比巴黎一千名心智健全的女性和心智不健全的女性，他们发现有 23% 的正常女性在脸部及脸部以下身体部位的体毛超过一般人，而这个数字在心智不健全女性那里达到了 50%，甚至很多心智健全的女性同样来自于有神经系统疾病的家庭。

身体较多的部位毛发多，而不只是在脸上，或者脸上长得特别多，这一点似乎与男性化特征更具相关性，甚至在小女253 孩身上也是如此。斐尔绍（Virchow）曾经向柏林人类学学会（Berlin Anthropological Society）提交过一个案例，关于一位 5 岁的小女孩，她还具有深沉粗犷的嗓音（《民族学杂志》，1891 年，第 4 期，第 469 页）。施特劳赫（C. Strauch）曾经描绘过一具 56 岁女性尸体的解剖结构，为这种相关性提供了一个典型的案例（《民族学杂志》，1901 年，第 6 期，第 543 页）。其两个乳头周围都长有体毛，从阴部到肚脐也长了一列体毛。在女性当中，这两处这样的体毛很少见。（在维也纳，科 [Coe] 发现，在将近 700 名妇女中有 1% 的人具有体毛往肚脐蔓延的特征。）这名女性其他地方的体毛正常，但是在其他方面具有很多男性化特征：肌肉发达，骨头粗壮，肢体较长，关节有力，手和脚都大，胸腔发育很好，下颌厚实，没有女性身体的曲线，几乎看不到乳房。同时，其性器官正常，曾生过小孩。还有一点值得一提的是，她是自己把自己勒死的。这种死法要求自杀者具备极大的决心和意志，因为自杀随时可以被终止。

女性反向者的毛发通常会表现出轻微的不正常，这一点似乎已经争议不大，尤其是轻微的多毛症和男性化的体毛分布。在意大利有一个非常典型的案例，一位 19 岁的女孩穿着男装从家里逃走，她手上和腿上的体毛不是一般地多，腋窝下和阴部的体毛也很浓密，其分布情况也和男性一样。① 在本章引述的三个我最熟悉的案例中，其中一位当事人腋窝下和阴部的体毛特别少（寡毛症），就像婴儿一样。另一位当事人则表现出了一种罕见的体毛突变症（piliferous heterogeny），唇上有须，体毛浓密，从脚趾头、脚上以及腿上，一直到肚脐眼，两个乳头周围也有一些。一位美国的女医生认识很多女性反向者。她和我说，她们有可能在腿上长毛。假如性欲反向和内分泌异常有关，我们就不难理解反向者具有异常体毛的倾向了。事实上也不是不可能。例如，我们知道甲状腺分泌就对毛发有重要的影响，更别提睾丸和卵巢分泌了。 254

数年前，巴兰坦（Ballantyne）在讨论先天性多毛症时总结道（《产前病理学手册》[*Manual of Antenatal Pathology*]，1902 年，第 321—326 页），发育迟滞理论的解释最合理。胎毛的持续存在就是发育迟滞的体现之一。也许，多毛症在很大程度上可以被看作是一种胎毛的持存。尽管这种解释面临着一些困难和不融贯的地方，但这个结论仍然有一定的合理性，在很大程度上符合女性反向者身上出现的一些状况。现在我们已经看到，发育迟滞也许和内分泌异常存在确定的联系，甚至是由内

① 加斯帕里尼（Gasparini）描述过这个案例，见《精神病学档案》，1908 年，第 1—2 期。

分泌中某些特殊化学缺陷引发的。男性力量总是和毛发联系在一起，参孙的故事就是一个例子。阿蒙（Ammon）在巴登地区（Baden）的征兵资料中发现（《人类学》[*L'Anthropologie*]，1896年，第285页），若根据体毛数量将男人们分类，那么体毛最少的男人，其睾丸大小、平均身高、体重和胸围都是最小的，绝大多数都包皮过长，且声如童音，有金色的头发和蓝色的眼睛；体毛多的男人则恰好相反。人们自古就知道，男性在早年阉割会影响体毛的生长。现在我们知道，卵巢及其他腺体会影响女性的毛发生长以及性发育。黑格（Hegar，《妇科和产科助手》[*Beiträge zur Geburtshülfe und Gynäkologie*]，第1卷，第111页，1898年）描述过一位骨盆发育迟滞和卵巢畸形的女孩。从婴儿期开始，她脸上和身上的体毛就特别多，阴部和腹部的体毛分布和男性类似，行经不足，乳房萎缩，体毛似胎毛。在这里，我们看到女性发育迟滞和男性化特征被联系在了一起，两者都是由性腺体的缺陷造成的。普兰特（Plant）描述了另外一位女孩（《妇科指要》[*Centralblätt für Gynäkologie*]，第9期，1896年），后者的卵巢很小，子宫发育不成熟，阴道狭窄，小阴唇突出，没有行经，头发生长旺盛，但没有腋窝毛，阴毛稀少。这两个案例在体毛方面的表现似乎不一致，所以我们应该寄希望于对内部腺体有更多的认识。例如，我们现在已经知道，甲状腺和性腺控制毛发。正如A. 戈蒂耶（A. Gautier）已经向我们表明（《医学》[*Académie de Médecine*]，1900年7月24日），甲状腺调控砷和碘，这两种元素滋养皮肤并使毛发旺盛。他发现，年轻女性服用二甲胂酸钠（sodium cacodylate）会使头发浓

255

密。肾脏，尤其是肾上腺，同样影响毛发的生长。人们很早就知道，患有先天性肾瘤的女孩，很早就会长腋窝毛和体毛。哥尔德施温特（Goldschwend）描述了一位卵巢偏小又有肾上腺瘤的39岁女性，她的下巴和脸颊上都开始长毛了。(《普拉格医学周刊》[*Präger medizinische Wochenschrift*]，第37、38期，1910年；同见尤尔特［C. T. Ewart］的文章，《柳叶刀》，1915年5月19日。）此外，脑垂体（glans hypophysis）同样影响毛发的生长，利维（Lévi）发现了这一点（引自《犯罪人类学档案》[*Archives d'Anthropologie Criminelle*]，1912年，8—9月，第711页）。对一位发育迟滞的27岁女子施用垂体提取液，原来没有体毛也没有性感觉的她开始长体毛。这些事实不仅有助于我们解释毛发的发育异常，同时也为我们提供了线索去解释性冲动的异常。

除了毛发引发的复杂问题，还有一些真正体现男子气概的特征。若肌肉发达，软性结缔组织的含量就相对较少，故女性反向者的身体在触觉上会给人一种非女性化的印象。事实上，在女同性恋身上经常可以看到比较强壮的肌肉。希尔施菲尔德发现，有三分之二的女性反向者比正常女性更有肌肉；另一方面，他也发现男性反向者的肌肉要比正常男性要少。

在声音的语调上，女性反向者通常也不同于正常女性。不仅如此，这种差异似乎是建立在结构差异的基础之上。根据莫尔的建议，弗拉陶（Flatau）检查了大量女性反向者的喉咙，发现有几位的喉咙无疑属于男性类型，或至少接近。在先天的反向者那儿更是如此。在这一点上，希尔施菲尔德确认了弗拉陶 256

的观察。也许还有一点，就是女性反向者通常都擅长吹口哨。希尔施菲尔德甚至认识两位这样的口哨表演者。虽然谚语把女人吹口哨比喻成母鸡打鸣，但没有证据表明吹口哨的女人就一定是生理或心理上的反向者。

关于性器官方面，据我目前的观察，我们对女性反向者的了解，可能比对男性反向者的了解更清楚。在我给出详细描述的三个案例中，以及在本章出现的其他案例中，她们多少存在发育迟滞的问题。在其中一个案例中，阴道狭窄而小阴唇突出，具有局部敏感性，体毛稀少；在另一个案例中，性器官在某些方面特别小，有一侧卵巢缺失；在第三个案例中，不仅有多毛症，臀部也偏小，小阴唇偏大，阴蒂耷拉很深，处女膜厚，阴道很可能偏窄。这些案例尽管不多，但意义重大，也与其他人的观察吻合。[①] 克拉夫特–埃宾详细地描述了一个案例，我认为很典型：性器官具有女性化特征，但停留在10岁女孩的阶段；阴蒂小，小阴唇如鸡冠般明显，阴道狭窄，几乎无法进行正常性交，很敏感。希尔施菲尔德支持寻找此类反向的共同特征。不过他觉得，萎缩性的异常要比过度生长更常见。他是指处女膜偏厚、子宫及卵巢偏小的倾向；阴蒂通常也是偏小。阴蒂偏大的女性（如帕伦特·杜沙特雷曾很早之前说过）似乎很少具有男性化特征。

257 尽管存在这些倾向，一般说来，女性中的反向并不比男性

① 在10个女性反向者的案例中（包括前面提到的3个），只有4名女子的性器官正常，其他多少有点发育不全。

中的反向更明显。同时，反向的女性通常不怎么吸引男人，她本人对男性也完全不关心。尽管她可以轻易理解为什么男人会爱上女人，但经常无法理解为什么女人会爱上男人。因此，她在性方面不会表现出害羞，也不会让人觉得她弱小需要依靠。这些让男性着迷的特点，她都不具备。对女性反向者感兴趣的男性通常有强烈的女性化特征。例如，在某个案例中，有一位喜欢女性反向者的男人具有一些遗传性的神经质，身体发育不是很充分，对女人无性吸引力，十分喜欢家庭生活。简言之，这是一个很容易对同性产生激情的男人。

对男性，女性反向者也许表现冷漠，或最多待他们如同志。但对于女性，她们则会变得害羞，在自己迷恋的女人面前感到手足无措，甚至不能当着后者的面脱衣服。对自己爱的女人，她们柔情似水。①

女性的同性激情多少会通过亲吻、一起睡和紧密拥抱的方式得到彻底的表达。其中有一种方式被叫做“勺子式”：一名女性躺在一侧，背对着伴侣，后者从后面抱着她，将大腿靠在她弯曲的腿上，使自己的阴部充分接触她的屁股，轻微的动作就能产生性兴奋。还可以一个人压在另一个人身上，或者相互自慰。相互接触和摩擦性器官相对少见，但似乎这在古代很常见，因为“tribadism”（女阴相互摩擦）有时候就指女同性恋。据说，今天巴尔干半岛的南斯拉夫女性使用这种方式。② 极 258

① 无论男女，同性恋者通常不同于异性恋者，他们在同性面前会比在异性面前更加羞怯。例如，见希尔施菲尔德《同性恋》，第 76 页。

② 《医学》（*Κρυπτάδια*），第 6 卷，第 197 页。

端的满足方式就是舔阴（*cunnilinctus*），或者用嘴刺激女性的性器官，通常不是两人同时做，而是由具有男性特征的伴侣进行，后者往往更主动。有时候，这种姿势被叫做“莎孚式”（Sapphism）或“莱斯博斯式”（Lesbianism），但这两种称呼都很难令人满意。[①]

女性反向者中很少出现大阴蒂，它在女同性恋的性满足中扮演的角色很小。基尔南提到过一个发生在美国的案例，有一名女性反向者结了婚并生了孩子，她的阴蒂在勃起的时候有 2.5 英寸长。卡萨诺瓦描述过一位瑞士的女性反向者，尽管有女性的身体，其阴蒂在勃起的时候比她的小手指还要长，能够完成插入动作。[②] 在过去的一些文学作品中，我们经常可以看到类似的情况。然而，在大部分案例中，真正的情况很可能是假两性畸形（pseudohermaphroditism），其中的“阴蒂”也许更应该被看作是阴茎，因而不涉及反向。[③]

虽然女同性恋在性生活中不怎么使用阴蒂，但假阴茎的运用却非常普遍和常见。在几个现代案例中，反向的女性娶了妻子并使其坚信自己的“丈夫”是男人（如萨洛塔·瓦伊

---

① 后来，博努斯（J. Bonus）建议我用“cunnilinctus”，此后我一直用它。拉丁语作家一般把这个词用在演员身上，但没有表示这种行为的术语。希尔施菲尔德后期用“counnilinctio”表达同样的意思，但这个单词的结构很不合理。关于这种行为的古代术语，可参见伊凡·布洛赫《梅毒溯源》，第 2 卷，第 612 页及以下诸页。

② 卡萨诺瓦，《回忆录》，加尼尔主编，第 4 卷，第 597 页。

③ 希尔施菲尔德在《同性恋》中以可靠的方式对反向和其他过渡性性特征的诊断方式展开了充分的研究，见第 2 章；同见其对此有详细阐述的《性别过渡》（*Geschlechts Übergänge*），1905 年。

和德·雷兰），就是在性交中使用了假阴茎。古希腊人对假阴茎（称为奥立斯棒［olisbos］或勃棒［baubon］）很了解，赫伦达斯（Herondas）也有过描述。据说是苏达斯（Suidas）为米利都的女性发明的。而根据阿里斯多芬尼斯在《利西翠妲》（*Lysistrata*）中的描述，米利都是它的主产地。[1] 在中世纪，12 世纪沃尔姆斯（Worms）的布尔夏德主教（Bishop Burchard）说它"是女人经常用的东西。"在 18 世纪早期，德国的玛格丽莎·林肯也是在它的帮助下娶了妻子。[2] 世界上其他地方的女同性恋同样使用假阴茎。我们发现它还出现在了北美印第安人的传说中。在桑吉巴尔岛和马达加斯加也有它的踪迹。[3]

259

① 哈夫洛克·霭理士，"自体性欲"，《性心理学研究》第 1 卷；伊凡·布洛赫，《梅毒溯源》，第 2 卷，第 589 页；同上，《卖淫》，第 1 卷，第 385—386 页；关于更早的引述，见克鲁西亚斯（Crusius），《赫罗达斯的哑剧研究》（*Untersuchungen zu den Mimiamben der Herondas*），第 129—130 页。

② 16 世纪，法国有一个类似案例引起了关注，见蒙田的《意大利旅行日记》（*Journal du Voyage en Italie*）（由其秘书撰写）。它发生在维特里－勒弗朗索瓦（Vitry le François）附近。据说，有六七名来自肖蒙（Chaumont）的女孩决心着男装并从事男人的工作。其中一个女孩来到维特里做了一名纺织工人。从表面上看，这名女孩像是一位状态很好的年轻男子，所有人都喜欢"他"。在维特里，她还与一名女子订了婚。后来因为发生争吵，导致婚约被取消。再后来，她又爱上了另一名女子并与之结婚。两人一起生活了四五个月，据说妻子对"他"很满意。然而，来自肖蒙的某个人认出了她，于是她被送上了法庭判了绞刑。据说，她对自己的生活方式并不后悔，再来一次也愿意这么活。她因使用非法的性交工具而被绞死（见德安科纳［d'Ancona］主编的《日报》［*Journal*］，1889 年，第 11 页）。

③ 鲁（Roux），《人类学学会通讯》（*Bulletin Société d'Anthropologie*），1905 年，第 3 期。鲁认识一位 50 岁的卡马里女子（Comarian），后者在丈夫死后成为了一名同性恋者，自己做了一个假阴茎用来和年轻女子性交。

在男女关系及男同性恋中出现的各种施虐、受虐和恋物癖现象，不论是自发的还是被激发的，也同样可能出现在女同性恋当中，尽管很可能不是那么常见，方式也不是那么显眼。不过，莫尔讲述了一个女同性恋案例（《反向的性感觉》，1899年，第565—570页），其中出现了多种轻微但十分变态的行为。一位26岁的女性，没有遗传问题，从6岁开始只对同性感兴趣，在小时候就有过相互的舔阴行为。她特别聪明，性格大方，脾气好，有各种男性化的品味和爱好，但整体上呈女性化，喉部和正常女人一样。7年间，她只和一个女人生活在一起，可以在主动的舔阴行为中获得充分的满足。在这段关系持续期间，出现了各种刺激的满足方式，大部分是自发的。她在尿淫乐（urolagnia）和粪淫乐（coprolagnic）行为中找到了很多乐趣。除了这些变态行为，她还喜欢被抽打，尤其是耳垂那儿，被对方用鞭子抽的时候高度兴奋，对方抽她的时候最好什么都不穿。必须用桦木棍抽她的臀部，否则没有效果。不是特别亲密和知根知底的人，不会和她做这些事情。她只和这一位朋友做。在这个案例中，出现的变态现象是受虐狂而非施虐狂。但是在很多女同性恋那儿，更可能表现出一定程度的施虐倾向。基尔南和我说过一个发生在美国的案例，他和莫耶（Moyer）医生共同研究过这个案例（见基尔南和莫耶发表在《精神病学家和神经学家》上的论文，1907年5月）。在伊利诺伊州一个小城里，有一位已婚并育有两小孩的女性反向者具有施虐倾向。她患有确定性的神经性疾病，有婚前自慰史，和一条狗有过兽交。在当地的俱乐部很有名，也是一位社会和宗

260

教事务的领导人。和其他的施虐狂一样，她的色欲表现得特别谨慎，牧师、俱乐部里其他妇女以及当地的权贵都说她谦逊纯洁。她的施虐对象是从孤儿院收养的一名小女孩，后者被她饿得半死，全身伤痕多达三百多处。很多伤口是用餐叉和剪刀刺的，不过只刺破皮肤。胸部、阴唇和阴蒂上的伤口尤其多。施虐的时候，她体验到了强烈的兴奋感，但仍然可以自控，听到别人走过来会立即停止。做这些事情的时候，她心智正常，有责任能力。但陪审团发现，此事暴露后她就疯了，被送到了精神病院，康复后被判入狱两年。所谓的心智失常，基尔南补充道，可能是狂躁和抑郁的表现，也可能主要是由自尊受损引起的。

女性反向者是女性美的狂热爱慕者，尤其是身体的构造美。这一点不同于正常女性，审美体验对后者性感觉的影响微乎其微。滥交在男性反向者当中并不少见，但是在女性反向者中很少见到。摩尔也许是对的，女同性恋者之间的爱比男同性恋之间的爱更忠诚和持久。希尔施菲尔德提到，女性反向者在少女时期通常对校园生活中的自慰和同性恋恶习不感兴趣，[①]几乎本章所列案例中的所有女性都反感这些行为，更在乎高高在上的理想之爱。

261

女性反向者结婚的不少。莫尔从各类通信者那儿获悉，女性反向者不像男性反向者那样对正常性交感到恐惧。这一点很可能是因为她们在正常性交中往往扮演被动角色。在其他一些

① 希尔施菲尔德，《同性恋》，第 47 页。

案例中，和男性反向者一样，还表现出了一定程度的双性恋，但同性恋的本能通常会给她们带来更大的解脱和满足感。

很多研究人员都提到——在美国、法国、德国和英国——女同性恋的数量在增加。① 在今天，我们的文化中有很多东西鼓励了这种表达。② 从整体上来看，现代的解放运动——获得与男性同等的权利和义务、自由与责任、教育和工作——必须被看作是有益的和不可避免的，但它也有一些不足之处。③ 女性认为自己在获取知识和经验方面，享有和男性同等的权利，这一点十分正确。但是在性领域，这种主张会受到限制。今

262

---

① 英国历史上很少有女同性恋的记录。在查尔斯二世的法庭上，根据《格拉蒙回忆录》(*Mémoires de Grammont*)，人们相信霍巴特小姐（Miss Hobart）具有同性恋的倾向。"很快，不论真假，这个谣言传遍了整个法庭。显然，他们从未听说过古希腊这种精致的品味会出现在女人身上，以至于忍不住去想，杰出而深受漂亮女子喜爱的霍巴特一定深藏不露。"这段文字很有趣，它表明女同性恋在当时有多稀奇。然而一个世纪之后，法国人似乎认为英国的女同性恋很普遍。如巴查蒙特（Bacchaumont）于1773年1月1日关于米莱尔（Mile）的记载。歌剧家海涅尔（Heinel of the Opera）当时在英国，他补充道："她对女人的喜好在那里可以得到很好的满足。尽管巴黎也有很多女同性恋者，但据说伦敦更多。"

② "我相信，"一位消息灵通的美国通信人给我写道，"性欲反向者在美国的数量正在增加——无论男女——明显的理由有：其一，女性越来越独立，婚姻需求减少；其二，商业竞争导致全民精神压力增大。一句话，女性身上男性特质的快速增加，加上不健康的男性神经系统，都有可能导致他们的孩子走向性欲反向。"

③ 现在，女同性恋和男同性恋一样，可以登报征"友"。纳克收集了慕尼黑报纸上刊登的此类广告（"女同性恋者的报纸广告"[Zeitungsannoncen von weiblichen Homosexuellen]，《犯罪人类学档案》，1902年，第225页），大部分的措辞都很模糊，如"具有现代观念的女演员寻找持类似观念的有钱女子，为了友谊等"、"19岁年轻女子，有漂亮金发，寻找类似女子一起散步、看剧等"之类的。

天，社会上对待年轻男女亲密关系的态度和以前一样保守。在高等教育领域，英国和美国尚不提倡让男性和女性同时出现在教室、实验室或医院。在性方面，男性有自由，而女性，和男性只能稍稍暧昧，只能和同性呆在一起。过去的老观念将女人圈在家里，哀叹梦中情人从未出现。现在，她们有了独立意识，对这些陈腐观念不屑一顾，开始在自己工作的地方寻找爱情。现代运动这些无可非议的影响虽不会直接导致性欲反向，但也埋下了种子，很可能引发肤浅的模仿，因为天生的反向者往往出现在高智商的女性身上，后者会有意或无意地影响其他人。

库雷拉（Kurella）、布洛赫以及其他人都相信，女性运动推动了同性恋的发展（如见布洛赫，《对性精神病的病理学研究》，1902 年，第 1 卷，第 248 页）。女性运动中出现的各种“女版斯特林伯格斯”（feminine Strindbergs），被认为对男性表现了明显的敌意。安娜·吕林声称，从一开始到今天，很多女性运动的领导人都是反向者。然而，希尔施菲尔德在经过专门的考察之后总结说（《同性恋》，第 500 页），在英国的妇女参政权论者和德国的妇女投票权协会中，反向者的比例不到 10%。 263

第五章　性欲反向的性质

案例分析——民族——遗传因素——一般健康状况——同性恋冲动的首次出现——性早熟和性感觉过敏——暗示及其他激发反向的原因——自慰——对女性的态度——春梦——发生性关系的方式——伪-性吸引——生理异常——艺术及其他天赋——反向者的道德立场

264　关于性欲反向的性质，在给出简要结论之前，我打算先分析一下我所研究案例中的一些特征。[①]

民族——在我研究过的80个案例中，主人公都是英国人和美国人，20人生活在美国，其他都生活在英国。至于他们的祖

① 下列分析是建立在更多案例的基础之上的，只是有些案例没有必要在之前的章节中列举出来，还有很多案例从来没有发表过。因此，我的分析可能会和前面提到的案例存在一些明显的差别。

先的民族来源，我没有进行专门的调查。然而，至少有 44 人祖先是英国人，或主要是英国人；至少有 10 人的祖先是苏格兰人，或有苏格兰血统；有 2 人的祖先是爱尔兰人，还有 4 人的祖先大部分是爱尔兰人；4 人的双亲有一方是德国人，有 1 人的父母都是德裔，有 2 人的父母其远祖是德国人，有 2 人父母有一方是法国人，1 人的双亲都是法国人；有 2 人具有葡萄牙血统，至少有 2 人有一部分犹太人血统。除了经常出现德裔，祖先方面没有什么其他特别之处。

遗传——遗传在性欲反向中起到何种作用，一直很难确定，甚至难以为它提供一个明确的基础。我也面临这种困难，在有些案例中，我甚至没有机会对案例人物进行质询。然而，根据已有的事实，遗传确实具有相关性。我在 62 个案例中发现了遗传的因素。其中，至少在 24 个或将近 39% 的案例中，主人公们称自己有理由相信家族中存在其他反向者。他们当中，有些只是有过强烈的怀疑，另一些则认为确凿无疑。有一个案例，父系和母系都可能出现过反向者。亲戚中的反向者通常是他们的兄弟姐妹、堂表亲或叔伯舅舅。有一个案例中，儿子是双性恋，父亲似乎也是双性恋。 265

反向具有遗传性（纳克否认这一点），这一点意义重大。在我特别熟悉的案例中就出现了遗传现象，我十分确定它的存在。其中，暗示所造成的影响通常可以被彻底排除，尤其是跨性别的暗示。克拉夫特－埃宾和莫尔也注意到了遗传的倾向。冯·罗默（Von Römer）提到，在他研究过的案例中，有三分之一的家庭存在其他的反向者。希尔施菲尔德也发现，这种情况所占的比例相对较高。

在我研究的案例中，可以确定有 26 人来自健康的家庭。进一步的调查很可能会让这个数字减少。值得一提的是，在这些健康家庭中，部分父母只有一个孩子。在 28 个案例中，不论是否存在反向，父系或母系多少存在一些其他方面的病态或反常现象，如行为怪异、酗酒、神经质、精神病或其他神经系统疾病。在有些案例中，父系和母系，有一支十分健康，另一支则完全病态；另一些案例中，双方都存在轻微的异常。

一般健康状况——个体的健康状况显然比家族健康状况更容易被确认。在 80 个案例中，有 53 人——约三分之二——也许算得上健康状况良好，甚至十分不错，尽管偶尔会出现一些小问题；有 22 人的健康状况不太稳定，只能说还行，有几例肺病，神经衰弱比较常见，脾气多少有些不稳定，其中有 4 人可以说到了病态的程度；有 1 人精神不正常，出现了幻觉，需要在精神病院接受治疗。在健康状况很好及还行的反向者当中，有相当多的人非常神经质，他们大多自己这么说；其中有一部分人精力旺盛且精神力量强大，这些人都有神经过敏问题。[1] 很少有反向者存在明显的精力不足问题。从整体上来看，他们

266

① 经常伴随有神经过敏，这一点与绝大多数可靠的案例相吻合。希尔施菲尔德（《同性恋》，第 177 页）提到，在 500 名反向者当中，有 62% 的人表现出了各种各样的神经系统问题：失眠，嗜睡，颤动，口吃等。

在生活中的健康状况都算正常，至少可以胜任自己的工作。在我的案例中，有相当一部分人的工作具有很高的知识价值。只有 5 人，或最多 6 人，健康状况明显很差。

这个结果也许让人感到惊讶。然而，一定要知道，我的这些案例不能代表整个反向者群体，其中不包括通常只有医生们才能诊断的反向者：例如，那些遭受严重精神失常的反向者。

同性恋和精神病之间的联系并不常见，精神病院中发现的同性恋多半是假的。纳克特别强调了这一点（如“同性恋与精神病”[Homosexualität und Psychose]，见《精神病学杂志》[*Zeitschrift für Psichiatrie*]，第 68 卷，第 3 期，1911 年）。他记录了自己经验，并引述了诸多杰出精神病学家的意见，他们都很少遇到真正的反向者。在他广泛的经验中，他自己也从来没有在精神病院遇到真正的反向者，尽管他承认那儿可能有一些没有被识别出来的反向者。有一位病人出院后告诉他，自己是反向者，在出院前后都引起了警察的注意，尽管在住院期间什么都没发生。在一年的时间里，在 1500 名病人当中，约 1% 的病人有过主动肛交行为。这些病人通常低能或弱智，同时又有独自或相互的自慰行为。希尔施菲尔德告诉纳克，在同性恋当中，歇斯底里症（通常无遗传基础）十分常见，严重的神经衰弱也经常出现；不过，尽管反向者常常抑郁，他自己从未见过纯粹的抑郁症；躁狂症十分罕见，但经常发现偏执和妄想；他同意布罗德莫（Broadmoor）精神病院布莱恩（Bryan）医生的观点， 267

即宗教性的妄想不少见。全身瘫痪的现象也有，但相对很少。痴呆症也是如此。从整体上来看，尽管希尔施菲尔德无法给出确切的数字，我们没有理由认为精神病患中多同性恋。这也是纳克的看法。他总结道，虽然每一种精神病都出现过同性恋行为，尤其是在先天性及继发性癫狂症（secondary dements）发作的时候，但这只是一种伪同性恋。希尔施菲尔德发现，75% 的反向者不存在遗传性精神病问题。这个比例很高。不管怎样，我们必须进行细致的调查并注意方法的细微差别。

我十分肯定，通过彻底的调查，存在遗传因素的反向案例，其所占的比例将大大提高。在反向者的上一代，往往可以发现一些细微的异常。于是，这就有一个问题需要得到解答，即普通家庭或正常人离这种异常有多远？这个问题同时也在问：什么样的家庭不会出现神经问题？从目前来看，这个问题很难有准确的答案。不过有充分的理由相信，大部分家庭不会出现这种问题。不管怎样，反向者的家庭背景很可能并不像我们之前认为的那样，表现出此类神经性恶化的明显症状。他们当中“怪人”挺多，但精神病很少。

同性恋冲动的首次出现——在 72 个案例中，有 8 人的同性恋本能出现在成年或青春期之后，其中 3 人在男女爱情上受过挫折，这种情况最容易促发性取向的转变。值得一提的是，8 人中至少有 2 人的性本能发育不全或极其微弱，有 1 人的体格很弱，1 人的健康状况一直不稳定；还有 1 人的发育状况十分复杂，也存在一定程度的不正常。

268

在 64 个或 88% 的案例中，小时候就出现了反向本能，对异性从未产生过性趣。[①] 有 27 人大约出现在青春期，通常是进入学校的时候；39 人出现在青春期之前，5 至 11 岁之间，通常是 7 至 9 岁，甚至是从记事起。反向本能的出现通常不涉及具体的生理特征，尽管在几个案例中出现过勃起。在小时候，不管是同性恋还是异性恋，大部分性表现都是纯心理上的。[②]

性早熟和性感觉过敏——一个特别有趣和重要的事实是，在我研究的案例中，很多人的性感情明显早熟，无论是在生理方面还是精神方面。毋庸置疑，正如之前很多研究人员发现的，反向倾向和性早熟之间有很强的联系。我认为可以进一步推断，性早熟对已然存在的性反向起到了鼓励作用。理由很明显，假如我们相信——也有理由相信——性本能的表现在小时 269 候相对而言没有分化，早熟的性冲动必然导致性感情过早地定型。必须要补充的一点是，早熟的性冲动很可能比较虚弱，而一种虚弱的性冲动更容易适应不涉及明确性行为的同性恋关系。很难确定我的案例中存在多少例性冲动虚弱的情况。有 6 人或 7 人比较明显，还有很多人可能也是如此，尤其是那些经常说自己“敏感”或“紧张”的人，以及那些性发育开始较晚

---

① 希尔施菲尔德发现，54% 的反向者在 14 岁的时候发现了自己的异常。然而，它也可能出现在早年，只是没有被意识到，所以这里的比例更高。

② 关于这种联系，可以引用拉夫洛维奇的评论：“反向者能够清楚地记得自身性倾向的早熟，这一点十分正常。每一名反向者都会在某个时刻发现自己的同性恋倾向，然后从这个角度对以前的记忆进行分类，来论证自己一开始就是这样。同性恋贯穿了他整个早年生活，他仔细考虑过，梦到过，反思过——往往是在非常无知的状态下。很小的时候，他会想象自己被强盗或野蛮人掳走；5、6 岁的时候梦见他们温暖的胸膛和胳膊，梦见自己成了他们的奴隶并甘之如饴。他完全没有想到这是一种原始的性感觉，只是把它理解为一种自然的情感。”

的反向者。性感觉过敏或过敏性虚弱出现在了很多案例当中。虽然有些反向者（尤其是双性恋者）的性精力不是一般的旺盛，但这种情况在其他反向者身上只是表面上的。精液频繁地流失，既可能是精力旺盛的结果，也可能是虚弱的表现。还有一点必须要说的是，在相当一部分反向者当中，性感觉过敏与自我牺牲的情感倾向有关。经常可以看到，有些男性反向者的情感表达和献身精神类似于正常女性，相较于正常男性来说比较夸张。

暗示及其他诱因——在我的案例中，有 18 人可能在早年间受到了某些事件或特殊环境的影响，导致性本能转变为同性恋，或者召唤出了潜在的反向本能。有 3 人因男女爱恋的挫败，神经和情感方面受到强烈震动，影响到了某种预先存在的机制，发展出了稳固的反向倾向。有 8 人受到了年长者的引诱，不过其中有 4 人或 5 人在受引诱前就有了这种倾向。在另外至少 8 个案例中，也可能受到了年长者施加的影响，通常是在学校。值得一提的是，在所有案例中，很少发现施伦克－诺丁所说的“暗示”因素。他认为，考察性欲反向的原因（无疑就像考察情欲恋物癖的原因那样），我们必须把“教育中的偶然性因素和外在影响”放在首位。他记录了一个案例：一个小男孩只是因为好奇盯着正在撒尿的父亲的阴茎看，结果被扇了一耳光，由是引起了一系列的想法和感受，导致他彻底反向了。在我考察的两个案例中，出现了类似的情况，但其中的同性恋倾向之前就存在了。我没有质疑出现这种情况的可能性，但拒绝将其视为导致反向的原因，我所获得证据都支持这一点。我同意一位通信者的话：

270

> “几乎所有的男孩都先后遇到过类似的暗示（看见男人裸露的生殖器，和男性睡一块，或者被男人摸过），但只有少数人发生了性变态。考虑到这一点，我觉得有理由相信，这些人之前就具备了接受这种暗示的条件。事实上，不管是正常还是不正常的性意识，暗示在唤醒它们之时所扮演的角色是一样的。”

我会进一步认为，成年男女已经发育成熟的性器官——尺寸、毛发及其带有的神秘感——总是能够激起正常的男孩和女孩的某些幻想，不管是迷恋还是恐惧。[①] 但这一点和同性恋没有关系，甚至和性本身都没有关系。我知道一个案例，一名6、7岁的小男孩喜欢玩弄另一个年龄大他一倍的小男孩的性器官，后者是被动的，也不在乎。这个小孩长大后没有显示出任何同性恋的本能。暗示的种子只有在合适的土壤里才会萌芽。变态的暗示若要影响正常的天性，它必须足够强烈或不断重复。即便如此，它的影响也很可能是暂时的，当出现正常的刺激，影响就会消失。[②]

对于已经扎根于有机体中的性冲动，不仅“暗示”没有必　271

① 李普曼提到过一个（极端且反常的）案例，一位8岁的小女孩藏在屋顶上过夜，只为在早上偷看一位成年堂兄的生殖器（《国际刑法联盟公报》[*Bulletin de l'Union Internationale de Droit Pénal*]，1896年，第118页）。

② 我完全承认，就像所有研究人员都应该承认的，很难界定小时候受暗示造成的影响，尤其是当这种暗示发生在不怎么进行自我分析的人身上。暗示有时候确实会造成影响，尤其是情欲恋物癖。但对于这种性变态，通过询问和分析，找不出任何小时候受过的正儿八经的暗示因素，它是在后期的某个场合下被偶然诱发出来的。

要，相反的暗示也无法影响已有性冲动的倾向。我前面引述过的好几个案例都能说明这一点。其中有一个案例提到，一名小男孩在 14 岁的时候受到女佣引诱，甚至从中获得了快感；一年之后，原生的同性恋本能占据了主导地位。还有一个案例提到，早年间出现并接受了异性恋暗示，但后来又逐渐从中发展出了同性恋。

因此，我不认可暗示的影响。在之前一些关于性欲反向的著作中，它还被认识是最重要的因素。不是因为我低估暗示在其他方面所起到的重要作用，而是因为我在性欲反向的案例中未能发现充分和明显的证据。无疑，很多案例可能出现过轻微的暗示因素，只是我们无法发现。[①] 但是，即便它们可以被发现，其重要性似乎也是可疑的。拿施伦克－诺丁的案例来说，272

① 也许我要补充一点：我并不认为施伦克－诺丁提到的（被错误解读的）事实，和我在这里采取的视角，存在根本性的不相容之处。在《反向性感觉病因研究》（*Beiträge zur Ätiologie der Conträrer Sexualempfindung*，维也纳，1895 年）中，他写道："神经问题的倾向是天生的，即性欲早熟的倾向，缺乏精神抵抗力以及强制性联想的倾向，也都是如此；然而，没有证据表明遗传的影响延伸到了性欲的对象及这些特征的内容。心理的实验反驳了这一点，也反驳了我已表明的那种可能性，即通过实验改变这些冲动由此消除其对个体性格之危险性的可能性。" 不是 "遗传的影响延伸到性欲的对象"，而是遗传在有机体中占主导地位，决定何种性欲对象可以让有机体得到最佳的性满足。另外，在某些案例中，认为先天性的特征经过施伦克－诺丁耐心而繁杂的实验程序之后不会发生大的改变，这种观点同样是错误的。在同一本著作中，施伦克－诺丁引用了道德错乱和道德白痴的案例来支持自己的观点。奇怪的是，在我看来，这两个关于先天表现的案例都可以用来反驳他的立场。在埃尔迈拉少管所（Elmira Reformatory）和比塞特——更别说更晚成立的实验机构——展开的实验早就表明，道德错乱和道德白痴经过适当治疗之后可以得到很大的改善。施伦克－诺丁似乎过于看重催眠和暗示而抱有太多的偏见。

一个小男孩的父亲认为他有不当的奇怪之举而扇了他耳光。我认为除非小男孩已经有了一种强烈的同性恋情感，否则很难想象会产生如此强烈的暗示。只能说，种子掉进了合适的土壤。难道是因为小男孩们对女性无礼挨了巴掌，才导致异性恋的盛行吗？假如真是这样，那我就相信施伦克－诺丁的解释。事实上，我知道有一个案例，其中似乎可以发现真正的暗示因素。有一位对男性病人一直很友好的外科医生，他本来只和女性发生性关系并从中得到满足，直到有一位男性反向者向他表白；此后他成了同性恋，不再对女性感兴趣。但即便在这个例子里，根据我的理解，暗示所起到的作用，也只是让他揭示了自己的天性。对于一位内科医生来说，因为偶然来访的病人的纯粹暗示就发生性变态，这几乎不可能。没有理由认为，从病人那儿听到的每一种变态行为都会对他产生影响，只有最符合其天性的才会在他身上发生。[①] 在另一个案例中，有一位年轻人接受了同性恋者的求爱，但他小时候就已经对同性产生了兴趣。另有一个案例是，主人公在小时候受到了同性恋的影响，后来成了双性恋，但他的父亲有类似的双性恋性格。因此，我们不能把这种转变仅仅归结为暗示。还有一个案例与之类似，主人公在小时候受到了同性恋的影响，但他那时候就已经具备了一种明显的同性恋气质，为人脆弱、害羞、紧张和女性化。 273

---

① “假如一位反向者是在外在环境的影响下发生了反向，”费雷道出了真相（《性本能》，第 238 页），“那是因为他天生就有这种倾向：那些缺乏这种天性的人处于相同的环境不会发生反向。”

希尔施菲尔德和布尔夏德（Burchard）曾经提到的一个案例，很好地诠释了内在的冲动会造成难以抗拒的倾向性。“我的女儿厄娜（Erna），”主人公的母亲说道，“在3岁的时候就表现出了男孩的倾向，并逐年增强。她从不玩娃娃，只喜欢玩具士兵、枪和城堡。爬树跳沟，和所有来我们家的马车夫交朋友，他们会把她放在马背上。每年一度的马戏表演都会让她高兴极了，甚至在4岁的时候就敢上马，别人看见了都说她勇敢。所有人都说她是一名天生的女骑手。最大的愿望就是做一名男孩。她整天穿着哥哥的衣服，尽管她祖母对此很生气。自行车、体操、划船和游泳都是她的爱好，且玩得不错。长大一些后，她讨厌漂亮的帽子和衣服，这一点让我很是苦恼。年龄越大，她的阳刚之气越明显，由此招致了许多敌视和攻击。人们觉得我女儿没有女人味，难以相处。而我所有的苦恼和劝诫都无法改变她。”这名年轻女子一直以来的生活环境和正常女人一样，但现在，她在生理上完全不同于女人，因为她具有内在的睾丸组织，能够通过女性尿道排出男性精液，尽管其外在特征和女人类似。这个案例非常独特，它说明环境的暗示作用无法超越这种根本性的内在结构。（希尔施菲尔德和布尔夏德，“从女性尿道排出的精子”[Spermasekretion aus einer weiblichen Harnröhre]，《德国医学周刊》[*Deutsche medizinische Wochenschrift*]，第52期，1911年。）

在这里，我还想引用三个来自美国的案例（还没有发表过）。在我看来，它们似乎揭示了唯一一种在反向的发展过程中扮演了重要角色的暗示。我要感谢芝加哥的弗兰克·利德斯顿教授的帮助，下面是他的原文：

274

案例1——一位45岁的男人，因克拉夫特-埃宾《性心理学》的英译本中提到了我关于“社会变态”的论文，于是向我询问他的情况有无治疗的可能。此人受过很好的教育，很聪明，是一位优秀的语言学家，音乐才能颇佳，他现在的工作需要相当高的法律敏锐性、文字能力以及不动产交易知识。他说在青春期的时候，自己没有任何变态的性感觉，但身边有些年龄比他大很多的男性，总是用各种方法激发他的性激情，结果形成了变态的性行为，并持续了很多年。后来他开始厌烦女性。在家人的劝说下，在对婚姻关系缺乏足够理解的情况下，他最终结婚了。不幸的是，因为对妻子的抵触，他彻底阳痿了。正打算离婚的时候，妻子突然去世，所有人都解脱了。作为一个才智过人的男人，在找到我之前，他曾尝试过一些补救措施以改变自己的不幸，但都失败了。他说他觉得自己身上存在遗传因素，父亲嗜酒，有一位兄弟死于精神病。不过，他又说道，尽管有遗传，但假如青春期的时候没有受那些影响，他的性倾向应该会和正常人一样。此人具有典型的神经质体质，抱怨自己总是感到很紧张，对事情过早地悲观，抱怨自己的身高不够，患有不可控的眼球震颤，说这种症状持续了15年。可以料到，对他的治疗没有效果。我开始在一位专业催眠师的帮助下对他进行催眠暗示，但后来他因公出国了，最终放弃了治疗。我不知道他现在的情况怎么样。

案例 2——我有一位病人是一名见过世面的女演员，她曾带来一些信件向我寻求建议。这些信件是她的弟弟和生活在另一个州的某个男人写的，信中措辞十分亲密。有一封信频繁提到，对方将乘飞机到芝加哥和她弟弟见面，后者只有 17 岁。从信中还可以看出来，对方是一名铁路部门的重要官员，曾数次带她弟弟一起乘坐普尔曼式客车（Pullman cars）出去旅行。这些通信像是在一位普通的健康男性与其迷恋的女子之间发生的。对方似乎把她弟弟亲昵地称作灰姑娘，而面对这样的爱情宣言，即便最挑剔的姑娘也会感到满意。这位年轻的小伙子后来向我坦白了，于是我写了一封信给他的朋友，后来他朋友拜访了我，完整地给我讲述了他们的故事。他们之间的性生活方式是口交，小伙子是被动方。他知道自己的家族中出过精神病人，但不知道确切时间。他自己体格强壮，外貌俊美，年龄在中年以上，肯定受过良好教育，也很聪明，毕竟在铁路公司担任要职。这个案例中的小伙子现在 23 岁，他最近向我咨询过性无能（*impotentia coëundi*）的问题，表现出了一种对女人的性冷淡。基于他的陈述，我深信他正处于确证自己的性变态的过程当中。

275

有意思的是，他的姐姐，前面提到过的那位女演员，近来患上了急性躁狂症。

我还有一些相关的案例没有发表，但这两个案例最为经典，多少代表了绝大多数案例。然而，下面我还要讲一个发生在女性身上的案例。

案例 3——一位 40 岁的已婚女性，因性变态而被丈夫抛弃。父系、母系家族都有过神经质的病史，母系那边还出过数例精神病。在她身上，对同性的亲昵和对异性的变态欲望经常同时存在，这种情况绝不罕见。尝试过催眠暗示，但都失败了。导致出现这种状况的原因是受到过明显的暗示，她婚前与一位女变态者有过来往，35 岁才结婚。

前面的案例中也许都出现过暗示的因素，年长者主动引诱已经具有一定倾向性的年轻人，但背后真正的原因远不止暗示这么简单。可以看到，在每一个案例中，都至少存在某种神经上的基础使得暗示和引诱能够发生作用。当然，我不能说这些案例足以改变我们对暗示的态度。

自慰——莫罗相信自慰是导致性欲反向的原因之一，克拉夫特－埃宾认为它是引发各种性变态的首要原因。很多作者近来表达过类似的观点，但现在它还没有得到普遍接受。莫尔断然拒绝这种观点，纳克也不断地强调自慰不会导致真正的反向，其影响不比受到引诱更大。希尔施菲尔德认为它没有病原学意义。多年以前，我就已经开始专门留意这个问题，并得出了一个类似的结论。我相信，自慰也许有时候会弱化性活动，有助于反向的表达，尤其是早年的自慰；但是，在我的男性案例中，没有证据表明自慰是导致反向的原因。的确，51 人中有 44 人承认自己有自慰行为——一直有，或偶尔在某个时期——这个比例也许比正常人要高。但即便如此，它也不难得到解释，因为同性恋无法像异性恋者那样，有更多的机会满足自己的本能，自慰有时候在他们看来也许是“两害相权取其 276

轻”。[1]不仅有7个案例从未出现过自慰行为（有几个相关案例我没有详细信息），还有几个案例是在同性恋本能出现很久之后才发生自慰行为，其中一个是在40岁之后，且是偶尔为之。在至少8个案例中，自慰行为仅出现在青春期；至少还有8个案例，出现在青春期之前；至少有9个案例，在20岁之前就不再进行自慰。遗憾的是，对于自慰在正常人当中的普遍程度和频率，我们尚缺乏足够的证据。

277 在女性反向者当中，7个案例中至少有5个出现了自慰。在1个案例中，出现时间相对较晚，且很久才一次，只在特殊情况下进行。在另一个案例中，主人公是在体验到同性魅力的数年之后才有自慰行为，从青春期开始持续了约四年，频率不算太高，后来就终止了；这四年里，她生理上的性感觉最为强烈和难以抗拒。在另两个案例中，自慰自发地出现在青春期结束之后的不多久，其中一例出现在反向得到明显表达之前，自慰频率很高。在这7个案例中，主人公们都很肯定地说，自慰行为既不会导致同性恋，也不是因为同性恋才产生，同性恋所带来的是更高层次的体验。还有一点必须要注意的是，在十分正常的女性当中，偶尔自慰的情况绝不少见。[2]

---

① 有一位反向者给我写道：“我认为，反向者自然比正常人更容易沉溺于自我满足。这部分是因为总是受到压抑和经历失望，部分是因为他们从自己身上可以满足对男性的需求。这一点不太好解释，不过，你可以想象，假如一名正常男性可以在自己身上满足对女性的需求，他会有多疯狂。”

② 在这里，我没有考虑自慰及其他行为的一般意义与重要性。详细讨论见《性心理学研究》第一卷中“自体性欲”部分。

尽管如此，我倾向于认为早期的过度自慰有利于反向的形成与发展，尤其是女性的自慰，虽然它不是导致反向的充分条件。无疑，早期过度自慰所体现的性早熟，有可能源自于某种容易导致同性恋的生理机制。但除此之外，当自慰基于纯粹的生理原因而自发地出现在很小的年纪，它也有可能导致性爱在生理上和精神上的脱节，性表达完全体现在生理方面，而没有意识到它通常与爱相关。于是，随着青春期的发展，当出现一种更具精神性的吸引力之时，这种脱节就被会固化。在产生性吸引的年纪里，若生理和心理感觉没有同时出现，生理感受与其自然目的的关系就会过早地被扭曲，导致原本属于异性的位置容易被同性占据。我确信，在我研究过的一些案例中，就发生过这样的事情。 278

对异性的态度——在 17 个案例中（其中 5 人已婚，其余有结婚的打算），存在对男女都感兴趣的情况，这在以前被称为心理－性的雌雄同体，现在更多地被称为双性恋。在这些案例中，尽管两种关系都能带来一定的愉悦感和满足感，但通常有一种关系带来的满足感要更加强烈。大部分双性恋者更喜欢同性。奇怪的是，很少看到相反的情况，无论男女。这似乎表明，双性恋者也许属于真正的反向者。

每一个双性恋的案例都可能被简单地视为纯粹的反向案例。在 52 个反向案例中，至少有 16 位反向的男性与女性发生过关系，有些人只有过一两次，有些人则持续好几年；不过，通常这是努力的结果，或者出于责任意识或想变得正常的想法，从未体验到真正的快乐或满足感。其中有 4 人结了婚，但婚姻关系一般只维持了几年。至少还有 4 位以前对女性有过兴趣，但现在没有了。有一位还对一名像男孩的女子产生过性兴趣，但从未尝试过与她建立某种关系。有三四位尝试过与女性发生关系，但没有成功。在我研究过的案例中，大多数人从未与异性发生过性亲密关系。[①] 在男性反向者当中，这种经验有时候被称作“恐女症”（*horror feminæ*）。患有“恐女症”男性在性欲中对女性感到恶心，真正的反向者通常很难与女性发生关系，除非把她想象成男性。尽管如此，大部分反向者都能够与他人建立真正的友谊，不论男女。

279

要解释反向者经常表现出的对异性性器官的恐惧感——其程度远超过对同性的正常恐惧感——也许并不是一件难事。发生这种情况，不是因为同性性器官要比异性性器官更容易让观看者在性兴奋的影响下产生美学上的愉悦感；只能说，观看者在情感上对它们的欲求程度不一样。若没有受到性兴奋的影响，如在儿童时期，或者观看者有神经质和过敏，这种场景只会导致强烈的“恐女症”或“恐男症”（*horror masculis*），就像有些案例所表现的那样。因此，有可能就像奥托·兰克（Otto Rank）在其有趣的研究论文“诗歌与传说中的纳尼斯”（Die Naktheit im Sage und Dichtung）中所论证的，对异性性器官的恐惧感，甚至在一定程度上存在于正常人身上，这一点体现在了

① 希尔施菲尔德也发现（《同性恋》，第 3 章），大多数德国的反向者（尽管少于我在英国和美国发现的“大多数”）从来没有与女人性交。他说，有 53% 从未尝试过性交，包括一些已婚的；有 50% 以上的反向者可能属于性无能。从未与男人性交过的女反向者，其数量要更多。

双尾美人鱼梅露辛（Melusine）之类的传说当中。[①]

春梦——一般而言，梦境源自于某些推动着我们在清醒状态下的精神生活的冲动。正常的男女会在春梦中梦见异性，男性反向者梦见爱上男性，女性反向者梦见爱上女性。[②] 因此，梦境在诊断中具有一定的参考价值，尤其是，相较于承认自己有过变态的行为，人们更愿意承认自己做过变态的梦。

乌尔里克斯第一个谈到了反向者梦境的重要性。后来，莫尔指出在无法确定反向的严重程度之时，梦境具有诊断价值。再后来，纳克多次强调，梦境是我们用来诊断同性恋的最熟练的方式。[③] 这种说法有些夸张，它忽视了诸多可能影响梦境的其他因素。希尔施菲尔德对此做了最广泛的考察，发现在 100 位反向者当中，有 87 位只做过同性春梦，剩下的人大部分没有做过春梦。[④] 在我的案例中，只有 4 人明确说自己没有做过春梦，31 人承认自己的春梦多少有同性相关，且其中有 16 人声称或暗示自己只做关于同性的春梦。有 2 人做过关于女性的春梦，尽管他们天生反向，其中 1 人梦见女性的次数比梦见男性的次数更多。对于这两个例外，还没有明确的解释。有 1 人的

280

① 奥托·兰克，《意向》（*Imago*），第 3 期，1913 年。

② 《性心理学研究》第一卷中“自体性欲”部分讨论了春梦；更宽泛的讨论见本人《梦的研究》（*The Study of Dreams*）。在这两本著作都引用了大量案例。

③ 如《精神病学档案》，1899 年；《犯罪人类学档案》，1900 年。

④ 希尔施菲尔德，《同性恋》，第 71 页及以下诸页。希尔施菲尔德把反向者的梦分成了两类：其一，反向者在梦中拥抱某位同性；其二，反向者梦见自己成为了异性。我似乎很少遇到第二类梦境。从表面上，它预示着异性恋，似乎也更可能出现在异性恋者的梦中。

春梦如噩梦，其中出现了女人。有1人总是首先梦见女人，不过他有时候找妓女，对女人并不完全冷淡；有1人的春梦仍然停留在异性恋状态，他早年间对女孩们感兴趣。在明显的双性恋者当中，春梦没有共性。有两人梦见同性，有两人既梦见异性又梦见同性，有1人通常梦见异性，有1名男性虽然既梦见男性又梦见女性，但他不喜欢出现女性的梦。至少有3人在8岁或更早的时候梦见与性有关的人物。

春梦是一种很复杂的现象，无论是在正常人那儿还是反向群体那儿。无论如何，梦境不是体现做梦者真实性倾向的可靠依据。在我的案例中，有一位主人公对自身经验的总结也许间接地体现了梦的不确定性："在很小的时候，他就经常梦见怪诞的裸体成年男性，这肯定是春梦。青春期的梦分为两种，都和男性相关。其中一种梦境具有高度的理想化色彩。他梦见一位容光焕发的年轻男子出现在模糊的背景之中，头发飘起，有一张可爱的脸蛋。另一种梦境很下流，大体上是马夫或车夫勃起的生殖器。他从不做关于女人的春梦。不过，在可怕的梦境中，让人感到恐惧的形象总是女性。通常在梦中，很少出现家人或朋友中的女性成员。24岁的时候，他决心克服同性恋的冲动，于是结了婚。他发现和妻子一起生活并无困难，还生了好几个孩子，尽管在性生活中少有激情。在他春梦中出现的人物仍然只有男性，持续了好几年。下流的梦境比理想化的梦境出现得更频繁。渐渐地，他开始做关于女性的春梦，梦境粗俗而无趣。新的春梦有一个特点，就是他从未梦见一位完整的女性，只梦见她们的性器官，画面模糊；伴随着的梦遗让他感到疲倦和恶心。后来，他和妻子同意在性关系上分开生活，于是他又开始沉溺于对男性的激情，再也没有做过婚姻期间出现的女性春梦。”

不仅真正的反向者有可能在经过训练之后做异性恋的春梦，异性恋者也可能偶尔会做同性恋的春梦。在这一点上，我可以提供很多证据。（参见本系列研究第一卷中“自体性欲”部分）不论男女，没有任何反向痕迹的异性恋者都有可能偶尔做同性恋的梦，梦中不一定出现高潮或明确的性兴奋，有时候还会伴随有排斥感。例如，有一位42岁的异性恋女子，她梦见自己和一位不认识的女人躺在一张床上，她自己趴着睡，伸开右手感觉到了对方的性器官；她可以清晰地摸到对方的阴蒂、阴道等；她对自己的动作感到一阵恶心，但动作仍在继续，直到醒过来；然后她发现自己真的就像梦中那样在趴着睡，起初她以为梦中摸到的是自己，后来意识到这是不可能的。（尼科福相信自慰可能 282 引发反向，他把这种梦看作是关于自慰的梦，自慰在梦中充当反向的角色［《性心理疾病》（*Le Psicopatie Sessuale*），1897年，第35、69页］。然而，这种情况肯定很少见，它无法解释大部分的梦。）

数年前，纳克和科林·斯科特（Colin Scott）曾各自独立提到一些正常人做同性恋春梦的案例；费雷（《医学杂志》［*Revue de Médecine*］，1898年12月）也提到过，有一个男人害怕女人，但仅仅在梦中表现同性恋的倾向。纳克（《犯罪人类学档案》，1907年，第1、2期）把这种和做梦者的日常生活完全相反的梦称作“反梦”（contrast dreams）。希尔施菲尔德在同性恋的问题上接受了这个概念，认为它们指示了某种潜在的双性恋。这一点也许有一定的道理，毕竟当我们看到一种颜色时可能会想起它的互补色。似乎也可以说，我们看到了性倾向的“互补色”。然而在我看来，在大部分案例中，正常人的同性恋春梦也许仅仅源自普通的困惑，这种困惑被转换成了正常的梦。（见霭理士《梦的世界》[*The World of Dreams*]，尤见第二章。）

发生性关系的方式——从法医学的视角上来看，满足反向本能的具体方式通常很重要。[①] 但是从心理学的视角来看，它又不是那么重要，主要体现了性本能的偏离程度。

在我研究过的 57 个男性反向案例中，有 12 位因道德或其他方面的考虑，从未与同性发生过生理关系。在大约 22 个案例中，性关系仅限于紧密的身体接触和抚摸，或至多相互自慰和股交。在 10 或 11 个案例中，口交（用嘴刺激的性兴奋）——经常还有其他形式的相互自慰，一般作为主动方，尽管不一定总是如此——是他们更喜欢的方式。[②] 在 14 个案例中，发生过真正的肛交，通常作为主动方而非被动方。在其他案例中，肛

283

① 见托伊诺和韦瑟（Weysse），《道德犯罪的法医学视角》（*Medicolegal Aspects of Moral Offenses*），第 165、291 页等。

② 对于阴茎插入肛门的鸡奸行为，*Pedicatio*（或 *pædicatio*）是接受度最广的术语。一般认为，它源自希腊语 *pais*（意指男孩），但也有一些研究权威认为它源自 *pedex* 或 *podex*（意指肛门）。有时候，“paiderastia” 同样被用来表示鸡奸行为，“pederast” 指鸡奸者。然而，这种用法不可取。最好将 “paiderastia” 的含义限定为古希腊特殊的娈童恋。也许还应该补充的一点是，古希腊人有很多（多达 74 种）名称用来称呼娈童恋。关于命名这一点，见伊凡·布洛赫，《梅毒溯源》，第 2 卷，第 527、563 页。

交绝非一种常用的满足方式，甚至不是他们偏爱的方式。有可能在 7 个案例中，肛交是更受欢迎的方式。另外有一些从未进行过肛交的男性说自己并不拒绝肛交，包括几位从未发生任何生理关系的男性，有些愿意作为主动方，有些想成为被动方。在这些案例中，进行肛交或有过几次肛交的反向者比例颇高（接近 25%）。在德国，希尔施菲尔德发现这个比例只有 8%，默茨巴赫（Merzbach）认为只有 6%。然而，我相信通过调查大量发生在英国和美国的案例，这个比例将更接近德国的数字。[①]

伪 – 性吸引（pseudosexual attraction）——有时候人们认为，在同性恋关系中，总是由一个人在生理上和情感上扮演主动角色，另一个人扮演被动角色。无论如何，在男同性恋者之间，这种情况一般很少见，反向者无法确定自己的感觉像男人还是女人。有一位反向者写道：

“在床上，我和我的朋友心意相通，我的感受就是他的感受，他的感受就是我的感受，结果就是自慰，仅此而已，在我这边没有更多的欲望。我们最喜欢的是相互搂着睡觉或聊天，为此我们会尽快完成自慰。”

不过，仍然有可能存在伪 – 性吸引的现象。所谓伪 – 性吸引，是指对和自己不一样的人感兴趣。因此，这种性关系在表面上与性欲反向有点像。努玛 · 普雷托里亚斯认为，迷恋和自　284

① 肛交在每一个领域都是首先被揭露出来的性变态形式。在本书的第一版，肛交占有更高的比重；后来增加的所有案例都没有发生肛交，尽管有几个人不反对这种方式。

己情况相反的人——迷恋士兵和其他体现原始力量的职业——在同性恋中所起的作用要大于它在正常男女爱情中所起的作用。[①] 但正如希尔施菲尔德所指出来的[②]，这种伪-性吸引绝不是一成不变，前面的案例也体现了这一点。

M. N. 写道："在我看来，女性因素必然存在于渴望男性的身体当中，这一本性在精神方面贯彻了其原则，尽管在形式上并不总是如此。剩下的只不过是个人的性格和环境问题。反向者的女性天性，尽管受男身所累，仍然可以发挥巨大的影响，使其执着于男性。在具有强大性吸引力的男性面前，这种影响最有可能使其付诸激烈的行动。通常，被迷恋者多少会对这种影响有一定的知觉，要么会产生一种模糊的感激之情，并好奇自己为何与此人相处甚好，要么会觉察到某种不适当和不自然的东西并拒斥之，因而受到此人的憎恶。事实上，有时候这种相互的感受（在适当的环境和机会中）会强烈到引发性关系。然后，理性将逐渐压倒本能，被唤起的感觉很可能渐渐变成反感。此外，这种影响会以同样的方式在女人身上发生作用，尤其是具有强大性魅力的女人，她们会不由自主地不喜欢或敌视反向者。反向者需要面对的一个可怕事实是，无论多么不愿意承认和自欺欺人，他的情感和欲望永远无法得到真正的满足。他的整个人生都在徒劳地寻找和渴望男性，渴望其本性的对立面。和其他反向者在一起的时候，他只是在形式上得到了满

① 《中间性类型年鉴》，第 8 卷，1906 年，第 712 页。

② 希尔施菲尔德，《同性恋》，第 276 页及以下诸页。

足，满足于缺乏实在的表象。事实上，反向者们必然视彼此为和自己一样不受欢迎的女性。因此人们会发现，反向者们之间友谊常见（女性化的友谊，不稳定，容易背叛），而爱情和相互依恋不多，即便有，也必然是建立相当大的自欺之上。总是为了满足而发生背叛，因为他们总是得不到满足。通过这一点，反向者们的某些独特品味也许可以得到解释。要理解社会地位 285 低下的年轻反向者们所展现的癖好，例如喜欢穿制服的人，喜欢极其强壮和有活力、智力可以不那么高的人，必须要考虑女性可能的行为举止，她们被放在一个完全不需要承担社会责任的位置，有绝对的行动自由和充分的机会进行滥交。在我看来，要意识到反向现象背后的女性化因素，这一点的重要性无论怎样坚持都不为过。

"（反向者中的）大部分人，""Z"写道，"在外貌、身体和穿着打扮上和正常男性差不多。他们体格健壮，有男性的生活习惯，举止坦诚，在多年的社会交往中始终不会引起怀疑。假如不是这样的话，公众想必早就发现了社会上存在的大量性变态行为。"引用这些话，不是为了反对前面指出的那种更精细的区分，而是为了驳斥一种庸俗的误解，后者将真正的反向者和经常穿着衬裙出现在法庭上的形象混为一谈，就像隆布罗索、勒格鲁迪克（Legludic）等人所刻画的那样。在另一处场合，"Z"在表达对伪－性吸引理论的认可之时写道："关系绝非总是由反向者发起和开始的。我是说，在有些案例中，有些没有发生性欲反向的男性也会向反向者求爱，并在相互的激情中获得幸福感。有一位明显是这样的男性曾经对我说，'男人比女人有情多了’（有一位反向者和我说过同样的话）。同时，通过偶然的交集而产生的这种关系时不时出现，很难说两个人在一开始是否具有明显的反向倾向。在这种情况下，性关系似乎是对友谊的提升，并从中获得了快乐；很难说一开始就存在某种明显的反向倾向——有时候，我认为，这种关系既安全又令人满意。另一方面，据我所知，明显的反向者之间的关系很少有长久的。”

由是观之，同性恋中的伪－性吸引似乎涉及正常人。这种情况到什么程度，似乎很难说清楚。通常，一名反向者在坠入爱河之时（就像正常人一样）无法计算出所爱之人会带来多少情感上的回报。自然地，若对方缺乏真正的或潜在的同性恋倾向，这种回报不可能充分。基于此，一位了解多国反向情况的美国通信者（H. C.）写道：“有一位给你写信的人说反向者们渴望与正常男性发生关系，而不是彼此间发生关系。假如这是真的，我可从来没有遇到过。就这种观点，我曾向50多名反向者咨询。他们一致回答说，除非本人是反向者，否则口交不会有带来任何快感。事实上，大多数反向者和同类呆在一起，不是因为迫不得已，而是主动选择如此。相较于正常男女关系，纯粹的性行为远不是反向者之间的唯一目标。当有了相互的信心、理解和爱，反向者们为什么会想着和正常男性性交呢？就我个人而言，我不愿意和喜欢女人的男人口交，想想都让我觉得恶心。这也是我询问过的每一位反向者的态度。要验证你的通信人的这一理论，最直接的方式就是，观察某位十分女性化的反向者，看他是否希望某些正常男性是反向者。事实上，反向者们的性格范围本身就很广，足以囊括各种理想化的对象。

286

你有我最喜欢的温柔和俊美，我有你想要的强健与勇猛。只有反向者真的成了女人，他们的理想对象才会是正常男性。但反向者们不是女人，而是能够发展出激情友谊的男性，他们的理想对象是能够对其友谊做出回报的男性。”

在我的男性案例当中，至少有 24 人与其迷恋对象存在明显的反差，但反差不明显的案例更多。要么反向者具有一定程度女性化的敏感，喜欢更简单或更有活力的性格；要么他本人相当有活力，喜欢社会地位比较低的男孩。女性反向者更喜欢有女人味的人。[①] 毋庸置疑，对男孩们的性趣，正如莫尔所指出，是最接近正常性爱的一种反向，反向者通常在生理上和精神上更接近普通人。理由很明显：男孩和女性相像，生理无需明显的扭曲就可能对他们产生性趣。在男校看过私人剧场就会知道，男孩们扮演女性是多么地容易。众所周知，直到 17 世纪中叶，舞台上的女性角色都是由男孩扮演的，无关乎他们自己或其他人的道德立场。[②] 还有一点值得一提的是，在古希腊，

287

① “男人，”Q. 谈到，“容易爱上男孩们或年轻人，而男孩们和年轻人也容易喜欢上成年男子；女人味配阳刚气；反之亦然，互相搭配。”

② 斯塔布斯（Stubbes）在其《陋俗详解》（*Anatomy of Abuses*）断言“演员们和票友在秘密会面时进行鸡奸”，并提到了最近的一些案例。有些男人疯狂地迷上了剧场演女角的男孩，不断用语言和信件勾引他们，甚至在现实中虐待他们。后来，普林（Prynne）在其 1633 年的《演员 – 流氓》（*Histrio-Mastix*，第 1 部分，第 208 页及以下诸页），基于同样的理由强烈地谴责“这种男扮女装行径”。他还补充道，据可靠的消息，有一位贝里奥学院（Balliol College）的学者疯狂地迷上了一位男孩演员。在日本和中国，舞台上的女角同样是由男性扮演（不一定是年轻人）。在 17、18 世纪，他们当中的同性恋行为是如此之普遍，以至于官方制定了专门的规定对其进行管制，就像管制妓女。

同性恋极为普遍和盛行，且不是因为明显的神经问题。那时候的人普遍认为只有 18 岁以下的男孩才值得去爱，故对男孩的爱和对女人的爱融合在了一起。在我的案例中，有 18 人对年轻男子——18 至 20 岁之间——最感兴趣，且他们多半属于比较正常和健康的反向者。喜爱年纪更大的男性，或者对年龄不在乎，这些情况更常见，也许意味着他们的反向程度更深一些。

除了目标对象的年龄，反向者们还有一种明显的一般性特征就是偏女性化，精神上或生理上的女性化，或者两方面都有。[①] 我不知道这与敏感的神经系统及脆弱的健康状况有多大的联系，反向的发生往往涉及这方面的问题。但可以肯定的是，生理上的原因必然是一个重要的因素。反向者也许会坚定地声称自己有阳刚之气，女性化的特征也可能不会那么明显，288 但我们仍然可以肯定它普遍存在于所有的反向者身上，而不仅仅是少数始终扮演被动角色的反向者，只是在他们身上更明显。Q. 向我确证了这一点，他写道："就我所知道的案例来说，所有的，或者几乎所有的先天性男性反向者（不包括心理 - 性的雌雄同体），都对人的情绪和同情心异常敏感，一种敏锐的心灵直觉，即便他们的身体和习惯都很男性化，我们通常把这种特性和女性联系在一起。"[②] 一位杰出的男性反向者对莫尔说：

---

① 甚至现代最早的研究者都注意到了这一点，如赫斯里。见希尔施菲尔德，"爱的本质"（Vom Wesen der Liebe），《中间性类型年鉴》，第 8 卷，1906 年，第 124 页及以下诸页。

② 类似地，努玛・普里托里乌斯断言（《中间性类型年鉴》，第 8 卷，第 732 页）最有阳刚之气的男同性恋者也会表现出一定的女性特征，而女同性恋者身上的男性化特征也是如此。

“我们都是女人，我们不会否认这一点。”他的这种说法很极端。同性恋的女性化特征通常不是那么显而易见。“我相信，很少有反向者具有明显的女性化特征，”纳克写道。[①] 那些强调女性化特征普遍存在于反向者群体的人也许同样会接受这一点。

在女性反向者当中，普遍存在一定程度的男性化特征或男孩子气，而她们所迷恋的对象通常不具有这种特征。即便在反向关系中，对异性的需求——渴望某种自己没有的东西——仍然很常见。有时候，它表达为对不同民族或肤色的人的兴趣。有人告诉我，在美国的女子监狱中，同性恋关系经常发生在白人女性和黑人女性之间。[②] 柯赫尔说在阿拉伯人当中存在类似的现象，阿拉伯女同性恋的对象通常是欧洲人。根据洛里翁观点，在交趾，鸡奸的主动方主要是中国人，鸡奸的被动方主要是安南人（Annamites）。 289

不过，必须要记住的一点是，在正常的男女爱情中，同质相吸（homogamy），即喜欢和自己相似的人，要比异质相吸（heterogamy）更常见，即喜欢和自己不一样的人。这里的相似性主要是指第二性征的相似性。[③] 从整体上来看，这一点也适用于反向现象，同性恋者更容易被自己所具备的特质所吸引，

① 纳克，“同性恋的诊断”（Die Diagnose der Homosexualität），《神经学概要》，1908 年 4 月 16 日。

② 美国寄宿学校中的女孩们也是如此。玛格丽特·奥提斯（Margaret Otis）描述了校园里黑人女孩对白人女孩的吸引力（《异常心理学杂志》[*Journal of Abnormal Psychology*]，1913 年 6 月）。她们之间的交流，以及偶尔获取性满足的方式，有时候还可能表现得比较粗俗。

③ 见“男性的性选择”（Sexual Selection in Men），《性心理学研究》，第四卷。

而不是陌生的特质。①

生理异常——在我研究的诸多案例当中，首要的困难就是获取或验证这方面的信息。其中至少有4人的阴茎特别大，至少有3人的阴茎偏小和发育不全，睾丸也小，松弛无力。这两种情况很可能都比较常见。但是，相较于性器官发育迟滞对女性反向者的意义，这一点对男性反向者的重要性可能没那么大。希尔施菲尔德认为反向者的生殖器和正常人类似。不过，他发现包茎或包皮过长在反向者当中十分常见。②

290 相较于生殖器的异常，身体的异常也许更具相关性。③至少在两个案例中，胸部发育良好，在一个案例中，胸部发生膨胀并变红；④有一个案例存在“月经”现象，生理上和心理上都是如此，每4周发生一次；有几个案例存在臀部宽阔和胳膊圆润的现象，有几位还擅长投球；有一位天生双眼斜视；至少有

① 希尔施菲尔德（《同性恋》，第283页）发现有55%的反向者对自己缺乏的特质感兴趣，45%的反向者喜欢与自己类似的人，不论这些特征是否属于第二性征。要补充的一点是，就所喜爱对象的年龄而言（第281页），希尔施菲尔德将同性恋者归为两类，各占45%。异质相吸者（*ephcbophils*）喜欢14—21岁的年轻人，同质相吸者（*androphils*）在初期喜欢成年人。这种区分似乎特别适用于英国和美国的反向者，正如本书的案例所展现出来的。

② 希尔施菲尔德，《同性恋》，第5章。

③ 克拉夫特-埃宾讲述了一位反向内科医生（一位具有男性化特征和品味的男性）的案例，他与600多名多少有一定程度反向的男性发生过性关系。这名医生没有遇到过性异常，倒是经常发现对方的身体构造偏女性化，体毛稀疏，肤色柔和，声音很尖。发育良好的胸部并不少见，大约占10%，大多表现出了女性的职业偏好。

④ 莫尔、威伊、劳伦（Laurent）等人都曾发现与反向相关的男乳女化（gynecomasty）现象。奥拉诺（Olano）还发现，利马（Lima）有一名20岁的反向男子可以在一定程度上分泌乳液。

两位是 7 个月出生的早产儿。在上一章里，我提到女性反向者当中存在多毛症的倾向，偶尔也会出现寡毛症。在男性反向者当中，寡毛症似乎更常见。有几个案例，主人公身体上没有体毛，或者有也很少。有几位是左撇子，尽管所占比例不见得异常。① 在有些案例中，反向者的书写风格也会有所不同，反向的女性写字像男人，反向的男性写字像女人。② 有些男性反向者的嗓音具有女性的高音。③

很多反向者有一个明显的特征，尽管这一特征不易被准确定义，即他们的外貌看上去显年轻，通常长了一张娃娃脸，男女都是如此。经常有人提到这一点，④ 在我的案例中有好些人也是如此。

乌尔里克斯第一个指出男性反向者通常不会吹口哨，希尔施菲尔德发现这个比例有 23%。我的案例中有很多人符合这个特征，而有些女性反向者的口哨吹得很不错。尽管不能吹口哨的男性反向者人数不多，但我确信这一点很有代表性。通信人 M. N. 给我写道："反向者一般不能吹口哨（我自己就不能），喜

291

---

① 希尔施菲尔德发现有 7% 的反向者是左撇子，6% 的反向者在一定程度上是左利手。弗里斯（Fliess）认为左撇子对于反向具有重要意义，男性左撇子具有女性的第二性征，女性左撇子具有男性的第二性征（《生命的历程》[*Der Ablauf des Lebens*]，1906 年）。我无意于否认这一点，只是需要更多证据。

② 希尔施菲尔德讨论了这一点，见《同性恋》，第 156—158 页。

③ 布洛赫（《我们时代的性生活》，第 500 页）特别看重这种异常，但必须要知道，异性恋男性经常也有音调很高的嗓门，而且这种人似乎往往具备高超的智识能力（霭理士，《英国天才研究》[*A Study of British Genius*]，第 200 页）。

④ 如希尔施菲尔德，《同性恋》，第 151 页。

欢绿色（我最喜欢的颜色），写字像女人，擅长女性职业等。在我看来，这些可以被看作一条一般性的原则，但不能说具备类似特征的男性就一定是反向者。说得更具体一点，很少有男性反向者像正常男人那样抽烟并获得同样的享受，他们几乎没有男性的游戏天赋，无法准确投球，甚至不会吐痰！”

正如我的通信人指出来的，几乎所有的这些异常都表明神经方面的轻微紊乱，导致女性化的发展方向。当然，它们的出现不代表反向一定存在。例如，雪莱不能吹口哨，但从未有过反向的表现。不过，他身上也有一定的反常和女性化特点。通过雪莱可以看出，这些功能性异常和其他更重要的精神异常不存在必然的联系。

大部分解剖学和功能性的异常，多少显示反向者存在发育迟滞和幼稚症（infantilism）的倾向，以及男子女性化和女子男性化。[①] 希尔施菲尔德否认这种倾向的存在，但我前面的案例很好地说明了这一点。事实上，希尔施菲尔德自己的研究结果也暗示了这一点，我们不能忽略它。而且，我认为这一点非常有意义，它符合我们对内分泌之重要作用的所有认识，如内分泌对反向的作用，对身体发育的一般性影响，决定着身体发育迟滞和幼稚症，或者朝女性或男性的方向发育。

假如有理由相信反向者存在一定程度的发育迟滞倾向，停

292

① 关于这些特征的一般性表现，可参见梅热（H. Meige），“幼稚症、女性化和古代的雌雄同体”（L'Infantilisme, Le Féminisme et les Hermaphrodites Antiques），《人类学》，1895 年；黑斯廷斯·吉尔福德（Hastings Gilford），“幼稚症”（Infantilism），《柳叶刀》，1914 年 2 月 28 日和 3 月 7 日。

留在儿童期，那么我们也许可以把这种倾向与反向者偶尔表现出的性早熟联系在一起，因为早熟往往伴随着严重的发育迟滞。

我有一位本人是反向者的通信人，提供了几个他很熟悉的案例，这些案例展现了一些常见的异常。下面是他的原话：

1. A.，男性，家族有神经过敏史，家里有三个孩子，两男一女，他是长子，另两位有怪异之处，不善社交，性冷淡，一人程度明显。奇怪的地方在于，A. 作为子女中唯一具有社交能力和心智健全的人，竟然是一名反向者。父母的婚姻非常不般配和不协调，父亲体格特别高大，母亲体格异常地小，性格高度敏感，两人的健康状况都不好。祖辈中多病痛，尤其是母亲这边。
2. B.，男性反向者，家里有两个儿子，他是老二，长相和性格特别女性化，对其他人很有吸引力，音乐天赋极佳。阴茎很小，胸部发育明显。
3. C.，男性反向者，家里有两个儿子，他是老二，比哥哥小六岁。父母婚姻感情笃深，母亲祖上有过反向先例。家族中有人得过癌症和淋巴结核。
4. D.，男性反向者，家里有六个孩子，他是老二，也是唯一的儿子，其他都是女儿。社会阶层低，家庭成员都相当堕落，只有 D. 为人诚实、可靠和勤劳。
5. E.，男性反向者，家中有三个孩子，他是老二，有一个哥哥，最小的妹妹早夭。因家教原因导致神经极度过敏。

体格和性格都很女性化，有音乐天赋。

293 6. F.，男性反向者，家里有五个孩子，他是老二，上面有一位姐姐，年轻的时候就去世了，下面有弟弟 G. 和妹妹 H.，最小的妹妹早夭了。父母很不般配，母亲在精神上和身体上都很有力量，父亲的健康状况特别差，近乎奄奄一息，近亲通婚的结果。孩子们的外貌都像父亲，性格都像母亲。两个儿子都爱喝酒，也是导致 F. 在 30 岁去世的主要原因。G. 在数年后自杀了。女儿 H. 嫁到了另一个家庭，夫家祖上比她祖上存在更严重的问题。H. 生了两个孩子，就是下面的 I. 和 J.。

7. I. 和 J.，一男一女，据我判断两人都是反向者。男孩天生足部和脚踝有点变形，品味和相貌都偏女性化，男孩像妈妈，女孩身体发育极好，像爸爸。

这位通信人还说：

“对于反向者的生殖器，我没有发现有什么地方不一样，倒是他们的身材比例经常出现异常，手脚显著偏小，更匀称，腰部更明显，身体更柔软，肌肉不怎么发达。不是出现颅骨畸形，就是头的形状和类型偏女性，几乎总是如此。”

艺术及其他天赋——反向者们分布于各行各业。在我研究过的案例中，有很多手工工人，还有同样多的人没有任何工作，其中有些来自贵族家庭。有 12 人是医生，9 人是作家，至少有 7 人从事商业活动，有 6 人是画家、建筑师或作曲家，有 4 人是或曾经是演员。这些数字不能体现各种职业中的反向程度，只能说明反向普遍存在于各类职业当中。

不过，有些职业似乎特别容易出现反向者，[1]文学是其中之一。医生中的比例也很高，这一点不难理解。文学领域中的反向现象，也许要更加真实。事实上，反向者们在文学中取得的成就和声誉似乎是最高的。在我的案例中，至少有 6 人是成功的男作家，除了前面所说的，还有很多这样的案例。他们尤其擅长纯文学（*belles-lettres*），一种介于散文和诗歌之间的文学形式。一般在诗歌上的地位不是那么显赫，但是在散文上往往取得很高的成就。他们也许会对历史感兴趣，但很少承担需要极大耐心的重任，不过也不是没有例外。同性恋者似乎对纯科学相对无感。[2]

294

有意思的是，在我研究过的案例中，有 45 位或约 56% 的人具有程度不一的艺术天赋。高尔顿（Galton）从近 1000 人的调查中发现，在英国具有艺术品味的人的比例仅占大约 30%。同时必须要注意的一点是，真实比例很可能比我的数

① 默茨巴赫研究过反向这倾向于从事的特殊职业。"同性恋与职业"（Homosexualität und Beruf），《中间性类型年鉴》，第 4 卷，1902 年。

② 莫尔在德国的经验同样表明，男性文学家当中的反向比例很高，尽管比例最高的是男演员。耶格尔（Jäger）讨论了理发师当中的同性恋情况。有人告诉我，伦敦有非常多的同性恋美发师，甚至顾客可以通过一种特别的坐姿告诉美发师自己是一名反向者。基尔南医生告诉我，同性恋在芝加哥的理发师当中特别普遍。他还说自己了解两个关于女同性恋理发师的案例。只要记住理发师和顾客之间有着比较近的生理接触，这一点就不难理解。"W. G. 是一名理发师的助手，"我的一位研究对象写道，"我第一眼就对他特别着迷。他过去经常给我涂肥皂泡，他的触摸让我挺高兴。后来他给我剃须，于是我总是盼着去理发店。假如他没能招待我，我心里就会感到十分失落，一整天都提不起精神。过去他每次给我剃须，我都会在袖珍日记本上记下来。"

字还要高，因为这个数字是在我没有进行专门调查的情况下得出来的。在某些案例中，他们表现出的艺术能力可谓相当地高。

据说，阿尔弗雷德·阿德勒的“自卑理论”（theory of *Minderwertigkeit*）——认为人们会努力克服先天性的机体缺陷并将其打造成优点——也许可以解释反向者的艺术能力。（罗森斯坦［G. Rosenstein］，“机体缺陷引发的自卑与双性恋”［Die Theorien der Organminderwertigkeit und die Bisexualität］，《精神分析研究年鉴》，第2卷，1910年，第398页。）这种理论在有些案例中很有价值。但在我看来，它的可靠性值得怀疑。反向者的艺术天资应该被看作是有机体倾向的一部分，而不是对这些倾向做出的反应。对于反向倾向与艺术天资之间的联系，也许我可以引用一位美国通信人的评论，他自己是一名反向者：“对于反向和艺术才能之间的关系，据我所知，每一位反向者似乎都具有寻求艺术表达的性格——以自然或其他的方式。一般而言，反向者追寻快乐的生活道路，他们对抗障碍的方式很灵活，在工作中从不劳心费神（如果可以的话），所取的成果也很少具有实用价值。天生的艺术家也是如此。反向者和艺术家们都特别喜欢得到赞美，渴望一种以夸赞作为奖赏的生活。一句话，他们似乎‘天生懒散’，父母也同样懒散。”

希尔施菲尔德列出了一系列同性恋者特别喜欢的画作和雕塑（《同性恋》，第66页）。其中比较著名的有圣赛巴斯帝安（St. Sebastian）的代表作，庚斯博罗（Gainsborough）的《蓝衣少年》，凡·戴克（Vandyck）画笔下的年轻人，普拉克西特列斯（Praxiteles）雕刻的《赫尔墨斯》，米开朗琪罗的《奴隶》，还有罗丹（Rodin）和麦尼埃（Meunier）雕刻的劳动者之系列。

至于音乐天赋，就我研究过的案例来看，在反向者当中特别常见。其他研究者也提到了这一点。有一种夸张的说法认为，所有的音乐家都是反向者。可以肯定的是，的确有很多著名的音乐家是同性恋，包括已故的和在世的。英格尼耶罗斯（Ingegnieros）说这是一种“生殖-音乐的通感”，类似于视-听通感。卡利西亚（Calesia）认为有60%的音乐家是反向者（《精神病学档案》，1900年，第209页）。希尔施菲尔德觉得这个数字估计过高（《同性恋》第500页），但他自己也说，98%的男性反向者对音乐有着极大的兴趣（第175页），女性反向者的兴趣显然没有这么多。奥本海默（Oppenheim）提到，音乐天赋往往伴随着情感上的极大不稳定性，这种不稳定性就是神经紧张的体现（见1910年6月1日的《神经学概要》和11月份的《精神病学家和神经学》的论文）。因此，音乐家身上普遍存在神经衰弱的问题。导致音乐家们紧张的原因不是音乐，这种紧张（也许还可以加上同性恋的倾向）和音乐天赋来自同一个基础。而且，音乐家们的天赋往往只体现在音乐上，而单方面的异常天赋与神经及精神方面的异常具有紧密的联系。

戏剧天赋——在我的案例中，大部分人从未做过演员，但表现出了表演的天赋——在以前就引起了研究者们的关

296 注。[①] 莫尔曾提到反向者经常具有艺术尤其是戏剧的天赋，并评论说原因尚不明确。他指出反向者们总是不得不总是撒谎，像演员那样生活。然后他说：

> "除此之外，在我看来，戏剧天赋和构思剧情并熟练地将其表达出来的能力，对应着神经系统方面的某种异常，就像性欲反向。因此，两种现象具有相同的根源。"

我赞同这种观点。我相信，先天性反向者的某些神经特征，在一定程度上与艺术天才的神经特征类似。反向者的戏剧和艺术天赋，部分源自于他们的生活环境，即他不得不做一个演员——有时候他们的欺骗性可媲美歇斯底里的女人的欺骗性——部分源自于一种与戏剧天赋相关的先天性的神经特质。很可能是这样的。

我有一位通信人一直对男女演员中频繁出现的反向现象感兴趣。他认识一位反向的男演员，后者告诉他，自己之所以选择这个职业，是因为它能够让他充分发挥自己的癖好。但是，

---

① 如"舞台上扮演女人的男人"（Vom Weibmann auf der Bühne），见《中间性类型年鉴》，第3卷，1901年，第313页。奇怪的是，远在反向得到承认之前，就有了关于这种联系的法医学记录。1833年6月（见同年的《年度纪事》[*Annual Register*]），有一名生前以伊莱扎·爱德华兹（Eliza Edwards）为名过女人生活的男子去世了。此人外表柔弱，头发很漂亮，两英尺长的卷发，嗓音嘶哑，在剧院里扮"悲剧中的女主角，"且"扮相极为淑女。"验尸官"向有关部门强烈建议对尸体进行适当处理，因为从尸身可以看出此人死于一种令人不齿的罪行。"

从整体上来看，他认为这种倾向性源自“个人灵活的想象能力和好奇心。据我推测，演员的工作是借由通情（从理性和情感上）进入另一个人的心理状态。他需要领会——而且还要让自己进入——自己之前原本不熟悉的关系。这种能力——天才演员所具备的能力——涵盖一项本领，就是能够将自己以艺术方式获得的经验扩展到生活当中。因此，在转换的过程之中，他在各方面都对人类情感变得敏感，性欲成为了除食欲之外在理智上最不明确的一种欲望；如此，演员也许会在自己身上发现某种性冷淡，产生性变态的几率自然也就变高了。缺乏灵活想象能力的人不会是一个成功的演员。具有这种能力的人，在感性的或放纵的生活方式的影响下，其性本能就有可能发生偏移。音乐家和画家也是如此，他们当中的反向者比例超过普通人。美学才能是他们的内在条件，生活环境是外在条件，鼓励他们去感知和表达所有可能的情感经验。由此，他们所处的境遇（除非性取向特别明确）容易导致他们去尝试各种激情。所有的这些，都属于你所说的造就天才的‘各种因素’。不过，我认为导致这种现象的原因，更多的是通情心、情感同化能力以及强大的模仿和表演能力，而不是天生的性生理结构。艺术家、歌手、演员和画家，他们更可能遭遇一些外在因素，后者有可能导致性倾向的异常。有些人肯定是天生反向。但是，也有一些具有艺术家气质的人是在生活条件的催化下导致了反向。”这种观点有可能包含一些正确的因素，我的通信人说这纯属他的猜测。

297

就艺术天赋和反向之间的联系，也许，我还要提到一种道德品质，后者经常被认为与戏剧天赋有关，同时也与轻微的神经系统病变有关，这就是爱慕虚荣和对赞扬的迷恋。相较于非反向者，尽管这一点在很多反向者身上表现得不是那么明显，但是在有些反向者那里，对虚荣的渴求到了近乎夸张的程度。在我的案例中，至少有一人表现出了喜好仰慕之情的虚荣心，无论是在个人品质还是艺术成就方面，几乎到了病态的程度。有些反向者在写给我的信中，在描述自己的生理特征之时，也表现出了一种奇怪的自吹自擂，其他人则不。亚力山大·施密德（Alexander Schmid）基于阿尔弗雷德·阿德勒的观点提出，298 这种虚荣心也许可以被理解为一种对自身女性化缺陷的心理补偿，有时候它在反向的艺术家身上表现为极度的自负，是害怕秘密被发现而发展出来的一种保护机制。①

有一位家世不错的意大利年轻人曾经给佐拉写信，讲述了自己的故事，希望这位著名的小说家把他写成某部作品的主角（虚荣的表现）。这位年轻人就体现了对个人美貌的极度自负。他的自述在《犯罪人类学档案》（1894 年）和“劳普斯特医生”（G. 圣－保罗）的《同性恋与同性恋的种类》（1910 年）中可以找到。在这里，我只引述下面这一段：“18 岁的我和现在的我（23 岁）没什么不一样。我的身高低于平均值（1.65 米），身材比例很好，苗条，但不瘦；我的躯干特别漂亮，雕塑家都挑不出任何毛病，几乎和安提诺乌斯不相上下；背部是圆拱状，甚

① 施密德，“论同性恋”，《精神分析文摘》，第 1 卷，1913 年，第 237 页。

至有点过于圆拱；我的臀部发育很好，骨盆宽，像女人；两膝稍有内撇，小脚，手也特漂亮；手指微屈，玫瑰色的指甲光滑发亮，工工整整的，和古代雕像一样；我的脖子长而圆润，秀发披在颈后；头部很迷人，18 岁的时候更是如此，完美的鹅蛋脸，特别显年轻，23 岁的时候看上去只有 17 岁；面色白里透红，心中有情之时更是如此；前额不算漂亮，稍有后倾，太阳穴位置有点内凹，但幸运的是，这儿可以用自然卷曲的金色长发遮住。头型堪称完美，因为卷发的缘故，若仔细检查的话，会发现后枕部有很多小突起；灰蓝色的眼睛大而圆润，有深栗色的睫毛和弯弯的浓眉；我的眼睛十分清澈，只是有深褐色的黑眼圈，因为暂时性的炎症；我的嘴巴很大，有着厚厚的红嘴唇，下嘴唇更厚，别人说像奥地利人的嘴；我的牙齿十分白亮，尽管有三颗坏的；幸运的是，它们在里面，别人看不到；我的耳朵很小，耳垂颜色很深；下巴肥厚，18 岁的时候更加光滑柔软，和女人的一样；现在，下巴上长了一点儿胡子，但我总是剃了去；我的左颊上有两个深色的斑点，柔软、漂亮，和我的蓝眼睛相互映衬；我的鼻子瘦而直，略带弧线，鼻孔精细；我的声音很温柔，人们总是说我要是会唱歌就好了。”这段描述显然符合某类性欲反向者的形象。这位年轻人的故事十分有趣，也给人以启发。

也许，还有一点值得一提的是，除了某些反向者的女性化偏好，对服饰的某些奇特品味可能和性反向有关，不过很难确定。塔迪厄多年前就提到，反向者在穿衣服的时候喜欢把颈部 299

露出来。偶尔可以在他们身上发现这个特点，尤其是更具艺术气质的反向者。至于原因，可能更多地是出自一种奇怪的生理意识而不仅仅是虚荣，这种意识使得更具女性气质的反向者们注重在自己身上培养女性的优雅，更具男子气概的反向者们注重表现男性化的运动习惯。

还有人指出反向者们偏好绿色的衣服。因为这个原因，娈童（cinædi）在罗马被称作“穿黄绿衣服的人”（*galbanati*）。舍瓦利耶提到，数年前巴黎有一帮鸡奸者系着绿色的围巾作为一种象征。在我的案例中，喜欢绿色的反向者既有男性也有女性。至少可以肯定，其中有些人对绿色的偏好是自然形成的。在盎格鲁－撒克逊人当中，很少有成年人喜欢绿色（如贾斯特罗［Jastrow］和其他人所表明的），尽管有些研究者发现儿童普遍喜欢绿色，尤其是女孩。通常女性比男性更可能喜欢这种颜色。① 正常女性最喜欢的颜色是红色，红色也是正常男性喜欢的颜色之一，但通常不如蓝色受欢迎。值得注意的是，近些年来，反向者们逐渐形成了一股风潮，把系着红色领带作为一种标志，尤其是在纽约的“精灵们”（那儿的一名口交者［*fellator*］这么称呼他们）。“红色，”一位本人是反向者的通信人写道，“几乎成为了性欲反向的符号，不仅反向者们自己这么认为，大众心里也是这么看。戴红领结走在大街上会招致记者和其他人
300 的非议。有一位朋友曾经和我说，有一次一帮街头男孩看见他

① 关于几个国家的统计数据，见霭理士,《男人和女人》，第5版，1914年，第174页；同见霭理士，“关于红色的心理学”（The Psychology of Red），《大众科学月刊》（*Popular Science Monthly*），8—9月，1900年。

戴着红领结，朝他吮吸自己的手指模仿口交。行走在费城和纽约大街上的男妓们几乎都戴着红领结，这是他们的标志。我有很多同性恋朋友的房间都是以红色作为主装饰色。在我医学院的同学当中，很少有人敢扎红领带，那些试过一次的人再也没有试过第二次。”

反向者的道德立场——有一个比较有意思的问题是，反向者是如何看待自己的异常，对它持何种道德立场。由于我研究的对象不是向我寻求治疗的病人，所以不能轻易下结论。我留意了 57 个案例中的道德立场。有 8 人讨厌自己，并与自己的变态作斗争，但总是徒劳无功。他们经常把性欲反向视为一种罪。有 9 人或 10 人持怀疑立场，不觉得自己的处境是正当的。他们可能觉得这是一种病态，一种“道德上的疾病”。有一名反向者一方面觉得满足自己的自然本能是对的，另一方面又觉得这也许是一种恶。其他人，也可以说大部分人（包括所有女性反向者），强调自己的立场和正常人的立场完全一样，只是品味不同。至少有两人说过，同性恋关系应该被视为一种恩典，一种神圣的结合；有 2 人或 3 人认为同性恋比普通的性爱更高贵；另有几位附加了一个前提：同性恋关系双方应该相互理解和同意，不应该引诱他人。有 2 到 3 人觉得最大的遗憾是自己不得不过一种双面的生活。

当反向者们清楚地意识到并面对自己的天性，与世人的态度相比，他们自己的良心似乎并没有让他们感到多么地不安，甚至也不那么害怕警察。一位美国的通信人写道：“悬在他们头顶上的达摩克里斯之剑是对公众意见的恐惧。我们每一个人　301

都有这种担忧。这不是良心上的不安，也不是觉得自己做错了什么。事实上，它是一种沉默的屈服，屈服于我们在各个方面遇到的偏见。性欲反向者真实的一般态度（我知道数百人是如此），与异性恋者看待异性恋的态度没有本质区别。”

值得注意的是，即便性欲反向被视为一种病态，很少有反向者希望改变自己的性取向，甚至宁愿选择一种保持童贞的生活。男性反向者在女人身上找不到、也不想找到任何性吸引力，因为他发现男人身上有着无穷的魅力。一位女性反向者写道：“世界上最悲惨的事情就是做一个女人——做一个只想着爱上某个男人的普通女人。”

就反向者的道德立场这个问题，我的观点显然不同于韦斯特法尔的观点，后者相信每一位反向者都认为自己是病态的。我的结论是，具有自我认同的反向者，其所占的比例可能远远高于人们之前的推断。[①] 之所以会得出这种结论，很大程度上是因为我的这些案例不是从咨询室获得的。在一定程度上，他们代表着反向者当中的文化贵族。其中有些人，通常无需经过痛苦挣扎就可以在古希腊或其他地方的代表人物身上获得安慰，并成功地创造一种与道德世界共处的生活方式。

① 不过，这个比例也没有希尔施菲尔德说的那么高。他发现，在反向者对自身异常相对比较了解的德国，当前有 95% 的反向者认为这种感觉是自然的（《同性恋》，第 314 页）。

第六章　关于性欲反向的理论

什么是性欲反向？——产生理论分歧的原因——主张暗示无效的理论——先天因素在反向中的重要性——弗洛伊德主义理论——原胚雌雄同体是性欲反向的关键——作为一种变体或“芽变”的反向——与色盲、视听联觉及类似异常的比较——什么是异常？——不一定是一种病——反向与退化的关系——反向的诱因——无内在倾向则不起作用

对这些案例的分析直接引向了一个最重要的问题：什么是性欲反向？它是一种令人讨厌的和后天习得的恶行，就像很多人认为的那样，应该被施以刑罚从而被驱逐吗？或者，如少数人所宣称的那样，是一种有益的人类情感而应当被容忍或甚至得到培育？它是一种精神病？或者是一种自然的畸变，人类的某种“芽变”（sport），当它表现出反社会的倾向就必须受到约 302

束？这些观点多少都有一定的道理。因为研究者立场和态度的差异，关于性欲反向的观点存在很大的分歧。在警察－官员们看来，它经常与令人恶心的犯罪及邪恶联系在一起；在精神病院的管理者看来，它也许是精神不正常的表现；在反向者自己看来，他们和普通人没有那么大的区别。这些分歧都很自然。不得不承认，职业、个人偏见以及环境会影响到我们对它的看法。

关于性欲反向的观点主要存在两种倾向：一种是强调它更多地是一种习得性的行为（代表人物有比内［Binet］——尽管他也承认内在的倾向性——施伦克－诺丁以及最近的弗洛伊德主义者）；另一种强调它更多的是由先天性因素造成的（以克拉夫特－埃宾、莫尔、费雷及今天大部分的研究权威）。两种观点都有一定的道理，事情往往如此。但既然支持第一种观点的人通常否认一切先天性的因素，我们就不得不就这个问题给出进一步的讨论。主张性欲反向可以借助早期关系或“暗示”得到彻底的解释，这种观点有一定的吸引力。从表面上看，它似乎得到了情欲恋物癖现象的支持，根据后者，女人的头发或脚，甚至是衣服，可能成为男人性欲的焦点。但我们必须记住，情欲恋物癖不过是一种正常冲动的夸张和放大，每一位追求者在一定程度上都会因心上人的头发、脚或衣服感到兴奋。在性欲反向现象中，更多的应该是先天性因素在起作用，而且我们有理由相信，情欲恋物癖往往会表现一些先天性的因素，后者与遗传性的神经衰弱有关。因此，拿情欲恋物癖与性欲反向进行类比，无助于为这种观点提供辩护。还需要指出来的是，这种观点在逻辑上包含了另一种可能的观点，即认为异性恋也是后天习得或由暗示产生的。假如说一个男人对男性感兴趣，仅仅是因为他眼前的某些事实或想象让他看到了这种吸引力，那么我们也不得不相信，一个男人之所以对女人感兴趣，也仅仅是因为他眼前的某些事实或想象让他看到了这种吸引力。这一理论显然不切实际。在这个世界上，男人和男人的交往，女人和女人的交往，在每一个国家都发生。假如相互的交往和暗示是导致反向的唯一原因，那么反向就不会是一种反常现象，而应该是人类的普遍规律，甚至是整个动物界的普遍规律。而且，我们必须承认，人类最基础的本能与种族的繁衍具有紧密的联系；作为一个事实，它普遍存在于整个生命体系。必须抛弃主张性冲动的方向仅仅是由暗示决定的观点，它与我们的观察和经验完全相反，难以与任何合理的生物学理论相容。 304

有时候，弗洛伊德主义者——包括传统学派和非传统学派——的工作有意或无意地复苏了这种业已陈旧的观点，将同性恋视为后天习得现象，并坚持认为反向的机制纯粹是一种无意识的心理过程，借助精神分析可以将其调整到正常轨道。在《性学三论》（*Drei Abhandlungen zur Sexualtheorie*，1905年）这本富有原创性的小书中，弗洛伊德第一次表达了自己对同性恋的整体看法；他在其他地方也经常涉及这个话题；其他很多精神分析学家也是如此，包括阿尔弗雷德·阿德勒和斯特克尔，两人都不属于传统的弗洛伊德学派。弗洛伊德相信，从精神分析的角度来研究反向者，会发现他们在童年早期有过对某个女人的固恋（fixation），时间不长但很强烈，通常是母亲，也可能是姐妹。然后，这种乱伦的冲动会受到内在的谴责，于是他们把自己等同于女人，通过自恋克服这种谴责，性欲的对象成了自己。最后，他们会寻找和自己相像的年轻男性，他们的母亲怎么爱他们，他们就怎么爱这些年轻男性。如此说来，他们对男性的追求出自对女性的逃离。提出这种观点的不仅有弗洛伊德，还有萨德格尔、斯特克尔及其他很多人。[①] 不过，弗洛伊德也谨慎地说过，这个过程仅仅表现了一种受压抑的性活动，而性欲反向是一个具有多样性的复杂问题。

也许可以说，这种观点似乎把双性恋视为一种正常状态，同性恋之所以发生，是因为异性恋的倾向由于某些偶然因素受到了压制，性欲对象转换成了自身，从自恋走向了同性恋。以弗洛伊德的这种理论为基础，不同的精神分析学家们提出了无数变种理论，侧重点各不相同。萨德格尔即认为，在反向者所爱上的男性身上，隐藏着一位女性，借助精神分析揭开心理表象就能发现这一点。他相信，身边男性亲属和女性亲属两种性别特征的混合为反向倾向的形成提供了条件。他的原话是“男同性恋所爱和渴望的不是男人，而是男人和女人的混合体。”异性恋因素在后来的发展中受到了压制，只剩下同性恋的因素。而且，通过发展弗洛伊德关于肛门性欲之重要性的观点（弗洛

305

① 见《精神分析研究年鉴》《精神分析文摘》及《国际精神分析杂志》（*Internationale Zeitschrift für Aerztliche Psychoanalyse*）各处；同见萨德格尔“论反向性感觉的成因”（Zur Aetiologie der Konträren Sexualempfindung），《医疗诊断》（*Medizinische Klinik*），1909年，第2期。

伊德，《神经官能症理论小集》，第2卷），萨德格尔认为，在肛交中扮演被动角色的反向者一般在童年经历过肛门性交或频繁使用灌肠剂，这导致他们渴望阴茎插入自己的肛门（《医疗诊断》，1909年，第2期）。杰克尔斯（L. Jekels）更进一步，宣称所有的反向者都是被动方。他说，反向者在同性之爱中既是主体又是客体，他们把自己等同于母亲，把所爱对象视为年轻时候的自己。杰克尔斯问到，这种精神上的安排有什么目的？他说答案只能是：小时候母亲满足过他的肛门欲望，让他体验到了快感，于是现在他自己扮演客体的角色，让伴侣扮演母亲角色刺激他的肛门以重新获得快感。杰克尔斯把这种观点看作是对弗洛伊德理论的延续和具体化。在同性恋中，甚至在明显的被动方那里，要点变成了对肛门性欲满足感的渴望（杰克尔斯，“关于性冲动理论的几点思考”［Einige Bemerkungen zur Trieblehre］，第6章，《国际精神分析杂志》，1913年9月）。大部分精神分析学家没有明确否认反向之先天性或结构性基础的存在，尽管他们将其置于理论背景不予提及。费伦茨在尝试对同性恋进行一种有趣的分类之时说道（《国际精神分析杂志》，1914年3月）：“精神分析研究表明，同性恋包括很多种精神状态，一类是真正的结构性异常（性欲反向，或主体性的同性性欲［subject homoeroticism］），另一方面是精神－神经方面的强迫性症状（客体性的同性性欲［object homoeroticism］，或者强迫性的同性性欲）。第一类反向者觉得自己在本质上是一个希望得到男性之爱的女人，第二类反向者更多的是因对女人的神经过敏，而不是出于对男人的喜爱。”鲁道夫·奥特维（Rudolf

Ortvay）明确接受了先天性基础的概念，指出（《国际精神分析杂志》，1914 年 1 月）生物学中的隐性遗传和显性遗传有助306 于解释同性恋在双性恋者身上是出现还是被压抑。“婴儿期发生的事件，”他补充道，“根据弗洛伊德，决定了成年人的性关系。但是，这种影响只有在器质性的基础上才能发生作用，婴儿期的印象会产生何种影响，取决于遗传的性倾向。”另一方面，伊萨多尔·科里亚特（Isador Coriat）在区分两种反向形式的同时——完全反向和不完全反向——草率地断言不存在先天性的因素，否认它的遗传性，认为它总是“产生于一种确定的无意识机制。”（科里亚特，“同性恋”[Homosexuality]，《纽约医学杂志》，1913 年 3 月 22 日）。阿尔弗雷德·阿德勒对同性恋及其他相关问题的看法，不同于大部分的精神分析学家，他坚持认为反向者存在某种原发性的机体缺陷，反向是他力图将这种缺陷转化成某种优势的结果。阿尔弗雷德·阿德勒认为反向有两个主要的构成部分：其一是性别意识的模糊不清，其二是以叛逆和反抗形式表现出来的自我确证过程。反向者变得女性化，可能是他们获取力量的一种方式（阿尔弗雷德·阿德勒，“关于神经特征”[Ueber den Neurösen Charakter]，1912 年，第 21 页）。

我们没有必要完全抛弃弗洛伊德关于同性恋生成机制的观点。弗洛伊德经常展现一些天才般的洞见，他本人并没有将其发展成某种僵硬的理论，不像后来某些教条的精神分析学家所做的那样。我们也无需对通常所说的“俄狄浦斯情结”中的“乱伦”（incestuous）因素过于震惊，[①] 后者构成反向机制中一个环节。然而，这个概念似乎并不适用于儿童刚出现的模糊感觉，尤其是当这些感觉尚处于未具体化的阶段，还没有达到性成熟（在“性”的通常意义上），因而可能是一种自然和正常的感觉。用“乱伦”来阐释弗洛伊德主义的理论容易引发误解和偏见。[②] 当一个小男孩全心全意地爱他的母亲，在这种爱 307 当中必然包含一些种子，后者在未来的生活中分离出来并发展为性爱。但是，将小男孩的这种爱称为“乱伦”之爱是不准确的。的确有可能，某些案例中产生同性恋的精神机制中恰如弗洛伊德所言；同样有可能，就像有些精神分析学家所说，男性反向者当中偶尔出现的“恐女症”，源自于早期对女性吸引力的失望感。但是，没有理由认为这种机制一成不变甚至总是起作用。确实，我发现有大量证据表明反向者往往依恋他们的母亲，其程度的确要高于正常的儿童，并且总是喜欢和母亲一直保持联系。不过，假如说这种依恋是一种独特的性吸引，那就

① 关于这一点的阐述，可参见一位弗洛伊德学派英国代表人物欧内斯特·琼斯（Ernest Jones）的论文，“从俄狄浦斯情结来解释哈姆雷特之谜”（The Œdipus Complex As An Explanation of Hamlet's Mystery），《美国心理学月刊》（*American Journal of Psychology*），1910 年 1 月。

② 任何程度的性爱也许都涉及爱的关系，有些关系很模糊和微弱，不能说它不正常或不自然，将其定义为乱伦关系容易引起误解。俄罗斯小说家阿茨巴舍夫（Artzibascheff）在小说《萨宁》（*Sanine*）中，描述了一位弟弟对姐姐的爱，在一定程度上触及她的性魅力（我参考的法文版）。后来，这本小说被认为描写乱伦而广受争议，尽管书中的立场相对于谢莉（Shelley）的《莱昂和茜丝娜》（*Laon and Cythna*）可谓十分传统和保守，也远不如福特（Ford）在了不起的戏剧《可惜她是个婊子》（*'Tis Pity She's a Whore*）中对它的悲剧性拔高。

大错特错了。事实上，这种吸引力的产生是因为反向男孩模糊地觉察到了自身的女性气质，并与母亲所表现出来的品味和同情心产生共鸣，不去参与男性的社交和娱乐。与其说他和母亲的联系是出于性吸引，不如说是因为不存在性吸引；就像男孩与男孩的交往，女孩与女孩的交往，恰恰表明了异性恋而非同性恋感觉的普遍性，即便是在男女同校的情况下。这一点也体现了在如下偶尔被精神分析学家忽视甚至否认的事实当中：经常可以发现，甚至在童年早期，在同性恋男孩与母亲有着共鸣的时候，他们就已经体验到了对男性的迷恋。这种迷恋远早于易产生自恋（Narcissism）的年纪，或早于自我意识成熟到足以308 对不被允许的情感进行谴责的年纪。并且，大部分的研究权威几乎没有明确的证据表明男性反向者在小时候对母亲或姐妹有性感觉，[①] 倒是更容易找到父亲或兄弟对他们存在性吸引力的证据，而这一点显然和典型的弗洛伊德主义机制不相容。根据我的观察，在本书所记录的案例中，至少有两个案例明确存在这种童年期性吸引。必须更进一步指出来的是，即任何否认遗传因素的同性恋发生理论都是不合理的。反向者的近亲当中经常出现同性恋，这一点现在已经不存在争议。我在相当多的案例中发现了这种情况，很多案例的证据十分可靠，且不是听他们自己说的，他们本人的观点有可能存在偏见因而不那么可信。[②]

---

① 对同性恋有着广博和深刻认识的努玛·普里托里乌斯发现自己很难接受关于反向的“俄狄浦斯情结”理论（《中间性类型年鉴》，1914 年 7 月，第 362 页）。

② 不能把反向者近亲当中经常出现的反向现象归结为偶然的巧合，要知道，对反向普遍程度的估计很少有高出 3% 的情况。

事实上，从弗洛伊德主义的理论似乎同样可以引出遗传因素的作用。在这种理论中，我们需要知道为什么他们和正常人不一样，为什么会经历这样的精神阶段而产生同性情感倾向。遗传因素可以解释这一点。弗洛伊德本人也意识到了这一点，并明确表示存在先天的性精神构成，而这必然涉及内在的性倾向。因此，从整体上来看，就心理方面而言，我们也许可以接受潜意识动态过程的存在，某些特殊案例确如弗洛伊德主义者所说的那样；但是，对这种机制的研究也许解释了同性恋的心理学，却没有对背后根本性的器质性因素给出任何说明，而绝大多数研究权威现在都接受后者的存在。①

309 理性看待正常性本能的方式，是将其视为一种先天的官能冲动，大致在青春期的时候发育成熟。② 在发育期间，暗示或

① 希尔施菲尔德对弗洛伊德主义的观点有过讨论（《同性恋》，第 344 页），他认为我们只能承认弗洛伊德机制小概率存在，但无论如何，起主导作用的都是器质性的内在倾向。

② 有些研究者（梅纳特［Meynert］、纳克等）从根本上否认性本能的存在。因此，我觉得有必要解释一下我是在什么意义上使用“本能”一词的。（见《性心理学研究》第三卷“性冲动的分析”［Analysis of the Sexual Impulse］。）在我这里，它是指一种遗传的能力。在正常情况下，它表达为对异性的充分满足。也许有人会说说，不存在诸如对食物的本能之类的，其完全是模仿和学习。在某种意义上这是对的，但仍然存在某种必然性的基础。从孵蛋器孵出的小鸡不用教就知道吃东西。从表面上看，它似乎是偶然学会了进食和饮水，学会以最佳方式满足自己的机体需求。这里也许不存在对食物的本能，但存在一种只能通过食物得到满足的本能。“性本能”与之类似。刚孵出来的小鸡什么都吃，这一点类似于青春期不确定的性本能；性变态者就像一直到成年后还吃毛线和纸的鸡。关于性本能的遗传性，莫尔在其 1898 年的《关于性欲的研究》中做过彻底的讨论，且最终肯定了它的存在。莫尔认为，正常性反应的遗传程度异常偏低是导致性欲反向的因素之一。

与他人的交往也许会起到一定的作用，影响情感对象的选择；土壤有了，但有可能在其中生根发芽的种子却是有限的。我们可以认为在这一阶段，性冲动的目标存在很大的不确定性，这体现为儿童们偶尔会尝试性地表现出对同性的性感情，以及正常人在青春期阶段的理想化性对象也经常出现性别不确定的情况。但是，性感情的导向不会因此变得不正常。若这一点成立，那么我们就不得不相信——且有充分的理由相信——同性恋者的机体从一开始就是不正常的。暗示的种子洒在不同的土壤里，有些消亡了，有些生根发芽了，原因只能是土壤的差别。

310 如此，假如我们必须假定某种先天性异常的存在才能成功地解释大部分的性欲反向，那么这种异常到底是由什么构成的呢？乌尔里克斯把它解释成男性身体和女性灵魂的共存：困在男性身体里的女性灵魂。甚至声名显赫的科学研究者也采用了类似的说法，如马尼昂和格雷（Gley），将其视为男性身体或男性腺体与女性大脑的结合。然而，这不是解释，而只是把它凝练成一个短句，是对此问题的一种肤浅理解。①

我们也许可以通过考察两性的发育及每种性别中潜在的雌雄同体性，来更好地理解这种异常性的本质。性别在发育早期

① 纳克以另一种形式复苏了这种观点（《神经病学与精神病学杂志》[*Zeitschrift für die gesamte Neurologie und Psychiatrie*]，第15卷，第5期，1913年），他认为在大脑中可能存在某种解剖学意义上的“同性恋中枢”；或者说，男性反向者具有女性的性中枢，女性反向者具有男性的性中枢。他希望反向者的大脑在未来可以得到更细致的研究。

无法被区分，早期的两性共体终其一生都会有所表达。母鸡身上残留着原始的刺激因子，后者能够对它施加巨大而可怕的控制力，以至于它有时候能够像公鸡那样打鸣，或者长出公鸡的羽毛。雄性哺乳动物身上无用的乳头，偶尔会发育成乳房；雌性哺乳动物的阴蒂，不过是一种原始的阴茎，同样可能得到进一步的发育。通常，反向者身上不存在如此夸张的共体特征，但是就像我们所看到的，有相当多的反向者身上存在更细微的、类似于异性的特征，无论是精神上还是生理上。从纯推测的角度来看，也许可以说，有机体身上的雄性因素和雌性因素在受孕时各占 50%；随着发育的进行，雄性或雌性因素渐渐占据主导地位，直到个体发育成熟，只留下一些残留的异性特 311 征。在同性恋者或双性恋者身上，这个过程也许发生了异常，原来的雄性或雌性因素在数量或性质上出了问题，导致反向者在器质上的性冲动更适合同性，或者两种性别同时适用。[①]

潜藏在所有男性和女性身上的雌雄同体性，在聪明的人类身体观察者眼前不可谓不明显。早期的哲学思想对此就有过表达，偶尔用它来解释同性恋。柏拉图《会饮篇》中的神话以及古代雕塑中的雌雄同体特征，表明古人是多么地敏锐，早于科学从这个角度来理解同性恋问题（关于雕塑中的古代雌雄同体观念，详见冯·罗默，“关于生物雌雄同体的观念”[Ueber die Androgynische Idee des Lebens]，《中间性类型年鉴》，第 5 卷，

① 我的这种假设，不过是为了帮助大家意识到发生在同性恋者身上的一些真实现象。不过，杰出的畸形学家巴兰坦医生觉得“它看上去很合理”。

1903，第711—939页）。贡珀茨（Gomperz）提到，巴门尼德（Parmenides）追随提出大脑是思维之核心器官的哲学家和医生阿尔克迈翁（Alcmaeon），用男女决定因素的比例来解释特殊的性癖好（《希腊思想家》[*Greek Thinkers*]，英译版第1卷，第183页）。一千多年以后，赫斯里，一名反向的瑞士男人和女帽商人，在他的《厄洛斯》（1838年）中重新表达了古希腊的这种观点。叔本华，亦从哲学的角度接受了人类个体的雌雄同体性（见朱利乌斯伯格[Juliusburger]，《精神病学普刊》，1912年，第630页）。乌尔里克斯从1862年开始也接受了一种类似的观点，在柏拉图主义的基础上来解释“男同性恋”的体质。此后，这个概念在科学上逐渐得到了更精确的完善，尤其是在进化论的先驱们那里，尽管一开始与同性恋无关。达尔文强调了此类事实的重要意义，后来的魏斯曼（Weismann）也是如此。海克尔（Haeckel），最早的达尔文主义者之一，近年来明确表示，脊椎动物的祖先是雌雄同体这一事实有助于解释同性恋现象，脊椎动物在胚胎期仍然具有这种倾向（海克尔，《中间性类型年鉴》，1913年4月，第262—263页，第287页）。有些医生在更早的时候就提出过类似的观点，尤其是美国的基尔南（《美国柳叶刀》[*American Lancet*]，1884年；《医学标准》[*Medical Standard*]，1888年11月和12月）和利德斯顿（《费城医疗和外科报告》，1889年9月；《演讲与论文集》[*Addresses and Essays*]，1892年）。

312

1893年，拉卡萨涅的学生舍瓦利耶在《性欲反向》中用潜在的雌雄同体性来解释先天的同性恋——此前拉卡萨涅已用“雌雄同体的道德”（hermaphrodisme moral）来解释这种异常。1894 年，马德里医学院的院长莱塔门迪医生（Dr. G. de Letamendi）在一篇宣读于罗马国际医学会议的论文中，详细地阐述了泛雌雄同体性（panhermaphroditism）——雌雄同体的双极性——包括雄性中潜在的雌性因素，雌性中潜在的雄性因素，潜在因素也许会争夺主导地位，且有时候能取得成功。1896 年 2 月，本章内容的首稿发表在《神经病学和精神病学专刊》（*Centralblatt für Nervenheilkunde und Psychiatrie*），把反向观念诠释为潜在的雌雄同体性在精神上和身体上的发展。库雷拉亦持类似的观点，甚至论证认为反向是雌雄同体与男性或女性之间的过渡形式（库雷拉，同上，1896 年 5 月）。在德国，克拉夫特 - 埃宾的一位病人得出了同样的结论，将反向与胎儿期的雌雄同体性联系起来（《性精神病》第 8 版，第 227 页）。克拉夫特 - 埃宾本人最初只是简单地断言同性恋必定存在某种缘由（*Belastung*），无论是先天性的还是后天习得的；反向是一种“退化现象”，是退化的功能性表现（克拉夫特 - 埃宾，“对反向性感觉的解释”[Zur Erklärung der conträren Sexualempfindung]，《精神病学年鉴》[*Jahrbuch für Psychiatrie*]，1894 年）。然而，在《性精神病》后期版本（1896 年版，此后主要是在《中间性类型年鉴》，第 3 卷，1901 年）中，他接受了基于原初性雌雄同体的解释（英译版第 10 版，第 336—337 页）。他的论证和我的论证类似，认为存在某种主导权的斗争，当性腺所代表的一方被征服，就会导致同性恋；当双方都不能取得胜利，就会导致性心理的雌雄同体。这两种情况都不是精神上的退化或疾病，而仅仅是一种异常，类似于某种畸形，无关乎精神健康。现在，这种观点得到了性欲反向研究者的普遍认可。（希尔施菲尔德在《同性恋》第 19 章汇集了诸多关于这一概念史的材料；此前见“爱的本质”[Vom Wesen der Liebe]，《中间性类型年鉴》，第 8 卷，1906 年，第 111—133 页）。

313　一些偶尔关注性欲反向研究的科学权威也经常用到类似或相关观点。哈尔班（Halban）将雌雄同体理解为一种状态，包括精神领域的雌雄同体；在这种状态中，两种性冲动共同决定婴儿期及后期的发育（“性别特征的产生”[Die Entstehung des Geschlechtscharaktere]，《妇科档案》[*Archiv für Gynäkologie*]，1903 年）。沙托克（Shattock）和塞利格曼指出卵巢萎缩不足以解释雌禽出现雄性特征，这种现象是发育性的而非退化性的；出现这种情况的禽类事实上是双性恋或雌雄同体，要么是只有一个“卵巢”的双性恋，就像他们检查过的一只鸡；要么有一雄一雌两个性腺，或者在附近的内脏如肾上腺或肾脏长出了雄性组织，雄性因素在雌性因素退化的时候得到表达。“雌雄同体，”他们总结道，“在高等脊椎动物中远非一种异常现象，它更应该被视为一种向原始阶段的倒退，在该阶段中，双性恋是一种正常的倾向……可以确定人类中存在真正的雌雄同体，不知在低等脊椎动物中是否发生……人类当中的性变态和反向现象也许可以为人类身上原初的双性恋提供一点证据。”（“家禽中真正的雌雄同体，兼论预防措施”[True Hermaphroditism in the Domestic Fowl, with Remarks on Allopterotism]，《伦敦病理学学会交流报告》[*Transactions of Pathological Society of London*]，第

57卷，第1部分，1906年。）类似地，晚些时候，在一只仅表现雄性第二性征的雌性野鸡身上，邦德（C. J. Bond）发现了半卵巢－半睾丸现象，卵巢组织退化，发育出了睾丸组织。他说在卵巢发生退化长出雄性羽毛的雌鸟那儿，经常可以发现主动生长的雄性组织（动物学分会，英国医学联合会伯明翰会议［Birmingham Meeting of British Medical Association］，《英国医学杂志》，1913年9月20日）。约翰·布兰德－萨顿爵士（Sir John Bland-Sutton）谈到，外在的身体构造无法让我们确定内在性腺的性质。他补充说（《英国医学杂志》，1909年10月30日）："某些人表现出了性冷淡和性变态，也许是因为他们具有某些与身体外在构造相反的性腺，我认为这种假设十分合理。"希普从更宽泛、更基础的视角来看待它的正常性，宣称"不存在纯粹的雄性或雌性动物，除了雌雄两性得到同等表征的雌雄同体，所有动物都同时具有显性性别和隐性性别……在我看来，有大量证据表明不存在纯粹的雄性或雌性。"（《剑桥哲学学会会刊》［*Proceedings of the Cambridge Philosophical Society*］，第14卷，第2部分，1907年。）马歇尔在其名著《繁殖生理学》（*The Physiology of Reproduction*，1910年，第655页及以下诸页）中倾向于接受同样的观点。"假如它是真的，"他评论道，"所有人都是潜在的双性恋，外在环境的变化导致新陈代谢发生变化；在某些情况中，隐性特征也可能得到发育，甚至发生在成年人身上；看上去很有可能，某些性征因内在或外在因素的刺激在早期的发育中占据了主导地位。"贝里·哈特（Berry Hart）亦持这种观点，认为正常男性或女性以各自性别的器官为主导，同时带有微量

314

和非主导性的异性器官，并具有与之相称的第二性征。异性因素的增加将导致主导因素的减少及第二性征的失衡。（“非典型的男性和女性综合体”［Atypical Male and Female Sex-Ensemble］，宣读于爱丁堡产科学会［Edinburgh Obstetrical Society］，《英国医学杂志》，1914 年 6 月 20 日，第 1355 页。）

于是我们看到，在沉寂了两千年之后，器质性的双性恋，这个由古希腊人提出来并将其作为解释性欲反向之核心概念的医学－哲学概念，于 19 世纪在两位反向的业余哲学家（赫斯里和乌尔里克斯）和一位未反向的专业哲学家（叔本华）那里得到了复苏。后来，独立于同性恋的概念，潜在的双性恋概念在纯科学的角度得到了发展（通过达尔文及一般的进化论者）。再后来，精神分析学家和其他关于同性恋的科学权威（克拉夫特－埃宾及其大部分的弟子）逐渐接受了这个概念。最后，胚胎学家、性生理学家以及一般的生物学家，不仅接受了双性恋的概念，还认为它有助于解释同性恋的现象。通过这种方式，它逐渐成为了主流。也许不能说它完全解释了同性恋，但它帮助我们在一定程度上理解了在很多人看来无法理解的东西。它为我们提供了一个有用的基础，在此基础之上，我们不仅可以对同性恋进行分类，还可以区分其他混合型的或中间类型的性异常。主要的中间类型性异常包括：（1）各阶段的生理性雌雄同体；（2）雌雄嵌性（gynandromorphism），或者类无睾症（eunuchoidism），指未被阉割的男性具有男性阉人的特征，以及具有类男性特征的女性；（3）性审美的反向，或者异装癖（希

315

尔施菲尔德所说的跨性着装），除了具有特殊的性感情，男性或女性分别具有异性的品味。

希尔施菲尔德在很多著作中讨论了这些中间类型的性阶段，尤其是在《性别转换》（*Geschlechtsübergänge*，1905 年）、《跨性着装》（*Die Transvestiten*，1910 年）以及《同性恋》的第 11 章。在《人类中的雌雄同体》（*Hermaphroditismus beim Menschen*）这部伟大的作品中，雌雄同体（到后期才被承认并仍有争议）和伪雌雄同体的各种生理表现得到了充分的讨论和诠释，这部作品出自华沙的纽格鲍尔（F. L. von Neugebauer）。他之前在《中间性类型年鉴》（第 4 卷，1902 年，第 1—176 页）就该主题发表过更简要的研究成果，后来增加参考文献收录在《中间性类型年鉴》的第 8 卷（1906 年），第 685—700 页。希尔施菲尔德强调，雌雄同体和类无睾症通常与同性恋没有联系，而且有相当多的跨性着装案例发生在异性恋者身上。然而，真正的性欲反向在伪雌雄同体当中也不是没有，纽格鲍尔就记录了很多案例。马尼昂曾发表过一个案例，一位女孩被当作一名男孩抚养长大（《巴黎医学公报》[*Gazette médical de Paris*]，1911 年 3 月 31 日）。拉波安特（Lapointe）也发表过一个案例，一位男孩被当作女孩抚养长大（《精神病学杂志》[*Revue de psychiatrie*]，1911 年，第 219 页）。导致这些案例发生的原因，有可能是早期对性的认同错误或真正的器质性同性恋所涉及的训练和联想，尽管性心理特征的出现并不意味着对应性腺的必然存在。哈尔班走得更远（《妇科档案》，1903 年），将同性恋视为“真正的伪雌雄同体”

(real pseudohermaphrodites),同性恋者就像长有女性乳房的男人或长了胡须的女人,并建议把同性恋称作"伪雌雄同体的男性精神类型"(pseudohermaphroditus masculinus psyehicus)。然而,这么做很难令人满意,会引发不必要的混淆。

将同性恋现象和其他中间类型的性异常一起归为器质性的316 双性恋,是一种简便的分类方法。这种解释当然不彻底。很可能,我们最终会基于内分泌的刺激与抑制作用,为这些现象找到某种更基础性的解释。[①] 我们对荷尔蒙与性现象之紧密联系的已有知识,足以让这种解释变得易于理解。腺体内分泌之间的复杂互动,以及它们调节干扰的平衡能力,也许同样可以说明这些现象的复杂性。它能够解释同性恋为什么有时候会推迟表达。这种解释也不会与基于先天因素的解释发生冲突,因为我们知道如胸腺紊乱可能具有遗传性,胸腺淋巴体质(status lymphaticus)既可能是天生的,也可能是后天的。[②] 正常的性特征似乎在很大程度上依赖于内分泌之间的平衡与协调。由此可以推断,性取向的偏移同样依赖于它们的内在协调。假如男人之为男人,女人之为女人,取决于(用布莱尔·贝尔[Blair Bell]的话说)内分泌的总量,男人与女人之间的中间类型也一

---

① 对同性恋的这种解释已经被尝试性地提出来了。伊凡·布洛赫(《我们时代的性生活》,第 19 章,附录)模糊地提出,关于同性恋的新理论依赖于化学物质的作用。希尔施菲尔德也相信(《同性恋》,第 20 章),对内分泌的研究可以揭示反向的最终基础。

② 加罗德(A. E. Garrod),"临床上的胸腺腺体",《英国医学杂志》,1914 年 10 月 3 日。

定取决于这些内分泌的比例与平衡。①

我们知道各种内分泌对性有影响。胸腺的萎缩似乎与青春期的性发育有关；甲状腺对生殖腺有强化作用；肾上腺的过度发育会使女性产生男性的第二性征，也会导致男性的早熟，等等。"新陈代谢的变化，"马歇尔提出，"即便发生在相对较晚的阶段，也可能改变性的发展方向。"新陈代谢的化学过程也许是引发复杂而细微的性变化、生理变化以及精神变化的关键，尽管这些过程也一定是由先天性原因引发的。

317

不管最终的解释是什么，性欲反向应该可以被视为一种"芽变"或变体，一种可以在植物和动物中，在整个生物界都可以看到的有机体异常。

我要特别指出来的是，不是说性欲反向的本能，或导致这种本能的器官，是在生命早期的胚胎阶段发育出来的。这种想法很荒谬。在早期发育阶段所形成的，是一种严格意义上的倾向性。也就是说，存在异常的有机体变得比一般或正常的有机体更容易体验到同性的性吸引。性欲反向者类似于先天性的傻子、天生的罪犯和天才，这些人在严格意义上不属于通常意义上的生物学变异（因为特征不是很精细）。不过，假如我们知道这些现象与变异存在密切的联系，就会对他们所处的状态有更好的理解。西蒙斯把反向比作色盲，这个比喻很合理。正如一般的色盲患者天生对正常人特别敏感的红－绿光线不敏感，

① "彻头彻尾的女人和男人是由全部的内分泌产生的，"布莱尔·贝尔，"内分泌"，《英国医学杂志》，1913年11月15日。

使得其他颜色变得更重要——血液的颜色和草地一样，红润的脸蛋和天空一样蓝——反向者也看不到正常人所能理解的情感价值，他们将这些价值转换成了其他相关情感，后者在正常人看来十分独特。或者，反向类似于视－听联觉，神经连接的异常导致了非条件反射的新组合。正如视－听联觉本能地将颜色经验和声音经验联系起来，就像一位年轻的日本女子在听歌的时候说“那个男孩的声音是红色的！”反向者将他的性感知与一些在正常人看来与性无关的对象联系起来。[①] 和视－听联觉类似，反向在年轻人当中更常见，在青春期之后变得不怎么明显，或者彻底消亡。必须要说的是，视－听联觉虽然是一种异常现象，但绝非疾病。相较于反向，人们通常不怎么将其与其他异常或退化性的缺陷联系起来。视觉－听觉通感往往是先天性的，有遗传倾向，在很小的年纪就会出现视觉与听觉的结合，非常有规律性，因而不可能仅仅是暗示的结果。[②]

318

所有的这些器质性变异都属于异常。清楚地知道什么是异常，这一点很重要。很多人想当然地认为，异常状态必然是一

① 本章内容首次发表之后（《神经病学学和精神病学专刊》，1896 年 2 月），费雷也把先天性反向类比为色盲及其他异常（费雷，“反向者的后代”[La Descendance d'un Inverti]，《临床和治疗普刊》[*Revue Générale de Clinique et Thérapeutique*]，1896 年），利伯特（Ribot）亦将其类比为视－听联觉（《情感心理学》[*Psychology of the Emotions*]，第 2 部分，第 7 章）。

② 如见弗洛尔诺（Flournoy），《光联觉现象》（*Des Phénomènes de Synopsie*），日内瓦，1893 年；关于一般性的联觉现象，参见帕里斯（Parish），《错觉与幻觉》（*Hallucinations and Illusions*）（《当代科学丛书》[*Contemporary Science Series*]），第 7 章；布洛伊勒（Bleuler），论文“第二知觉”（Secondary Sensations），载于图克的《心理学医学辞典》；霭理士，《男人和女人》，第 5 版，1915 年，第 181—184 页。

种病，这是不对的，除非疾病概念的外延超出合理范围。把色盲、罪犯倾向和天赋异禀说成是猩红热、肺结核或一般性中风之类的疾病，这既不便利，也不精确。无疑，每一种先天性的异常都源自于精子或卵细胞的异常，或者二者都存在异常，或者是因为它们在发育早期受到了干扰。但是，兄弟和姐妹之间在这方面无疑也存在类似的差异性，而这种差异性是正常的。的确，任何此类异常也可能是由产前疾病导致的，但把这些异常视为疾病就回避了实质问题。斐尔绍是这种观点最鼎力的支持者，319 他不断提醒我们要正确地使用“异常”（anomaly）这个词，指出尽管某种异常可能使人容易患上某种疾病，但对异常的研究——他称之为病理学，我们也许会称之为畸形学（teratology）——不等于对疾病本身的研究，他把后者称为疾病分类学（nosology）。对异常的研究显然不同于对病变的研究。斐尔绍把异常领域归为病理学的研究范围，把对疾病的研究归为明显不同的疾病分类学。不论我们是否接受这个术语，或者是否把对异常的研究当作畸形学的一个部分，这些都是次要的，不会影响我们对“异常”概念的正确理解，它明显不同于“疾病”概念。

1894年，在德国人类学学会于因斯布鲁克（Innsbruck）举行的会议上，斐尔绍是这样说的：“在过去，异常被称作πάθος，在这个意义上，对任何标准的偏离在我看来都属于病理学事件。一旦我们确证这么一个事件，就需要进一步研究导致这种异常（*pathos*）的特殊原因是什么……例如，这种原因可能是外力，可能是某种化学物质或者物理因素，后者导致身体状况发生变化，引发异常（πάθος）。在某些情况下，这种异常变得有遗传性，于是某些小的遗传特征开始在家族中传播。异常本身属于病理学的研究范围，即便它们没有带来伤害。我必须要说的是，'病理学的'并不意味着'有害的'，也不意味着疾病；疾病在古希腊被称作 νόσος，处理疾病的学科是疾病分类学。在某些情况下，病理学的概念更有优势"（《德国人类学学会论文集》[*Correspondenz-blatt Deutsch Gesellschaft für Anthropologie*]，1894年）。对于性欲反向这种异常，斐尔绍的话很有启发性。

最近，阿朔夫教授（Professor Aschoff）同样强调了这种区分，以反对里贝特（Ribbert）及其他人对"πάθος"这个概念的过分狭窄化（《德国医学周刊》，1910年2月3日；参见《英国医学杂志》，1910年4月9日，第892页）。阿朔夫指出，不仅为了术语的精确性与一致性，也为了思考的明晰性，我们应该保留伽林（Galen）及古代其他医生明确做出的区分。他们是在更宽泛的意义上使用 πάθος，包括一般的情感（*affectio*），而不必然涉及生命组织的损伤；涉及生命组织损伤的就是 νόσος，疾病。我们即便不接受这个术语，也应该意识到它们之间的区别。

320

也许还有一点需要谈一谈，即性欲反向和退化之间的联系。自莫雷尔（Morel）之后，退化表征经常被提及，尤其是在法国。性欲反向经常被视为退化的表现之一：如被视为某种遗传疾病的阶段性症状，类似于盗窃癖（kleptomania）和纵火癖（pyromania）之类的精神问题。克拉夫特－埃宾一直是这么看待反向的；马尼昂，最早的同性恋研究者之一，也持这种观点，[1] 莫比乌斯（Möbius）也是如此。严格说来，反向者是在退化，因为他们偏离了原本的属。有色盲的人也是如此。但遗憾的是，莫雷尔对退化概念的运用过于粗糙和庸俗。[2] 就像现在，假如有人和你说某人“退化”了，我们不知道是什么意思。正如纳克一直论证的，只有当我们发现了一系列明确的异常，才能说我们所面对的是一种退化现象。在退化状态中，有时候会出现性欲反向。事实上，我前面已经提过，一些微小异常的扩散也许构成了先天性反向的基础。换言之，反向必然与第二性征的异常同时出现。但是，这些异常具有多样性，[3] 通常不会出现严重的症状。在严重的退化案例中很少出现反向。把这些异常视为“退化的标志”是不可取的。这个概念在科学上不够严谨，只会沦为文人和新闻工作者们的陈词滥调。它经常被使用，大众文学的使用频率还要更高。即便不能说它有错，但也过于模糊，不适合作为一个科学术语。现在人们普遍意识到，把反向描述成一种退化，没有什么意义。强调退化标志之重要性的纳克，特别指出反向不是一种退化。洛温菲尔德（Löwenfeld）、弗洛伊德、希尔施菲尔德、布洛赫和罗雷德

321

① 近几年来，马尼昂再次重申了这种观点（“性欲反向与精神病理学”[Inversion Sexuelle et Pathologie Mentale]，《心理治疗》[*Revue de Psychothérapie*]，1914 年 3 月）：“反向者是病人，他们患了退化病。”

② 这是因为这一点，意大利人羞于用“退化”这个概念；后来，马尔罗在《罪犯的特征》（*Caratteri dei Delinquenti*）这部了不起的著作中尝试对所有被视为退化的现象做了进一步的分类：非典型的、返祖性的（atavistic）和病态的。

③ 希尔施菲尔德和布尔夏德在 200 名反向者中发现仅有 16% 的人出现了明显的退化症状。（希尔施菲尔德，《同性恋》，第 20 章。）

（Rohleder）都反对将性欲反向视为一种退化。

莫尔尚未完全抛弃这种立场，认为既然反向涉及心理倾向和生理构造的不协调，就应该被视为一种病态。不过，他也意识到（克拉夫特－埃宾也是如此）这只是一种畸形，一种异常，类似于生理上的雌雄同体（莫尔，"性中间类型"［Sexuelle Zwischenstufen］，《医疗培训杂志》［*Zeitschrift für aerztliche Fortbildung*］，1904年第24期）。纳克不断强调，反向是一种先天性的和非病态的异常。在去世的那一年，他写道（《神经病学与精神病学杂志》，第15卷，第5期，1913年）："我们一定不能把同性恋视为一种退化或疾病，它至多是一种因发育受干扰而导致的异常。"洛温菲尔德，一位精明谨慎的临床观察者，同意纳克和希尔施菲尔德的看法，认为反向必然是一种异常，但不一定是一种病，它也许和疾病及退化相关，但通常只是简单地偏离正常标准，不应该被视为一种病态或退化，也不会影响到反向者作为一名社会成员的价值（洛温菲尔德，《论性的结构》［*Ueber die sexuelle Konstitution*］，1911年，第166页；《性科学杂志》，1908年2月；《性问题》，1908年4月）。阿尔特里诺（Aletrino）将这种看法推向极致，断言"反向者是一种正常的智人变种。"（"男同性恋与退化"［Uranisme et Dégénérescence］，《犯罪人类学档案》，1908年，8—9月）反向也许可以被视为一种病理学的异常（在病理学的正确意义上），但不至于是人类学意义上的人种，就像黑人或蒙古人。（更多主张把反向视为一种异常的观点，可参见希尔施菲尔德的《同性恋》，第388页及其他地方。）

322 因此，性欲反向属于一种先天性的异常，类似于其他具有相应精神表现的先天性异常。在最基本的含义上，此类异常一般意味着具有内在的反向倾向，后者有可能始终潜伏从未被唤起，有可能强烈到不顾一切地进行表达，也可能本身比较微弱而让强有力的刺激因素起着主导作用。

最后，我们需要考察激发这种潜在倾向的原因有哪些。因其数量和种类都特别庞大，我只列举一些我认为比较有影响的原因。首先是学校系统，它把处于青春期的男孩和女孩隔离开来。尽管很多反向者从未去过学校，也有很多人在校园生活中没有建立或发生同性关系，但还是有很多反向者认为自己的同性恋始于校园里其他人的示范和影响。这种影响，即便是纯感情上的，没有明显掺杂到性活动，同样会对他人产生不小的作用。在没有其他因素的帮助下，它们是否足以导致永久性的反向，这一点也许很难说；但可以确定的是，青春期的性本能不如成年之后那么确定。不难想象，尽管还未被证实，这时候的强烈影响也许会导致精神方面的性发育迟滞。

激发反向的另一个原因是引诱，即经验丰富且已然反向的年长者引诱年轻的男孩或女孩走向同性恋，寻求这种反常本能的满足感。在反向者的早期经历中，这种事情似乎并不少见。很可能，引诱——有时候是不计后果的突兀行为——本身不足以导致同性恋；在不具有同性恋倾向的人身上，它只会引起反感，323 就像年轻时的卢梭所经历的。“只有在能够被引诱的人身上，”莫尔说道，“引诱才会成功。”无疑，在很多案例中，尤其是在经常发生的“引诱”中，受害者自觉或不自觉地发出了邀请信号。

还有一种激发反向的原因是对正常爱情的失望。人们通常觉得这一点无关紧要，但我认为它占有一定的分量。有可能，某位男性的同性恋本能是潜在的，甚至处于被压抑的状态，并试图与某个女人建立关系。也许刚开始这种关系是一头热或者两厢情愿，但最终没有结果——无疑，往往因为潜在的同性恋倾向。几乎每一个人都多少经历过爱情的失意，但是在这种人身上，爱情的失意形成了强烈的动机，使得他们厌恶所有异性并将注意力转向同性。显然，通过这种方式被逆转的本能一般算不上强烈，因而很有可能，对正常爱恋的失望只是让某些反向者认识到了自己不适合正常爱情这一事实。在另一些案例中——尤其是那些精神力量比较弱且不稳定的人——对正常爱情的失意真的能够杀死正常的本能，微弱的异性之爱转变成了同等强度的同性之爱。也许，妓女当中同性恋的盛行，在很大程度上可以基于这种原因得到解释。[①]

324 因此，这三种影响——学校里的示范，引诱和对正常爱情

① 酒精有时候也被认为是一种导致同性恋的重要因素。酗酒在反向者的遗传环境当中经常出现。根据希尔施菲尔德的调查（《同性恋》，第386页），有21%的反向者，父母当中有一方出现了酗酒问题。不过，作为一种诱发因素，酒精对同性恋个体的影响也许和它对异性恋个体的影响是一样的。基于弗洛伊德主义的立场，亚伯拉罕（Abraham）认为，酒精可以解除对潜在同性恋倾向的压制，甚至在正常人身上也是如此（《性科学杂志》，第8期，1908年）。基于同样的立场，朱利乌斯伯格相信同性恋冲动会无意识地唤起酗酒倾向以获得自身的满足（《精神分析文摘》，1912年第11、12期）。不过纳克也许是对的，他说（1）酒精不会在没有同性恋倾向的人身上引发同性恋；（2）酒精可能会在具有同性恋倾向的人身上诱发同性恋；（3）酒精对同性恋与异性恋的作用是一样的；（4）酒鬼在反向者当中不常见（《精神病学普刊》，第68卷，1911年，第852页）。

的失望——都会使人将注意力从异性转移到同性，导致反向的发生。不过，它们的作用都依赖于有机体自身的倾向性，且还有大量案例根本不存在激发因素，从很小的时候就表现出了对同性的兴趣并维持了一生。

到这里，我对我所了解的性欲反向的心理学分析就结束了。我只给出了要点，忽视了不怎么明显的方面，没有考虑那些不是很重要的反向者群体。正常社会中的普通反向者，常常携带与神经质相关的遗传因素，具有一般水平的整体健康状况。他们通常具有先天性的异常倾向，或者出现了多种细微的异常，因而很难或完全不会对异性产生性兴趣，而容易对同性产生性兴趣。这种异常性要么一开始就因为自然发育或发育受阻而自发地出现，要么是在某些偶然性因素被激活。

第七章　结论

同性恋的预防——学校的影响——男女合校——性欲反向的治疗——阉割——催眠——交往疗法——精神分析——精神卫生和生理卫生——婚姻——反向者的孩子——社会态度——对同性恋的恐惧——查士丁尼——《拿破仑法典》——当前欧洲各国的法律态度——德国——英国——我们应该对同性恋持怎么样的态度？

325　在尽我所能地完成对性欲反向的心理学分析之后，接下来只需简要地谈谈相关的社会立场和法律态度。不过在此之前，我还想说说反向在医疗和卫生方面的一些问题。第一个问题是，我认为当前讨论同性恋的预防措施还为时过早，其中的立场过于模糊，我们还不知道这是不是一件好事。对于真正的先天性反向者，预防所起到的作用极其有限；不过，合理的社会卫生保健应该会降低所谓的习得性同性恋或伪同性恋的发生率。学校自然是暂时性同性恋表现的首要舞台，这部分是因为校园生活在很大程度上与性冲动尚未分化的时间段相重合，部分是因为伪同性恋在一些大规模的古老学校中有着根深蒂固的传统。

英国校园中的同性恋在第三章已有简要的描述。至于法国校园中的同性恋，阿尔伯特·诺尔塔尔（Albert Nortal）在《青少年的激情》（*Les Adolescents Passionnés*，1913 年）中提到的故事可以作为一个精确而有趣的参考。作者在离开大学校园后立即完成了这部作品，直到 25 年后才出版。书中的内容显然是建立在个人的观察和经验之上。德国校园中的同性恋，可参见莫尔的《关于性欲的研究》，第 449 页及其他各处。对早年生活中的性表达的整体性考察，参见莫尔的《儿童的性生活》以及希尔施菲尔德的论文（载于《中间性类型年鉴》，第 5 卷，1903 年，第 47 页及其他地方），参考文献见《同性恋》（第 46 页及其他各处）。

尽管已经采取了很多生理保健及其他措施来防止同性恋在校园中的蔓延，[①] 但想要从根本上压制青春期少男少女性情感的 326

① 在这个问题上，可参考莫尔《儿童的性生活》和克莱门特·杜克（Clement Dukes）医生的文章，后者是拉格比公学（Rugby School）的医生，深知校园生活的风险。克利弗顿学院（Clifton College）的校长威尔森（Rev. J. M. Wilson）在一次采访中就校园性恶习与他进行过讨论。见英国的《教育杂志》（*Journal of Education*），1881 年和 1882 年。

表达，既是不可能的，也是不可取的。[①] 必须随时记住，采取直接对抗的方式无法战胜这种根深蒂固的有机体冲动。两个世纪前，卡萨诺瓦在讲述自己早年接受神职训练之时，就指出禁止学生睡别人床的措施非常愚蠢。[②] 这位深谙人性的大师写道，此类禁令的效果适得其反，它激起了亚当夏娃的后裔们与生俱来的叛逆天性，此后老师们经常发现学生们违反禁令。我们不得不承认，尽可能通过男女合校的形式让这种性感情得到健康的表达，帮助他们为以后的生活做好准备，才是可取之道。[③]
327 适度的两性交往有助于保持性感情倾向的健康。当然，在这种教育中，并不总是涉及各自性别的认同教育。男女合校也无法阻止先天性反向的发生。在这个问题上，贝特指出，据我们所知，希腊城邦中两性结合最自由的地方，恰恰是成为了同性恋之理想国的斯巴达和莱斯博斯岛。[④]

---

① 关于一般意义上的性情感及相关训练的重要性，参见爱德华·卡彭特著名的《恋爱的年纪》（*Love's Coming of Age*）；古利特教授也支持年轻人建立亲密的友谊，他在自己经历中没有看到任何同性恋的嫌疑（“男孩的友谊”[Knabenfreundschaften]，《性问题》，1909 年 10 月）。

② 卡萨诺瓦，《回忆录》，第 1 卷（加尼尔版），第 160 页。同见一位经验丰富的校长所发表的评论，他所在的学校是最大的英国公立学校之一，收录在《性心理学研究》第一卷，“自体性欲”部分，第 3 版，1910 年。

③ 如见安吉尔（J. R. Angell）教授的“对男女同校效果的一点反思”（Some Reflections upon the Reaction from Coeducation），《大众科学月刊》，1902 年 11 月；同见莫尔的《儿童的性生活》第 9 章；关于男女同校的一般性讨论，见普瓦尔松（S. Poirson），《男女同校》（*La Coeducation*），1911 年。

④ 贝特，“多里克男孩的爱”（Die Dorische Knabenliebe），《莱茵语言学博物馆》，第 62 卷，第 3 期，第 440 页；同见爱德华·卡彭特，《原始部落中的中间类型》，第 6 章。

对于同性恋的治疗问题，我们必须谨慎小心，具体情况具体分析。在今天，对于那些不惜一切代价准备“治愈”反向的人，我们只能表示同情，因为还没有什么好方法可用于反向程度特别深的人。

在过去，有一种极端的方法——阉割——得到了支持并偶尔被付诸实践，我记录的案例中就有人做过这样的手术（案例26）。和所有疗法类似，有时候人们相信它在那些人身上获得了成功。但通常过了一小段时间之后，人们又会发现这种成功是假的，有些人的情况反而变得更糟糕了，尤其是他们的精神状况。不难理解为何会发生这种情况。性欲反向不是一种具体和单一的生殖状况，它很复杂，与整体精神状态存在紧密的联系。阉割或切除输精管也许有一定的道理，可以减轻他们承受的性压力，但今天所有的研究权威都相信此类手术无法削弱或根除真正的反向。成年人身体上的阉割不会导致心灵上的阉割。莫尔、费雷、纳克、布洛赫、罗雷德以及希尔施菲尔德，要么直接反对通过阉割治疗反向，要么怀疑它没有带来任何有益的影响。

舒费尔特医生（Dr. Shufeldt）曾经告诉我一个案例，一名反向者在26岁的时候做了阉割手术以降低性欲，导致他更像一个女人，不再长胡子。“但是，”此人写道，“对身体产生的明显效果只有体重的增加，重了10%，让我的余生成了半个残废。两年后，我的性欲降低了，但这可能是因为年纪大了或已经得到满足。我还发现，自己变得更加容易生气、报复心更强了。脑子里总是出现可怕的关于犯罪的自我暗示，这是之前从未有 328

过的。”费雷也曾发表过一名英裔反向者的案例，后者也做过阉割手术，但反向的性冲动没有变化，性欲及性能力也是如此，倒是之前就有的神经衰弱变得更加严重了，而且发现自己对性冲动的抑制能力变弱了，生活习惯变得不固定，开始对鸦片酊（laudanum）上瘾（《外科杂志》[*Revue de Chirurgie*]，1905 年 3 月 10 日）。在休斯（C. H. Hughes）记录的案例中，效果倒还可以（《精神病学家和神经病学家》，1914 年 8 月）。反向者首先切除了阴茎的脊神经，结果没有任何作用（同见《精神病学家和神经病学家》，1904 年 2 月，第 70 页，切除耻骨神经不仅没用反而更糟），一年后或更晚的时候又切除了睾丸，这一次获得了安宁和满足，同性恋的倾向似乎也消失了，开始对无性化的女人产生兴趣，特别渴望和一位为了治疗反向而切除双侧卵巢的女人见面。（同见纳克，“欧洲首例阉割手术的社会成因”[Die Ersten Kastrationen aus sozialen Gründen auf europäischen]，《神经学概要》，1909 年，第 5 期；威廉 [E. Wilhelm] 发表于《法律 – 精神杂志》，第 8 卷，第 6—7 期，1911 年。）

相较于手术疗法，人们一般更相信心理治疗。有一段时间，催眠暗示疗法在同性恋身上用得特别地多。克拉夫特 – 埃宾似乎是第一位主张将催眠用于同性恋治疗的重要支持者。冯 · 施伦克 – 诺丁医生也对这种疗法特别热心和执着。他用持续一年多的疗程去治疗深度反向者，至少对其中一个人进行过 150 次催眠。他经常建议此人多去妓院，去之前大量饮酒，通过妓女长时间的刺激以达到勃起。这种方法在不同人的身上有不同的效果，在有些人身上获得了某种意义上的成功。不用说，他们的开放心态起到了很大的作用。不过，这种疗法通常会因为同性性行为的故态萌发而被打断，自然地，有时候会导致性交紊乱。这名反向者最后结了婚并生了小孩。① 这种方法的效仿者似乎并不多。不过，我们无需感到遗憾。前文记录的案例已经表明，反向者可以正常性交的现象不是不常见，甚至深度反向的人也可以做到。若他们把性交对象想象为同性，通常更容易做到这一点。但是，变态的性倾向并未因此受到影响，他们只不过在借用阴道进行自慰（用莫尔案例中的一位反向者的话来说）。如拉夫洛维奇所言，这种疗法是火中取栗，反向意味着性欲倒置，这么做反而会把他们往邪路上引。②

毋庸置疑，对于轻微或程度较低的同性恋，暗示也许真的会产生影响。但是，对于由器质性的先天性反向，暗示几乎没有任何作用。事实上，先天性的反向者甚至在催眠状态下也会抗拒暗示。莫尔曾经指出过这一点。他是催眠疗法的权威，对于催眠在同性恋治疗中的应用有着丰富的经验，但从不夸大它的效果。另一位催眠专家福雷尔（Forel），对催眠在反向中的应用价值同样持怀疑态度，尤其是它对先天性反向的作用。克

---

① 施伦克-诺丁，《病态性倾向的治疗建议》(*Die Suggestionstherapie bei krankhaften Erscheinungen des Geschlechtsinnes*)，1892年。(英文版《治疗建议》[*Therapeutic Suggestion*]，1895年。)

② 拉夫洛维奇，《男同性恋及其性生活》，1896年，第16页。他评论道，从未与女性发生过关系的先天性反向者，借用克拉夫特-埃宾的区分，他们的反常是出于性欲倒置（perversion）而不是乖张任性（perversity）。比起那些不择手段满足自己欲望的堕落分子，他们的危害性及引诱他人的可能性要小得多。

拉夫特-埃宾没有表明自己的立场，纳克（他本人对这种疗法没有信心）说过，克拉夫特-埃宾用催眠术治疗的最近一名同330 性恋告诉他，尽管他的意志很坚定，但没什么效果。费雷也不相信暗示疗法的效果，默茨巴赫和罗雷德也是如此。努玛·普雷托里乌斯说过，自己认识的一些同性恋用这种疗法没有治好；希尔施菲尔德认为，用催眠"治愈"的反向者要么没有真的被治好，要么不是真正的反向。①

近些年来，有一种针对同性恋的暗示疗法得到了广泛的应用，莫尔称之为交往疗法（association-therapy），并表示这种疗法的效果还难以确定。他指出，几乎在所有的反向者身上都隐藏着一座通往正常性生活的——无疑，多少有些不稳定——桥梁。通过与正常人发展关系，莫尔相信，也许可以对同性恋者产生治疗效果。如此，一个对男孩感兴趣的男人，也许会爱上一位具有男孩气质的女人。② 人们很早就发现了这种情况并加以运用，尽管没有发展出一种系统性的疗法。在双性恋者或同性恋倾向尚未充分发展的年轻反向者身上，这种方法很可能有一定的作用。但是，对于已然成型的深度反向者，它仍然很难取得明显的效果。③

---

① 如见莫尔，《反向的性感觉》，第 11 章；福雷尔，《性问题》（*Die Sexuelle Frage*），第14章；纳克，"同性恋的治疗"（Die Behandlung der Homosexualität），《性问题》，1910 年 8 月；希尔施菲尔德，《同性恋》，第 22 章。

② 莫尔，《心理治疗杂志》，1911 年，第 1 期；同上，《性科学手册》（*Handbuch der Sexualwissenschaften*），1912 年，第 662 页及以下诸页。

③ 努玛·普里托里乌斯也持这种观点，见《中间性类型年鉴》，1913 年 1 月，第 222 页。

和交往疗法的目标类似，人们试图在一个更精巧的基础上，借助弗洛伊德的精神分析法来治疗同性恋。根据精神分析理论（见上一章），先天性因素的影响很小，通常不怎么被看重，反向主要是由扭曲的精神机制导致的。精神分析学家的任务就是将其理顺，使异性恋的因素在双性恋的体质占据主导地位，从而重建一个正常的人格。他们认为每一个人都具备双性恋的体质。通过精神分析法，可以基于患者自身潜意识和潜在的天性，为其构建起一种新的性理想。萨德格尔尤其钟情于这种疗法，并声称治愈了很多同性恋。[①]他承认这种疗法存在很大的局限性，不适用于先天性的同性恋。其他精神分析学家没有这么乐观。斯特克尔似乎说过，他还没有看到有精神分析学家完全治愈过同性恋。费雷尼兹（Ferenezi）对它的疗效也评价不高，尤其是对他所说的强迫型同性恋（obsessional homosexuality）。他说自己从未成功治愈过这样的同性恋，而一般来说强迫症特别容易通过精神分析得到矫正。[②]

331

我至少遇到过两位接受过精神分析疗法的同性恋，他们都觉得有好处。然而，其中有一位是双性恋，故它的成功——假设是真的成功——不能真的说明问题。另一位经过治疗后，反向倾向依然存在，和以前完全一样。他体会到的好处是，能够

① 尤见萨德格尔，《性科学杂志》，第12期，1908年；《中间性类型年鉴》，第9卷，1908年；希尔施菲尔德对萨德格尔疗法的批评，见《同性恋》第22章；萨德格尔的回应见《国际精神分析杂志》，1914年7月，第392页。美国有一位一流的弗洛伊德主义者对精神分析疗法有过讨论，见布里尔（Brill），《美国医学会会刊》（*Journal American Medical Association*），1913年8月2日。

② 《国际精神分析杂志》，1914年3月。

更好地理解自己，克服一些精神上的困难。因此，于他而言，这种疗法不是一种治疗方法，而是一种精神保健法，希尔施菲尔德也许会称之为“适应疗法”（adaption-therapy）。毋庸置疑——即便我们认为反向是天生的和永久性的，对治疗不抱任何希望——仍然会存在一个庞大而重要的治疗领域。

332 在前面两章我们已经看到，性欲反向在本质上不能被视为一种精神病或精神变态。[①] 虽然很难克服根深蒂固且无法被改变的同性恋倾向，但通常与之相关联的神经状态还是可以通过保健和治疗得到极大的改善。反向者特别容易受到严重的神经衰弱的困扰，往往伴随着精神脆弱和情绪波动，失去自控能力，还有性感觉过敏。[②] 希尔施菲尔德发现超过 67% 的反向者存在神经方面的问题。在本书（如第五章）讨论的案例中，轻微的神经功能紊乱十分常见。这些问题也许可以通过服用生理上和精神上的补养药品得到改善，和正常人的治疗方式一样；或者在必要情况下使用镇静剂；有规律的体操或户外运动以及适度用脑的工作也可能发挥作用。长期的精神和生理保健有可能带来巨大而持久的益处，伴随的神经衰弱的症状

① 这一点已经得到了普遍的认可。如见鲁比诺维奇（Roubinovitch）和博雷尔（Borel），“一个男同性恋案例”（Un Cas d'Uranisme），《大脑》，1913 年 8 月。两位作者的结论是，今天我们不可能再把反向看作是等同于精神错乱的表现，尽管不得不承认，它通常与一些病态的情感状态同时存在。经验丰富的纳克也发现，精神病院很少有同性恋，有也很轻微；他在很多地方探讨过这个问题，如见《中间性类型年鉴》，第 8 卷，1906 年。

② 克拉夫特－埃宾认为，神经衰弱与同性恋暂时性或持久性的关联，在先天性反向者身上“几乎不可避免”；有些研究权威（如梅纳特）把反向看作是一种以神经衰弱为基础的偶发性症状。

会在很大程度上消失，经常出现的病态的恐惧感、多疑和易怒现象都会消失。反向者也许由此可以获得不错的健康状况和自控能力。

不过，反向不会因此消失。但假如患者还很年轻，反向也不是由器质性的因素引起的，那么一般性的保健措施，再加上有利的生活环境，很有可能——在良好意愿的辅助下——让正常的性冲动逐渐得到发展。若这些都不能做到，那么就一定要慎重使用更强力的措施。纯粹的“与异性的柏拉图式交往，”莫尔指出，“比任何指令性男女性交尝试都更有效果。”即便成功进行了男女性交，一般也不会带来太大的满足感。让反向者获得正常的本能，就像让正常人获得反向的本能。反向者不仅没有获得正常的性本能，其反向本能也很可能不会被根除。[①] 结果经常是，他们能够体验到两种性冲动——这可不是一种让人感到特别满意的状态。后果甚至可能是灾难性的，尤其是当它导致了婚姻的时候。这种情况有可能发生在男性反向者身上，但更可能发生在女性反向者身上。表面上的变化并不代表深层次的变化，反向者在婚姻中的处境将比以前更加不幸，不论是

333

① 费雷对同性恋的一般性疗法表达了强烈的关切（费雷，《性本能》，1899 年，第 272、286 页）。他认为所有先天性的反向都无法治疗；反向者的本能发生了变化，对于这种现象，大家一定要看到其中的反向者而不仅仅是关注反向状态并想着治疗；我们不仅可以质疑治疗的效果，还应该考虑治疗行为本身的合法性。费雷指出，对性欲反向的治疗超出了医学的范围，就像色盲无法得到治疗。医生和教师要做的，是培育反向者的道德素养，要让他学会驾驭自己的冲动。

对他还是他的妻子，都是如此。[①]

334 通过第三章的案例可以看出，已婚的反向者（当然双性恋除外）通常比婚前更加痛苦。在我的案例中，有 14% 的反向者已婚。希尔施菲尔德发现有 16% 的反向者已婚，其中有 50% 的反向者性无能。他没有找到一例通过婚姻治愈的同性恋。婚姻几乎没有带来任何改善，反向的性冲动仍然存在。反向者往往变得更加不幸福，尤其是觉得自己剥夺了妻子的幸福。有一名反向者因为害怕被捕而离开自己的国家，并娶了一名爱上自己的富有女子。他告诉希尔施菲尔德："在婚姻里呆一年，不如在监狱呆五年。"[②] 在这种婚姻中，反向者和正常人——无论对

① 有一位杰出的医生告诉我说，有一名反向者向他做过咨询。此人在英国政府部门有很高的职位，为了逃避自身的倾向选择了婚姻。后来，他的婚姻几乎到了无法维持的地步。不要幻想婚姻能带来根本的改变，它很可能带来不幸。当然，不是说这样的婚姻最终都是不幸福的。基尔南报告过一个案例，一名彻底的反向者嫁给了女性朋友的一位兄弟，后者此前只是她用来维护友谊的棋子。她能够承受甚至享受与丈夫的性交，通过想象自己的丈夫是朋友的另一位姐妹，因为他们长得像，渐渐地，她对丈夫的喜爱和尊重越来越多。在朋友去世之后，她生了一个和朋友长得很像的孩子。"这位妻子将她对朋友的爱传递给了女儿，强化了对女儿的自然之爱；而丈夫既是女儿的父亲，也是朋友的兄弟，通过这种关系，丈夫也得到了她的爱。"（"先天性反向者的心理治疗"[Psychical Treatment of Congenital Sexual Inversion],《精神病和神经病评论》[*Review of Insanity and Nervous Diseases*], 1894 年 6 月。）这个案例的最终结局也许令人满意，但事前谁也预料不到。莫尔也从整体上反对反向者选择婚姻和生育（如见《德国医学杂志》[*Deutsche medicinische Presse*]，第 6 期，1902 年）。

② 希尔施菲尔德，《同性恋》，第 21 章。从理论上来看，一名同性恋男子和一名同性恋女子的婚姻似乎行得通。然而，希尔施菲尔德说自己知道有 14 例这样的婚姻，结果可不是人们想的那样。有 3 对很快离婚，4 对分居。除了 2 对，其他人都后悔走出了这一步。我想说的是，认为这种婚姻会幸福的想法太幼稚，因为双方在彼此身上感觉不到一丁点真正的性交冲动。

性问题多么无知——都同样痛苦地意识到，即便有感情和尊重，有两人的苦心经营，还是会存在某些缺憾。作为性爱之本质的本能和情感因素，源自于有机体人格的核心部分，无法通过主动的意愿被创造出来，甚至无法伪装出来。[①]

335 为了可能被生育出来的后代，婚姻也应该被避免。有时候，反向者完全是为了孩子而渴望结婚。但是必须要指出来的是，同性恋在很多案例中是遗传性的。的确，后代可能会很正常，但他们也一定会发现自己的家族出过很多神经病和怪胎。[②] 希尔施菲尔德甚至认为这是必然的。他总结道，从优生学的立场来说，同性恋者的婚姻有很高的风险。大量此类婚姻都没有生孩子。性欲反向的倾向出现在怪异和神经质高发的家庭，这似乎是大自然的仁慈和关怀。从自然的视角来看，这种情况下的生育不会带来好处。

一般而言，反向者没有改变自己的欲望，他们对婚姻的欲

---

① 希尔施菲尔德还提到，女人们通常在直觉上会觉得不对劲。她们的丈夫尽管能够完成性交，但不愿意用手触摸她们的性器官，这一点背叛了他们的真实感觉（《同性恋》，第 95 页）。希尔施菲尔德还指出（第 84 页），身为人妻的女同性恋，也许会因为不得不在正常性关系中处于被动地位而承受很大的压力。

② 费雷报告过一个案例，反向者智力超群，从未与他人发生过性关系，不介意过一种禁欲的生活。医生敦促他练习正常性交的能力并结婚，认为其反向不过是他自己瞎想出来的。于是他听从了建议，娶了一位非常强壮的健康女子。除了反向，他也很健康。结果，他们生的小孩都有严重的缺陷。最大的孩子有癫痫，接近低能，伴随强烈的同性恋冲动；第二个和第三个小孩完全是白痴，最小的孩子因抽搐而早夭（费雷，《性本能》，第 269 页及以下诸页）。尽管这是个案，但希尔施菲尔德搜集了无数类似的婚姻（《同性恋》，第 391 页），他们的后代很少有更好的结果。

望通常也只是一时冲动。不过，偶尔也会有反向者特别希望得到帮助。有一位渴望获得建议的绅士在信中是这么跟我说的："写信给您，部分是向您咨询道德方面的建议，部分是向您咨询医学方面的建议。Q. 医生出版过一本书，说催眠疗法成功地治愈过此类情况，但书中没有展开讨论。我迫切地想知道您对此疗法有何看法。此书作者的道德品质和敏锐性毋庸置疑，但您也想象得到，在无意识的自我之中植入新的冲动，是一件多么可怕的事情，新冲动也许会干扰现在的生活状态。无论如何，就我对催眠的有限认识，我担心新产生的正常冲动可能会导致婚姻，而这种冲动也许不稳定。因此，我写信向您解释自己当前的处境，想听听您的建议。向他人揭示自己仔细守护的秘密是一件我很不情愿做的事情。我没有其他的不正常，迄今为止也从未背叛过自己不正常的本能。我从未让别人成为牺牲品：道德和宗教上的约束十分强大。对他人灵魂的敬畏使我从未做过不道德的事情。我对女人从来没有性趣。曾经，我和一位美丽高贵的女子成了朋友，我对她始终没有产生性感觉。因为对自身状况的无知，我特别后悔自己让她燃起了没有希望的爱，一直隐瞒到她去世。对她的隐瞒让我觉得既自豪又可悲。在激情的推动下，我和男人的友谊多姿多彩，都是年龄比我小的男人。这也恰是我一直在抗争的东西。自从我知道它之后，羞耻感以及对这种不正常的恐惧，导致我的生活糟糕至极。此事有悖于我的宗教信仰，不可能是一种被赋予的神圣本能。我无法在忠诚于信仰的同时，以理性和纯洁的方式去运用它。赐予我生命的力量坚持让我去做一些事情，但同样的力量又导致

336

我对这些事情感到自责。假如没有办法改变这种状况，那么只能说生活对我的太不公平，总是让我在天性和良心之间受折磨；或者向它屈服，继续保持困惑和无知。假如有补救措施，那么我的生活似乎就可以摆脱这种无法忍受的折磨。不是说我一定要屈从于这种冲动。我没有怀疑自己过独身生活的能力，只要付诸行动。只是，我和男人的友谊，总是因感官之欲失去色彩而无法继续。我对感官欲望感到羞耻和憎恶。情欲的满足——正常或不正常——与审美体验不相容。现在我将近 42 岁，总是强迫自己不去关注虽然感兴趣但可能带来危险的事情。然而，一年多以前，一扇新的命运之门似乎在我从未感到过幸福的孤独生活中开启了。我和一位 20 岁的年轻男子走得很近，他的外型和性格有着稀世之美。我敢保证，他现在和以前始终纯洁如一。他有一种强烈的道德和宗教观念，认为自己及所有人都具有神圣的天性，这种天性使我们有力量摆脱任何邪恶。我相信他是正常人，在和有魅力的年轻女子交往中，看上去很快乐，不怎么提起自己可能结婚的时间。他很受大家的欢迎，于我而言是一位朋友和老师。他很穷，因而我有机会为他提供良好的教育机会。我开始资助他。在荒芜的内心里，我希望有一个儿子和朋友。我渴望这种纯洁和幸福的陪伴。我对他极为尊重，以至于希望他的纯洁可以驱逐我的感官之欲。事实上，我完全不能给他带来伤害。我的道德力量并不虚弱，不过感官欲望始终存在，是它毒害了我的幸福。他为人热心有情，且极易流露自己的感情。他和我一起在欧洲度夏，从我这里感受到的温柔使他偶尔拥抱和亲吻我，就像对他的父亲那样。后来，我 337

开始担心自己也许会无意间伤害他的感受，尤其在听到同性恋倾向潜藏于大部分男性这种观点之后。他对我表现出来的爱让我感到快乐，但是一种有毒的快乐。于我，它是生活中的面包和酒。但我不敢想象他的热情会往哪个方向发展。在这种迷恋中，我可以继续挣扎在善恶之间，但无法定义自己对他的责任。离开他对他很残忍，也会辜负他对人性的信任。失去了友谊，他也不会再拿我的钱——这是他成就一番事业的条件。也许，我会向他解释这一切，就像向你解释一样。但是这么做太难了，太让人羞愧，我不知道会带来什么好处。假如他也有同性恋的感受，也许就会因此被强烈地激发出来；假如没有，他会感到恶心。

“那么，假设我接受催眠疗法，我还是不知道这种不正常的天性经由暗示而被转移之后可能扮演什么角色。也许我会失去这段友谊带来的快乐，没有任何补偿。我害怕，我很害怕！或许，我不会因为它的影响而逃避那些在我身上激起无私感受的人？

“请记住我的故事。我是一个有德行的人，我的生活都在文化追求上。呜呼哀哉，所有的文化教养，所有的祈祷和志向，所有的坚强意志和英雄般的决心，竟然都没有除掉我天性中的邪恶倾向！我所渴求的是爱的权利，不是纯粹的生理满足，渴望将另一个人拥入我心，向他表达心中的万分柔情，渴望一起快乐地为他的职业出谋划策，就像人们自然而然、理所当然的那样去做。我渴求这些，既然我不能有自己的孩子。这就是我的问题。

“当我回头再看自己写的这些话，发现有点语无伦次。的确，可能是因为自我伤怀而夸大了危机感，觉得自己可能会给这位朋友带来更大的危险。在这段关系中，我需要把握好亲疏的尺度以防自己迷恋其中无法自拔。我当然不会害怕牺牲自己，但我还有两个方面的考虑：一方面，我打心眼里不愿意孤立自己，好像自己得了瘟疫似的；另一方面，我不想屈服于感官之欲的威胁，因为它放弃这段感情。有自控能力的正常人不会对自己的本能感到羞愧。我知道，我的本能在他人眼中是一种见不得光的无耻，我也不打算为自己进行道德辩护。有时候，我觉得自己的感官满足和其他人没什么不一样的时候，但一想到它的邪恶，我又退缩了。对自己的贬低，觉得自己不干净，一定要远离自己的幸福以免玷污他人，这种精神上的痼疾使得我的存在从根本上来说是一种痛苦和悲哀。假如您能够在道德上理解我，即便无法提供医学上的帮助，我都会心存感激。” 338

对于这种情况，最好的建议就是告诉他，不论命运有多么痛苦，总会有人理解；让他尽可能快乐地去追求自己的幸福之路，这条路早就蕴含在他的天性之中。有时候，反向者们没有意识到，生活对于道德高尚的人来说从来都不是那么容易，不论他是否正常。假如反向者决定满足于没有欲望的感情，过一种纯洁的生活，那么他应该意识到，这种做法和无数正常人自愿和有意选择的生活没有什么不同。对于这样的反向者，催眠暗示无法驱除已然发育成熟和根深蒂固的有机体冲动。

由此，我们可以得出结论：在性欲反向的治疗中，假如我们能够以直接或间接的方式降低普遍存在的性感觉过敏，通过精神疗法使反向的冲动得到精神上的提炼和升华，往往会取得最令人满意的效果。如此，先天的反向者也许就不会成为习得性反向的源头。反向者不仅是自身异常的受害者，在社会上也受到了敌视，两者都给他们造成了伤害。我们必须区分他们所承受的痛苦是何种原因造成的。当我审视自己研究过的这些案例，回顾他们的心路历程，我想说的是，相较于把反向者转变成表面上的正常人，不如让他们保持健康、自制和自尊。希腊黄金时代的娈童恋，其中的端庄、节欲甚至保持贞洁的志向或行为，有时候可以唤起先天性反向者在情感上的强烈共鸣。在柏拉图的对话中，反向者经常可以获得巨大的帮助和安慰。沃尔特·惠特曼歌颂"男人之间的爱"的《草叶集》，也许不具有普适性，但也为一些对正常爱恋无感的反向者树立了一种有益的和顽强的爱情理想。[①]

339

在最近出版的一些作品中，爱德华·卡彭特主编的《伊俄拉俄斯：友谊选集》(*Ioläus: An Anthology of Friendship*) 也许值得一读。在德国，有伊里萨尔·冯·库普弗主编的《世界文学中

---

① 不用说，同样的原则也适用于女同性恋。"在所有的案例中，"一位美国女医生写道，"我都建议他们训练和培育道德感。人们应当包容他们的个性，让他们随时知道自己的不一样，而不是牺牲他们的感受或幸福。这对他们也有好处，从长期来看，会让他们得到更多的支持和情感。这种特质或习性并不总是邪恶的，只要运用得当，它既会给他人带来幸福，也是一种可以为个人生活带来益处的力量。具有这种特质一点也不丢人。"

的迷情欢爱》(*Lieblingminne und Freudesliebe in der Weltliteratur*)，后者所涉及的主题更广一些。还有一本是格力琴–鲁斯鲁姆（Baron von Gleichen-Russwurm）所著的《友谊》(*Freundschaft*, 1912 年)，是一系列关于文学人物的友谊故事，尽管没有专门谈到同性恋，但其中介绍了很多有同性恋倾向的作家。普拉滕的《日记》(*Tagebücher*)，作为一位品格高尚的反向者写的日记而知名。《中间性类型年鉴》上也有许多关于同性恋美学理想的研究。

很多卓越的现代诗人都表达过和同性友人之间高贵或充满激情的友谊，尽管这种友谊不一定可以被称之为同性恋。众所周知，丁尼生对于早年好友亚瑟·海拉姆的感情成就了他的《悼念集》。爱德华·克拉洛夫·勒弗罗伊（Edward Cracroft Lefroy）的诗亦是如此。约翰·甘布瑞尔·尼克尔森（John Gambril Nicholson）曾经个人出版过几卷诗集（《青蒿花》[*A Chaplet of Southernwood*]，《拉德斯洛夫的花环》[*A Garland of Ladslove*] 等），展现出了高超的诗歌技巧，作品颇为精妙。还有 340 一些散文类的作品，大体也可归为此类，如约翰·爱丁顿·西蒙斯的《蓝色之钥》(*In the Key of Blue*)。还有一部《亚瑟·汉密尔顿回忆录》(*Memoirs of Arthur Hamilton*，著名作家本森 [A. C. Benson] 的匿名作)，以柏拉图主义的笔调表达了一种观点：因同性倾向而承受痛苦的人，一定要“将对同性之美的爱转化为对抽象之美的爱”，“从对自身痛苦的思虑转变为对人类苦难根源的考察。”

说起现代诗歌文学中的女同性恋题材，最著名的莫过于蕾妮·维维恩的作品（见前文 [边码] 第 200 页），她的诗歌经常感伤女同性恋者的纯粹与真诚。大多数其他歌颂同性恋的女诗人在自己的作品中谨慎地披上了异性恋的面纱。

现在，多少涉及同性恋题材的英语、法语、德语及其他语言的小说可谓数不胜数。其中英文小说大多有所遮掩，主要讲述校园生活和男孩之间的关系。如此，这种关系的情感和浪漫特征在故事中会显得更加自然。斯特吉斯（H. O. Sturgis）匿名出版的小说《提姆》（*Tim*，1891年），讲述了伊顿公学中的一位英年早逝的男孩为另一位年长男孩付出的故事。克拉克（A. W. Clarke）的《贾斯帕·特里斯特拉姆》（*Jaspar Tristram*，1899年）也是一部带有同性恋色彩的小说，讲述了校园男孩之间的友谊，写的还挺不错：男孩A喜欢长得像女孩的男孩，他喜欢上了一位像男孩的女孩B，这名女孩长得像她哥哥C，A之前爱上了C。福瑞斯特·里德（Forrest Reid）的《上帝的花园：两名少年的传奇故事》（*The Garden God: A Tale of Two Boys*）也是一本类似的小说（1905年），文风优美，笔调迷人。《伊姆雷：备忘录》（*Imre: A Memorandum*, 1906年），作者托名沙维尔·迈恩（一位美国作家，也是《雌雄间性》[*The Intersexes*]的作者）。这本书在那不勒斯秘密发行，风格与前面的小说不同，公开讲述了两位相互吸引的成年人之间的同性激情，一位被认为是故事的作者，另一位是一位匈牙利官员。可贵的是，故事讲述了同性恋关系的发展过程，它很可能具有一定的真实性。

法国也有很多小说涉及同性恋题材，有些持同情态度，有些持讽刺态度，有些则漠不关心。其中安德烈·纪德（《卫道士》[*L'Immoraliste*]及其他著作）、拉查尔德（Rachilde，《瓦莱特夫人》[*Madame Vallette*]）和威利（著名的《克劳丁》系列）相对比较突出，他们曾经或经常涉及同性恋题材。尤其值得一提的是比利时作家乔治·埃克胡德（George Eekhoud），他的《埃斯卡－维格城堡》（在布鲁日出版后被提起诉讼）是一部特别有力量的作品。埃塞巴克（Essebac）也创作了一系列关于同性恋的故事，其中《命中注定》（*L'Elu*，1902 年）被认为写得最好，具有浪漫、情感饱满的特质。比内－瓦尔默（Binet-Valmer） 341 的《吕西安》（*Lucien, 1910*）是一部很有穿透力的著作，但对性欲反向几乎没有表现出同情心。诺尔塔尔的《青少年的激情》（[边码]第 325 页提过）对法国校园里的同性恋进行了十分细致和精确的研究。还有很多其他作品。

在德国，近年来也出版了不少涉及同性恋的小说。通常，它们所描写的故事和人物不是纯虚构的，似乎是根据真实情况改编的。博迪（Body）的《一个男孩的女生岁月》（*Aus Eines Mannes Mädchenjahren*）被认为是一部真实的自传。据说纳西瑟斯（Narkissos）的《新维特：一段希腊式的激情故事》（*Der Neue Werther: eine Hellenische Passions-geschichte*，1902 年）也是一个真实故事。还有库拉丁（Kouradin）的《少年柏拉图：一段不同寻常的生活》（*Ein Junger Platos: Aus dem Leben eines Entgleistes*，1914 年）。关于德国及其他国家涉及同性恋的纯文学作品，努玛·普里托里乌斯在发表于《中间性类型年鉴》的论文中进行过充分的总结和批判。同见希尔施菲尔德《同性恋》的第 47、1018 页及其他各处。

正是通过这样的方式，一些高智商男女反向者在精神上和生理上逐渐获得了一种相对健康平静的状态，如我前面记录过的那些案例。对于真正的器质性反向，最理性的处理方式是自律和自我涵养，而不是压抑自己的本能。一个人最好能够充分利用自己强烈的本能，发挥它们的优势，而不是禁欲或通过不正当的方式获取满足，最终搞得自己无所适从。就像拉夫洛维奇和费雷一直坚持的，先天性反向者应该追求的是道德理想而不是正常的性本能。他也许没有办法获得普通人的性感觉（*l'homme moyen sensuel*），但可以使自己成为一个道德高尚的人。①

342 历史上杰出的反向者们已经证明反向者可以取得什么样的成就。当然，这种成就主要与一些优秀的品质相关；不过，我前面列举的案例足以表明，具有这些品质的人当中有相当一部分是反向者。虽然优秀的品质不会改变他们粗俗的欲望，但异性恋同样如此。通过同性满足这种欲望，和通过异性满足这种欲望，两者没有额外的不同。

不用说，任何人都很难过一种严格意义上的禁欲生活，不论是同性恋还是异性恋。但是，建议反向者根据同性恋的冲动去生活，这不在医生们的职权范围内，即便这种冲动在反向者自己眼里显得很自然。在我看来，医生们能做的不过是把情况

① 第一章已经提到同性恋和宗教气质之间的密切联系，后者已经在世界上很多地方得到了承认。更多的讨论可参见荷尔诺菲的《神父》和布洛赫的《卖淫》，第1卷，第101—110页。精神分析学家也曾论及这一点。菲斯特（Pfister）在《格拉芬·冯·齐岑多夫的虔诚》（*Die Frommingkeit des Grafen von Zinzendorf*，1910年）提出，亨胡特兄弟会虔诚派（Herrenhuter）的创立者具有崇高的同性恋（或双性恋）气质。

说清楚，让反向者自己做出决定并承担相应的责任。福雷尔甚至提出，他不明白为什么反向者们不去建立属于自己的城市，彼此结婚组成家庭，这样既不会伤害正常的成年人，未成年人也可以远离他们。[①] 当然，这种想法和已有的社会传统相差甚远，不值得认真考虑。

这里不是要否认反向者满足自身冲动的权利。努玛·普里托里乌斯认为，若警告反向者不要发生不自然的性行为，否认他们所有的性权力，也许那些有自控能力的反向者会遵守，但也可能导致那些缺乏自控能力的反向者更加无所顾忌（《中间性类型杂志》，第 8 卷，1906 年，第 726 页）。反向者也许有权利满足自己的欲望，但也要对自身行为产生的所有后果承担全部责任。他必须对当前的社会态度有着清楚的认识，而不是把自己置于社会的对立面进行激烈的反抗。 343

对于具有明确反向倾向的人来说，这个世界不会是一个令人感到自在的地方，除非人们对他们有更好的理解，而这意味着大众意见甚至医学观点发生巨大改变。就这一点，一位事业有成、品格高尚且本人是反向者的医生给我写道："首先要做的事情，是最容易做的事情，是让医学界相信我们这些不幸之人不仅精神健全，而且还很有道德，就像正常人一样，甚至有着比他们更加强大的自控能力（从任何方面来看都是如此）。我们要的不是被允许，而是公平。我们希望取消的是残忍、充满偏

① 福雷尔，《性问题》，第 528 页。当然，反向者们自己也经常有这种想法。

见的社会习俗，而不是破坏社会秩序的罪行，对后者的惩罚是正当的和正义的。我们希望能够满足自己天生的本能（它不一定涉及性行为）而不被当作罪犯。我们当中有人引诱性取向尚不确定的同性未成年人，这些人理应受到惩罚，就像对年轻女孩做了同样事情的正常人理应受到惩罚，但两者的惩罚标准应当是一样的，而不是更严厉。同时，只要没有侵犯公众利益，成年人之间自愿的性行为不应受到任何处罚或侮辱。反向者之间的性行为无所谓错误或不道德，就像成年异性之间的性行为一样，除非法律有所规定。在这个问题上，公众不应该持双重标准。最重要的一点是，人们应该清楚，这并不意味着我们放弃了自己的道德责任。但如今，我们正在承受残忍和不可思议的社会误解。"

我们必须随时记住，同性恋问题是一个社会问题。事实上，也不可能忘记这一点。在一定范围内，正常性冲动的满足不会引起普遍的或强烈的愤怒，即便这种满足发生在婚姻之外。它更多地被视为个私人问题。然而，同性恋冲动的满足却被看作是一个公共问题。这种态度或多或少体现在了法律当中。有时候，若一个男人被发现有同性恋行为，就算他以前是社会模范，即便事发之后其他方面的表现仍然令人钦佩，似乎每一个正常的社会成员，不论自己的生活多么放荡和追求享乐，都觉得自己有道德义务去诅咒他，将其驱离社会。时不时有这样的事情发生，在一定程度上传播开来，即便没有上报纸。其中有各个领域的精英，也包括神职人员。他们突然从某个国家消失

344

了，或者因为此类曝光或威胁选择了自杀。很多说不清道不明的悲剧与同性恋有关。

下面是一位通信人所讲述好几个发生在美国各地的案件，它们在一定程度上体现了同性恋为社会所揭露的悲剧性方式。通信人本人不是反向者。很多人可能知道这些案件，案件中的人物地点用了化名：

“14 岁的时候，我在教堂的唱诗班。当时的指挥是一个英国男人 M. W. M.。他有学问，看上去是一位完美的绅士，一位虔诚的牧师。他似乎从不关注女士，也不和男士们混在一起，只喜欢和我这个年纪的唱诗班男孩呆在一起。他经常去自己喜欢的男孩家里喝茶，请求男孩的父母允许自己带着男孩去剧院，然后和男孩一起过夜。此类请求一般都会通过。我永远不会忘记第一次和他过夜。他开始抚摸我，向我保证不会伤害我以消除我的警惕。让我答应保守秘密并承诺一堆好处之后，我同意满足他的欲望或激情。他似乎通过口交得到了满足。这是一种恶行吗？我觉得不是。他后来自杀了，人们在他的房间里找到了他的忏悔书。他的自杀是因为与主教的儿子走得太近，后者患有舞蹈症（St. Vitus's dance），在发烧和精神错乱之时说出了他的秘密。随后是一场彻底的调查，M. 逃跑了，名誉扫地，伤心欲绝。在懊悔、无休止的迫害和曝光之下过了数年，最终自溺身亡。在忏悔书中，他说自己成长于一个有着强烈道德约束的家庭，生活方式堪称典范，除了自己有一种不受控制的奇特欲望。

“下一个案例的主人公是来自于一个古老家族的C. H.。345 家族中人才辈出，一直有人在教会和法庭担任要职。他自己是一位很有天分的年轻律师。我以前和他很熟，做过6年邻居，一起从事旅馆工作。他是个柔弱的小伙子：高5英尺2英寸，重105磅，近视度数很高，嗓音小但不尖，也没有娘娘腔，但声音和他的优雅言辞总给人一种对不上的感觉。他曾在立法机构担任过代表，还在艰难的政治竞争中获得了参议员的提名。他最后一次拉票演说是在一个镇上，当时去了很多人。那天晚上，H. 不得不和一位陌生的流动推销员E. 睡一间房，房间里有两张床。第二天，E. 告诉另外几个人说，晚上自己被H. 弄醒了，发现H. 跑到他的床上嘴里含着自己的‘家伙’。他威胁说要把H. 赶出房间，但H. 跪下来请求他原谅，说自己一时被冲昏了头脑才干了这事，请求他不要曝光这件事。这件事引起了竞争对手的注意。不到24小时，他们就决定在这件事上做文章，要把H. 塑造成第二个奥斯卡·王尔德，尽可能体面地描述事件过程使之符合法律规范。H. 的朋友们找到他，给了他两个选择：若承认，要么自杀，要么永远离开部门；若不承认，那就手刃诽谤者E.。H. 坚称自己是无辜的，在两位朋友C. 和J. 的陪伴下坐车前往——在那里打听到E. 在一个离他们12英里的东部小镇，于是雇了一辆快车驱车前往。他们发现E. 正在当地车站等火车。H. 手持一把轮式手枪直接冲上前，激动地说：‘你把我曝光了，是不是你干的？’因为近视，H. 根本没有瞄准。E. 冲上来和他扭打起来想夺手枪。C. 和J. 从背后开了枪。几分钟后，E. 断气了，死前说 H. 真的做了那件事。H.、C. 和 J. 都被判了终身监禁。就我 6 年里对 H. 的了解，根本不知道他有这种癖好，也从来没有人说过他以前也做过这样的事情。我知道他早年的生活氛围非常纯洁，是家里唯一的孩子，也是父母心中的偶像，父母对他期望甚高。历经此事，父母虽然挺过来了，但心都碎了。

“还有一个案子发生在 T. W. 牧师身上，他也是一所大学的教授。W. 是一位学者式的绅士，说话和蔼可亲，又很有辩才，是一位优秀的古典学者。他的一些学生曝光了他，用俚语说他是一名‘做头部运动的人’（head-worker）。在学校调查的时候，他承认了，说无法控制这种罪恶的激情。教会和学校都接受了他的辞职，最后他离开了。

“我还知道一些奇怪的案例，我相信，这些人没有因为所谓的‘年轻人的轻率之举’而沉迷其中。他们的早年生活比 90% 的人更容易受到污染，但是在成年之后，比如我自己，没有也不想偏离源自先祖亚当的古老欲望。” 346

对社会态度的自觉，是否有利于反向者保持健全和平衡的心态，这一点很难说。事实上，它经常起到反作用，导致他们要么极度抑郁，要么妄自尊大。我们对所有的同性恋持绝对的贬低态度。我们被教导尊重亚历山大大帝、义巴敏诺达、苏格拉底及其他古代英雄，可惜他们早已湮没在遥远的故纸堆里，无法阻止现在的我们嘲笑同性恋。

在 4 世纪的罗马，对同性恋的强烈敌意首次在法律中得到清晰表达。[①] 罗马人堕落已久，各种各样的性变态无处不在，当时的人口正在减少。与此同时，基督教及其对同性恋的敌意正在迅速蔓延。当时的政治家害怕国家衰落，利用了这股强烈的宗教情绪。君士坦丁（Constantine）、狄奥多西（Theodosius）以及瓦伦提尼安（Valentinian）纷纷通过了反对同性恋的法律，最终决定对这股"邪火"（*vindices flammæ*）进行处罚。不过，这些法令似乎没有得到严格的执行。538年，查士丁尼声称为了避免旱灾、地震和瘟疫，避免圣保罗所寓言的"得到满足的补偿"，[②] 下令处死进行不自然性行为的人，"以避免这些不虔诚行为引发的后果"(《新律》77［*Novalla 77*］前言)，"整个城市都将毁灭，还有城里的居民;《圣经》已经讲过，有这种行为的城市都被毁灭了。"[③] 在接下来的1300年间里，这条法令（查士丁尼紧接着又补充了一条）构成了整个欧洲对待同性恋的法律基础。[④] 在法国，这股"邪火"保留到了最后。圣·路易斯（St. Louis）把亵渎神灵的罪人交给教会烧死。1750年，两名鸡奸犯

347

---

① 在这个问题上，罗马法律之前的目的是保护男童。斯坎蒂尼法（Scantinian）和其他罗马法对鸡奸的惩处似乎经常停留在一纸空文。更多讨论见霍姆斯（W. G. Holmes）的《查士丁尼和西奥多拉时期》(*The Age of Justinian and Theodora*)，第1卷，第121页。

② 《罗马书讲义》(*Epistle to the Romans*)，第1章，第26—27行。

③ 在实际操作中，死刑似乎有时候替换成了切除生殖器。

④ 要详细了解古代和现代反对同性性交的法律，可参见努玛·普里托里乌斯的"针对同性性交的法律规定"（Die straflichen Bestimmungen gegen den gleichgeschlechtlichen Verkehr)，《中间性类型年鉴》，第1卷，第97—158页。作者指出，查士丁尼和16世纪的庇护五世（Pius V）区分了偶然的同性恋和根深蒂固的反向，只有惯犯会受到惩罚，犯过一两次的不算。

被烧死在沙滩广场（Place de Grève）。就在大革命爆发前几年，还有一名叫帕斯卡（Pascal）的圣方济会（Capuchin）修道士被烧死。

大革命之后，一场新的运动开始了。这场运动进展缓慢但很稳固，它至今依然把欧洲国家分裂为两半。查士丁尼、查理曼大帝（Charlemagne）和圣·路易斯坚持认为鸡奸行为亵渎神灵是一种罪，应当受到惩罚。[①] 毫无疑问，当《拿破仑法典》（*Code Napoléon*）免除对它的惩罚，必然激起宗教领域的抗议。这部法典明确区分了犯罪、恶习与不信教，它只处理犯罪行为。私下的同性性行为，若双方自愿，不论男女，绝不会受到《拿破仑法典》的惩罚。今天的法国法律也是如此。只有在三种情况下发生的同性性行为会被视为犯罪：（1）引起了公愤（*outrage public à la pudeur*），如发生在公众面前或有可能被看到；（2）存在暴力或未经同意，无论进行到何种程度；（3）一方未成年，或没有民事责任能力。在某些案子中，有可能会运用第334条法令来处罚引诱21岁以下年轻人的行为。

348

这种处理非自然性行为的方法很快传播开来。刚开始是因为法国的政治影响力，后来是因为这种立场本身得到了认可。比利时的法律在这个问题上与《拿破仑法典》类似，意大利、西班牙、葡萄牙、罗马尼亚、日本以及很多南美洲国家都是如此。瑞士的法律有点模糊，在不同的州也稍有不同，但处罚并

---

① 鸡奸被认为与不信教、邪神崇拜、异端之间存在联系，韦斯特马克强调了这一点，以此来解释早期宗教对它的恐惧。见《道德观念的起源与发展》，第1卷，第486页及其他各处。

不严厉。在日内瓦和其他一些州，不会受到处罚。若引起了严重的指控，一般会判监禁；有时候治安官也会私下调解。

对同性恋行为本身进行处罚的欧洲大国似乎只有德国、奥地利、俄罗斯和英国。在德国有几个州，如巴伐利亚州和汉诺威，简单的同性恋在以前不会受到处罚。1871 年，普鲁士的法律在新的德意志帝国得到推广之后，情况发生了变化，男性之间的性关系被定义为犯罪。《德国法典》中的相关条目（第 175 条）引起了广泛的讨论和执行困难，因为它把包括鸡奸在内的同性性行为定义为所谓的“非自然淫乱”，但又没有把所有同性性行为都涵盖在内，只包括那些与正常性交有相似性的同性性行为。人们普遍认为这一条应该被取消。有一次似乎相关权威部门还做出了决定，其立场接近取消。奥地利的法律和德国类似，不过它还适用于女性。这一点合乎逻辑，毕竟男同性恋若受到处罚，就没有理由不处罚女同性恋。在俄罗斯，相关处罚似乎十分严重，有时候会被放逐到西伯利亚和剥夺公民权。不过，很少得到严格的执行。

349

英国的现行法律既严厉又简单。肛交行为不论是发生在男人、女人还是动物身上，一律判处不低于三年的劳役，或不超过两年的有期徒刑。甚至男性之间的“严重猥亵”在 1855 年之后都会受到惩处，不论做得多么私密。[①] 这一条款饱受诟病。若不包含“私下”这个词，它貌似合理，与大部分启蒙之后的

① “任何男性与其他男性发生严重的猥亵行为，不论是公开还是私下，或者作为参与方，或者作为主谋（包括未遂），都属于品行不端，有可能被法庭自由裁量判处两年以下有期徒刑和劳役。”

欧洲法律一致。然而，一种行为是否得体，取决于行为的参与者或见证者。让我们每一个人得以来到这个世界的那种行为并不下流，但若发生在公共场合则另说。假如两名有责任能力的男性自愿在私密场合进行某种性亲密，那么就无所谓得体不得体。假如其中一方把此事公开，这无疑是不得体的，就像正常的性交偶尔也会发生这样的事情。但是，把这种行为本身定义为一种犯罪是不合理的。而且，男性之间的“严重猥亵”通常是指某种形式的相互自慰，没有任何一部法律把自慰视为犯罪，因而将相互自慰定义为犯罪的理由是不充分的。[①] 法律的 350 要点在于防止性倾向尚未定型的男孩和女孩受到年长者的引诱和虐待。《拿破仑法典》同样为这一点提供了基础。不论多么可耻和恶心，不论引起个人在道德上怎样的不适，不论与社会风俗多么地相悖，两位同性成年人自愿私下发生的性亲密行为，不应该被法律定义为犯罪并加以惩罚。

私下的“严重猥亵”行为在法律的定位引起了强烈的反对，最明显的理由是，此类行为很少会被警方知晓。于是它似乎就是个摆设。莫尔发现，就德国的法律而言，“对此类条款的违背，往往不会受到处罚。”英国也是如此。例如在我提到的英国案例中，没有一个人在法庭上受到审判。

还有一点需要指出来的是，反对同性恋的立法对于同性恋的普遍程度没有明显的影响。假如我们承认大部分的反向者是

① 莱昂医生（Dr. Léon）在“生殖反向与立法”（L'Inversion Génitale et la Législation）的报告中提出了这一点，宣读于 1892 年的第三届犯罪人类学大会（布鲁塞尔）。我的一些通信人也坚持这种观点。

先天的，那么这一点就是必然的。在法国，同性恋在一百年的时间里没有受到法律的约束，大量存在于底层社会。虽然法律保持了沉默，但公众情绪依然强烈。偶尔，某位天才被发现是同性恋者，仰慕者们随即离他而去。在法国的知识阶层，很少有关于同性恋的记载，甚至不比警局关于男性卖淫的文献多，后者主要是为外国人服务的。在对待同性恋律法严苛的德国和351 奥地利，同性恋同样大量存在，甚至比法国更普遍。[①] 这肯定与同性恋自身的生命力有关。这里记录的案例远远超过任何一个国家。德国文学中的同性恋题材非常广泛，往往以通俗文学的形式发行，有时候还会得到热烈的颂扬。在法律最为苛刻的英国，据熟悉各个国家情况之人提供的证据，同性恋和其他大陆国家一样盛行，有些人认为英国更甚。美国也是如此，尽管从表面上看不出来。因此，立法对于同性恋的普遍程度有很大的影响。它的首要作用，似乎是激起那些杰出的反向者捍卫同性恋的热情，同时也让那些粗俗的反向者变得愤世嫉俗和更爱冒险。[②]

① 值得注意的是，在今天的法国，同性恋绝对是一种不光彩的名声。而在 17、18 世纪不那么宽容的法律框架下，同性恋的处境反而更好。据贝森瓦尔（Besenval）所言（《回忆录》，第 1 卷，第 178 页），热斯弗雷公爵（Duc de Gesvres）就是一位有着明显女性特质的反向者。他性无能，行为举止各方面都像女人，但人们还是很尊重他。1687 年，摄政王的母亲隐晦地写道“所有的年轻男子及不少的老男人”有过鸡奸：只有普通人才喜欢女人（*il n'y a que les gens du commun qui aiment les femmes*）。众所周知，这一时期的法国王室成员也有明显的同性恋倾向。

② 有人和我说，有一个男同性恋者宣称自己不愿意英国的法律被修改，因为那样的话，同性恋行为反而没有意思了。

关于同性恋在美国的盛行度，我想引用一位消息灵通的美国通信人的话：

“同性恋在美国城市中的泛滥，体现在人人都知道它的存在。99%的男人都被大街上的反向者搭讪过，或者他们的熟人当中就有反向者。每个人都见过，并知道他们是同性恋者。公众的态度一般是负面的：冷漠、取笑和蔑视。

在美国任何一座城市，反向者的圈子都很大，形成了一个个独特的——就他们的话语、习俗和传统而言——团体。每个城市都有无数约会场所：有教堂，也有咖啡馆。在有些街道，352 晚上的时候，有五分之一的人是反向者。他们有自己的‘俱乐部’，晚上组织聚会。实际上，‘俱乐部’是指酒吧里面的舞厅，由舞厅的经营者主持，后者十有八九是一名反向者。这些场所的常客是男性反向者（大多17—30岁之间），不过其他人想进去也不难。事实上，他们欢迎别人进去，既有人给买酒喝，又有人陪伴——当然还有其他理由。通常由一些受欢迎的表演者轮流唱歌或跳舞，四周沿墙放了一些小桌子，其他人围桌聊天喝酒。最喜欢待在这里的一般是最彻底的反向者，如容貌神态和行为举止都像女人的反向者，走起路来屁股一扭一扭。尽管我从未见过他们穿女装，但肯定不是不想，只是警方有规定。可以想见，警察知道这些地方，因为某种考虑允许它们的存在。有时候，在那里也能看到警察为前来的陌生人指路。”

奥斯卡·王尔德的案子（见［边码］第48页）人尽皆知，它似乎普遍增强了人们对同性恋现象的自觉和确证，也激起了反向者们对同性恋的明确态度。通过几次调查，我相信确实如此。这个案子发生之后，同性恋的现象越来越明显了。有一位通信人写道：

“奥斯卡·王尔德的案子爆发前，我还不知道法律对它的态度。道德问题——我自己的生活与它的关系，朋友的生活与它的关系——我想已经解决了。现在，我不得不问自己，我的行为在何种程度上可以得到辩护，若其他人因为我违背了法律怎么办，若发生在比我年轻的人身上又怎么办。我从不允许法律意见影响和我有关系的年轻人的想法，我认为他们做何选择是一个道德问题。不能说这个案子改变了我的生活轨迹，改变了我一直认可的是非观，但它确实让我变得更谨慎了，对年轻人的责任意识变得更敏锐了。从整体上来反思这个案子的结果，它无疑带来了无法估量的伤害，进一步证明了国民的伪善。不过，我认为它同时也带来了一些好处，让某些人比如我自己在这个问题上有深刻的经历和思考——肯定有不少人这样做——做好反击的准备，当机会降临，为我们认为正确、值得尊敬和干净的东西而战。”

353 有一位美国的女士谈到了反向者的道德处境，尽管没有提及王尔德的案子：

“反向者应当具备做自己的勇气与独立性，应当要求人们去做调查以消除偏见。假如一个人努力过一种值得尊敬的生活，同时顾及绝大多数人的绝大部分利益，那么作为一名反向者既没有犯罪，也不是什么耻辱。我不需要法律为我辩护，不需要为我做出任何让步，也不会要求我的朋友为我牺牲她们的理想。我也有始终要守护的理想。我唯一想要的——这也是我的权利——是自由地运用被赋予的神圣天赋，也就是‘爱’，它不会威胁到社会，也不会让我丢脸。一旦人们了解到，一般的反向者既不是道德上也不是精神上的堕落分子，而仅仅是性本能没有彻底分化的普通男女，我相信，对他们的偏见将会被消除。只要他们正直地生活，一定会赢得所有体贴之人的尊敬和关怀。发现有人信任并理解他们，我知道这对反向者意味着什么——他们总是觉得自己被其他所有人隔离了；我也知道这几乎是不可能，除非全世界认识到这些事实。”

法律无助于压制同性恋，当它试图这么做的时候，不但在压制正常的性本能，还会助长另外一种罪行——敲诈勒索。它在英国被称作“blackmailing”，在法国被称作“*chantage*”，在德国被称作“*Erpressung*”——意指通过威胁曝光某些真实或虚假的罪行来获取钱财，主要发生在和同性恋相关的领域。① 的确，取消对同性恋的处罚不会让敲诈勒索停下来，比如法国，但可以降低它的发生率。

基于以上理由，考虑到现代法律的整体倾向，再加上各国研究权威的一致观点，似乎可以说“鸡奸”（即插入男性或女性的肛门）和“严重猥亵”都不应该被视为一种犯罪，除非发生在特定的情况下。也就是说，假如有两个有责任能力的人，② 354

① 敲诈勒索似乎是反向者可能遇到的最大风险。希尔施菲尔德在一项关于敲诈勒索的有趣研究中提到，根据他的经验，10000 名同性恋者当中可能没有一个人受到法律的处罚，但有 3000 人遭遇过敲诈（《中间性类型年鉴》，1913 年 4 月）。

② 克拉夫特－埃宾把年龄线定为不低于 16 岁，英国女孩在法律上可以进行正常性交的年龄（《性精神病》，1893 年，第 419 页）。肯定不能比这更低了。

不论是同性还是异性，私下自愿发生某种变态的性关系，法律不能进行干预。在这个问题上，法律的功能在于防止暴力的发生、保护年轻人和维持公共秩序。除此之外，剩下的都应该交给个人、伦理学家及社会意见。

同时，虽然这种法律上的改变是合理的，但它的效果可能不会有看上去那么明显。事实上，绝大多数案件都涉及男童。勒格鲁迪克在法国记录的 246 个案件可做参考（包括受害者和侵犯者）：有 127 人年龄在 10—20 岁，超过一半；82 人年龄在 10—14 岁，约三分之一。因此，法律仍有很大的效能空间。超出法律范围之外的，只能留给社会意见。

然而社会意见——通过法律或其他形式都得到表达——的立场是显而易见的。以前，同性恋首先是一个人口问题或宗教问题。现在，很少听到它在经济或宗教上的影响。对于我们来说，它首先是一种使你感到恶心的东西，涉及个人口味或审美。尽管多数人觉得它难以启齿，但也有少数人认为它妙不可言。我不觉得这种看待同性恋的审美方式存在问题，它也极少涉及法律问题。总是谴责同性恋的恶心，基于厌恶感去量刑，或者遗憾于“严重猥亵”不能判死刑——据说有一位英国法官在判刑的时候就是这么想的——这些都掺杂了与同性恋本身无关的东西。屈服于这种诱惑的法官在审判时想必不会受其政治立场的影响。然而，美学观点和法律的距离，类似于政治立场与法律的距离。一种行为不能因为让你感到恶心而被视为犯罪。如莫尔所言，吃屎让人特别恶心，但吃屎不犯罪。不能混淆恶心和犯罪。但事实上，这种混淆甚至发生在法律人士身

355

上，这进一步说明从法律上处罚同性恋行为本身是不可取的。社会意见强到足以影响对性欲反向的处理方式，至少从法律的角度来看，是如此的。

接下来的问题是，基于我们这里的心理学研究，公共意见应当进行多大程度的调整和改变？可以确定的是，当前的公共意见明显反应过度了，它所针对的主要甚至完全是严重猥亵。那么，对于先天性反向者而言，合理的社会态度应该是什么样子呢？它应该避免走向两种极端。一方面，不要指望它容忍那些把变态写在脸上的反向者；不要以为人们会这样想：他们宁愿从士兵或警察那里找乐子，而不是自己的姐妹，就这一点而言，他们比一般的坏蛋强。另一方面，它也不能不分青红皂白一棍子打死，让反向者带着道德枷锁生活。我们已经看到，他们不是没有任何追求和作为。反向意味着脱离了通常的自然轨道。相较于那些屈从于公众意见，生来只知拾人牙慧的普通人，反向者身上经常表现出相互矛盾的因素，它们彼此碰撞，反而有可能让反向者们成就一番更高贵的事业。而占绝大多数的公众生来就可以享受这个星球上的果实。在大多数情况下，356 反向的根源在于有机体的结构。我们有责任保护弱小的社会成员不受反向者的伤害。但假如我们再往前一步，试图在反向者造成社会伤害之前就摧毁他们，这就超出了合理的范围。这么做，也许被摧毁的不仅仅是沉沦肉欲的反向者，还有那些执着于精神追求并且有时具备更高价值的灵魂。

我要说的就这些。在处理这个问题的时候，我尽可能避免了随处可见的道德优越感，没有说它有多恶心或丑陋。这种态度不符合科学精神，影响调查研究的客观性。业余人士可能持类似立场。假如一位医生看到这种病只会感到恶心，他很可能既不会对病人施以援手，也不会对学生加以指导。

现在，我希望每一位读到这里的读者都清楚地看到，我们的这项调查不仅有利于帮助整个社会有机体及其成员，也为性心理学的研究带来了新的发现。还有很多相关的社会问题，在这里不能一一讨论，除非我们对同性恋在人类生活中所扮演的角色有足够丰富和准确的认识。而且，对这种异常倾向的研究不仅仅着眼于它本身。

“因此，
你所说的施加于自然的人工，
事实上本就出于自然”

病理学虽属于生理学的范畴，但它涉及新的条件。自然的溪水仍然按照一定的法则流淌在性欲反向这条弯曲的河道里。这一趟远足颇为艰辛，但我们没有白来。带着从这里获得的新知识，我们可以更好地探索更宽泛的性问题。

附录 A　流浪汉当中的同性恋

由“约西亚·弗林特”提供

我对美国、英国和德国的流浪汉阶层做过相当详细的研究，其中最了解的是美国的情况。除了无数次短期的接触和陪伴，我还和他们一起连续住了 8 个月。这项研究持续时间接近 10 年，目的是走到他们中间，从细节到整体，全方位地了解他们的生活。只有成为其中的一分子融入他们才能做到这一点。 359

在美国有两类流浪汉：一种是失业人士，一种是真正的流浪者。前者不是真正的流浪汉，他们想要工作，而且看不起流浪者。真正的流浪者以乞讨为生——十分不错的职业——一直到死。威士忌和*流浪的情怀*，很可能是他们过这种生活的主要原因。不过，他们当中也有许多丧失信心的罪犯，曾经尝试过不法之举，但最终发现自己没有犯罪的天赋。他们之所以成为流浪汉，是因为他们觉得“在路上”的生活最接近自己想要的生活。一般说来，比起那些酒鬼，他们的天赋足以胜任乞讨和赌博活动，更了解交易把戏，行事更有计划性，也更懂得编故

事。不过，美国所有真正的流浪汉具有相同的行为举止和处世

360 哲学，在“闲适之所”都很受欢迎。[1] 他们通常来自于社会的最底层，不过也有少数来自社会上层，后者往往是因为品行不端而被同类驱逐出来的。

关于流浪汉当中的性欲反向，有太多值得说道的地方，我不可能把所有听到的消息都说出来，只能描述一个大概。在美国，每一个流浪汉都知道什么是“非自然性交”，谈论起来毫无顾忌。据我的发现，估计有十分之一的流浪汉有过这种行为且为之辩护。男孩们是这种激情的受害者。他们通过各种方式获得对这些男孩的掌控权。通常是在某个镇上停留一段时间，和当地贫民家的孩子混熟，给他们讲述各种“在路上”的故事，比如无所事事地乘火车，朝印第安人射击，自诩“专业人士”。他们会挑选一些特别喜欢的男孩，通过微笑和奉承，让他相信这些故事本来是为他单独准备的。用不了多久，一旦发现男孩是合适的对象，便会露出狡黠的微笑。男孩渐渐觉得这个男人最喜欢自己，会带上他一起去旅行，于是开始偷偷和男人见面。当然，流浪汉会继续用故事和关爱激起他的幻想。终于在某一个晚上，男孩跟着这个男人离开了。在路上，这样的男孩被叫做“普鲁夏”（prushun），他的保护人被称作“小丑”（joker）。大部分“普鲁夏”年龄在10—15岁之间，不过我也见过一些男孩不到10岁或超过15岁。根据行规，他们被迫受

① 这是他们的互助之家，在现实中它可能是任何一个可供他们躺下的角落。但一般来说，要么是一间落脚的房子，要么是一节运货车厢，甚至可能是铁道水箱附近的某个草窝里。

其小丑的任意摆布，他们当中恐怕有很多人学会了享受这种待遇。他们会在每一个去过的城镇里乞讨，一有偷懒就会受到非常严厉的惩罚。

非自然性交行为是如何进行的，这一点不是很清楚，流浪汉们不愿意说。据我个人的观察，通常可能是他们所谓的“大腿活”（股交），有时候是肛交。两种方式都是男孩趴在地上。我听说，有些男孩在肛交过程中受到了严重的伤害。 361

有一天晚上，在宾夕法尼亚的坎伯兰郡（Cumberland）附近，我不幸目睹了最恶劣的一幕。当时我和另外八名流浪汉一起呆着火车上的一节运货车厢里，火车走得很慢。这时，一个有色人种的小男孩爬进了车厢。当火车再次出发之后，小男孩被脱光了衣服，每一个流浪汉都在“引诱”他（按他们的委婉说法）。小男孩几乎没有反抗，一边开玩笑一边大笑，似乎这正是他所期待的。我发现，被彻底影响过的男孩们普遍有这种心态。他们一开始不会屈服，会想法逃跑或反击；但是经过男人们一段时间的抚弄和宠爱之后，他们似乎也不怎么在乎了。有些男孩告诉我，小丑们在他们身上做的事情，给了他们很多乐趣。甚至有些不到10岁的小孩也和我这么说过。我知道有些小孩主动引诱小丑和自己性交。这种乐趣是什么，我说不出来。男孩们把它描述为一种快乐的痒痒感。也许年幼的男孩体验到的只有这些。那些进入青春期的男孩可能和小丑有相同的满足感。对于后者来说，这无疑是一种激情享受。他们大部分偏爱普鲁夏而不是女人，虽然强奸罪判得最重。人们经常在报纸上看到流浪汉强奸妇女的消息，但变态的流浪汉从不做这种事情。

不过，我相信有一些流浪之所以选择男孩是因为“在路上”的女人太少。在流浪者群体当中，男女比例是一百比一。这种情况与男孩的受欢迎存在一定的联系，两者的相关性清楚地体现在下述案例当中：我曾经在流浪途中被关过一个月的监狱，在里面认识一位有鸡奸犯名声的流浪汉。有一天，一个女人来监狱看望等待判决的丈夫。有一位犯人说自己认识这个女人，那时候她还没结婚，和她一块儿住过。这位流浪汉当时很快就要被释放，于是打听那个女人的住处。当知道她仍然可接近的时候，他立即去找她并一起生活了一个月。后来他和我说，相较于和男孩性交，他更喜欢和这个女人一起生活。我问他那为什么去找男孩，他说：“因为女人不够，没有女人，我只能知道找替代品。”

362

在监狱可以看到这种变态行为最恶劣的一面。白天的时候，犯人们被放到一个长长的大厅里，在那儿享受一定的自由。晚上的时候，他们被关起来，两人甚至四人一个房间。假如其中有男孩，就会被所有想“用”他的人用起来。假如他拒绝，就会被塞住口捆起来。警长几乎一无所知，男孩若告密就相当于自杀。全国上下都不知道监狱中的这种罪行。事实上，只要管理得当，这种情况不会发生。在其中的一个监狱，我目睹了一场流浪汉群体当中最激烈的打斗，起因是一名男孩。两个男人都说爱他，男孩似乎对两人的感情做出了同等的回报。有人提议拿剃刀决斗决定男孩的归属。[①] 决斗持续了半个小时，其他

① 所有流浪汉都携带剃刀，既可剃须又可防身。奇怪的是，他们竟然把它带进了监狱，从来没有被彻底搜过身。

人在旁边围观。两人都伤得很重，后来各自的支持者把他们拉开了，害怕出人命。男孩给了伤轻的一方。

很容易在这种激情当中发现嫉妒的情绪。我知道有人为了确保自己的普鲁夏不被别人染指，完全退出了“在路上”的生活。小丑和普鲁夏的关系往往会持续多年，有些男孩一直和他们的第一位小丑在一起，直到“重获自由”。 363

重获自由意味着可以自由地“诱惑”其他男孩，让后者臣服于自己，就像年轻的时候自己被迫臣服于他人。一般来说，当普鲁夏可以保护自己的时候就获得了自由。假如在别人接近的时候能够捍卫自己的“荣誉”，就会晋升为一名“老手”，可以做自己想做的事情。这是对他们多年学徒期的一种回报。有人会告诉他们，他们也可以占有一名男孩，就像曾经的他们被别人占有。如此，总会有新的成员加入。

很难确定有多少性欲反向的流浪汉，甚至不清楚全国流浪汉的总人数。我曾经在一篇相关的论文中说过，算上男孩们，美国大概有5—6万真正的流浪汉。得克萨斯州的一名流浪汉在看到这个数字后，写信给我说这个估计太保守了。报纸上评论说这个数字太高了，但它们没有发言权。假如我的估计大致接近事实，那么性欲反向的流浪汉可能有5、6千人，包括男孩们。

后来，有流浪汉和我说男孩们的数量比以前少了。现在，被发现和男孩在一块就会有风险；行乞的时候，最好不要带着他们。这是由于这种激情没有以前那么盛行了，还是因为男人们在彼此那里获得了性满足，我也不确定。不过，据我所知他们对第二种选择不是那么感兴趣，因而这种激情可能真的没以前那么盛行了。这种变化也不是女人引起的，因为“在路上”的女人并不比以前多。以上是我在美国的发现。

364 在英国，我也和流浪汉们呆过一些时间，很少发现性欲反向的现象。德国似乎也是如此，除了监狱和工厂。据说，有些犹太流浪者（有时候是小商贩）身边有男孩，他们的关系类似于美国小丑与普鲁夏之间的关系。但我个人无法证明这一点。在英国，我遇到不少流浪汉毫不犹豫地说自己喜欢同性，尤其是男孩。但我几乎从未见到他们和男孩在一起。一般来说，他们总是一个人，似乎主要靠自己生存。

有一个值得关注的事实是，在英国和德国也有很多女性“在路上”，而且和她们发生性关系既容易又便宜。在德国，几乎每一个城镇都有便宜的妓女（Stadt-Schieze）：[①] 女人以很低的价格出卖自己的肉体，一个晚上不到30或40芬尼，通常是在露天场所。英国的情况完全类似，所有的大城市都有乐意做这种生意的女人，价格约3—4便士。那些“在路上”的女人要得更少。

我对性欲反向的流浪汉的一般印象是，他们的阳刚之气异常显眼。在和男孩性交的时候，总是扮演主动角色。有些男孩非常有女人味，但不都是如此。从总体上来看，他们和正常的小伙差不多，我不知道他们对同性关系的喜好是天生的还是后天习得的。很多流浪汉是真的喜欢，对此我一点也不怀疑。以

① 这个词源自希伯来语，意指女孩（*Mädchen*）。

上，我要说的就这些，我也就知道这么多。这个问题值得更深入的研究，也应该得到更适当的处理。

给出以上描述的约西亚·佛林特是一位著名的作家、社会学家和流浪者。他特别有流浪者气质（“饱经风霜的脸蛋和小巧的身形”），似乎天生如此，在流浪生活中如鱼得水。因此，他才得以展开对流浪者的心理学研究。从这个角度来看，他的著作（如《和流浪汉一起去流浪》[*Tramping with Tramps*]）特别珍贵。约西亚·佛林特的真名叫做威拉德（F. Willard），是弗朗西丝·威拉德小姐（Miss Fances Willard）的侄子。1907 年在芝加哥去世，时年 38 岁。去世前刚写完《自传》(*Autobiography*)，一部很坦诚和了不起的著作。关于英国流浪汉的情况，我想做一些补充。由一位英国通信人给我寄来了如下详细记录：

365

“我是一名男性反向者，性取向完全是女性化的。和‘流浪汉’的相遇导致我主动和他们建立亲密联系。在大概有 20 年的时间里，我自己经常走近他们，希望与之发生最紧密的接触。我的足迹遍布英格兰、苏格兰和威尔士。

“和在美国一样，这里的流浪者分两类，一类愿意工作，如给人家收庄稼、修路等，另一类不工作，属于职业流浪汉。据我的经验，不论哪一种，有 90% 甚至 100% 的流浪汉都愿意发生同性关系，只要有机会。我对他们不做任何区分。

“这么说的理由有很多，我仅列举数条。其一，虽有有些人更愿意和女人发生关系，但除了那些开着车流浪的人，以及极少数带着女人流浪的人，其他流浪汉没有机会接近女人。和妓女发生关系的机会也很少，除非她们喝醉了。流浪汉们也害怕得性病，那样就得去性病医院。大部分流浪汉善交际，愿意和另一个人搭伙一起流浪。在这种组合中，两人一起睡一起休息，手头宽裕的时候一起享受，自然而然就会发生性亲密。据我的经验，在这种性关系中，由一人扮演男性角色，另一人扮演女性角色。不过，我知道有些人扮演过两种角色。男性卖淫别无他求，偶尔遇到某位‘花花公子’的时候还能赚到钱，不论多少。我经常给流浪汉一笔小钱或买两杯酒作为交易条件，从未被拒绝过。有一位流浪汉和我说，‘酒和鸡奸’让他一点也不羡慕‘当官的或花花公子’的生活。

366

“另一位在外面流浪了 25 年的流浪汉和我说，他受不了一个人睡（一个流动小贩，表面上卖廉价宗教书籍，暗地里卖色情书籍和图片）。他是一名‘老资格’，说对自己最大的惩罚就是没有一位愿意让他肛交的伙计的陪伴，尽管他对性行为的方式没有特别的偏好。另一位挺不错的小伙子说，对他的惩罚就是眼睁睁看着身边的男人而不能与之发生关系。我曾与他共度良宵，夜里多次发生近乎粗暴的性亲密。此前，他刚刚因为鸡奸在狱中呆了很长一段时间。另一个影响流浪汉同性恋的有力因素是，在低矮的宿舍里，他们往往不得不和从未谋面的陌生人分享一张床；尤其是在炎热的夏天，一般两人都脱得精光。

“我对男性反向者的欲望使得我经常和他们接触，我发现他们人数众多。在农场临时工和海上流浪者当中，很难碰到像我这样的花花公子；所以我特别受欢迎，只要发出信号就会很快得到回应。至于利用男孩满足同性之欲，这并不常见，因为太危险。我也认识一些男孩，尤其是那些吉普赛或敞篷车里的男孩，他们为钱卖淫。

“有一次，我遇到了一位男孩，他的举动很快让周围的人对他垂涎欲滴。地点是在苏格兰的一个海边小镇上，那天晚上要举行一场展览会。当时有很多粗野的男人聚在一座低矮的酒吧里，大部分都喝醉了。这时候，一位极为俊美的男孩牵引着一个瞎子走了进来。男孩看上去17岁左右，很有女孩的气质，戴着一顶旧软帽，长长的卷发刚到肩上，穿着一条破旧的苏格兰短裙，露出胳膊和腿，上身套着一件旧的棉质猎手夹克。所有人的目光都落在了两人的身上，很快有人给他们买酒喝。有一个男人说他相信这位年轻人是一位姑娘。男孩说道‘我让你看看我是姑娘’，然后脱下短裙露出生殖器和屁股。这一举动和暗示让所有人都大笑起来，于是更多的酒被端到他们跟前。瞎子拉起小提琴，男孩开始跳舞，时不时做出刚才的举动。很多男人抓着他亲吻，抚摸他；有些人还要给他自慰，他挡开了，自己动手自慰给他们看。在快要关门的时候，屋子里剩下10—12个人，已经脱得精光的男孩还在跳舞，并且暗示我们也应该脱光。这一疯狂场景的唯一目击者是出来准备关灯的酒吧老板。

“我遇到有两类流浪者公开宣称自己更喜欢同性恋，即士兵和海员。据说‘杰克在每一个港口都有一个妻子’，但我相信这些妻子当中有很多是男性，不分国籍。士兵也是如此。相较于普通的流浪者，嫉妒在他们当中更常见。假如你和某个

367

士兵有一腿，同时又与他的上级勾勾搭搭，他们之间就会起冲突。

“根据个人经验，我可以用很多例子告诉你，‘流浪汉’在乡下被视为满足同性之欲的理想对象，既可以用钱财交换，又容易让人得到满足。”

附录 B　校园女生之间的友谊

一

意大利女孩把校园里的友谊称为“火苗”（*flamma*）。根据奥比西和马尔凯希尼的解释，这个概念在校园俚语中既有心上人之意，也指抽象的友谊；但是在这种语境下，它是指一种带有情欲的友谊。“火苗”被看作是每一所校园的必备习俗。这种关系通常是柏拉图式的，一般发生在一名寄宿生和一名走读生之间。尽管如此，虽然表面上不涉及性，但校园中所有的性表达都是以此为中心，各个方面和所有层次的性情感都会得到不同程度的表达。 368

奥比西和马尔凯希尼的调查主要是在师范学校的学生当中展开的，女生的年龄是在 12 至 19 岁或 20 岁之间。学校既有寄宿生，也有走读生。大多数寄宿生未涉及这种“火苗”，引起火花的是走读生。

奥比西和马尔凯希尼的研究得到很多毕业生的帮助，她们现在成了老师。其中一位曾经是走读生，虽然自己没有参与其中，但有很多机会观察到此类事情。她写道："'火苗'关系的发展和爱情完全类似，通常有一个女孩具有男性的特质，生理上的或性格方面的，会有另一个女孩接受她的爱，后者所表现出来的矜持——几乎就是害羞——就像对心上人的矜持。这种关系的起点和正常友谊的起点很不一样。两人不是因为经常在一起聊天和学习才开始的；通常，两人互不相识；一方可能是在楼梯、花园或走廊里看到另一方，然后被她的美貌和优雅所打动，于是开始向她求爱：经常出现在她教室窗外的花园中，守在楼梯口等着她经过。在暗恋中，有无数的匆匆一瞥和黯然叹息。随后，会为她献上美丽的鲜花，让熟人传达爱慕之意。最后，假如她对这种殷勤表现出了欣赏之意，就会收到正式的爱情宣言。求爱信写得热烈而冗长，其程度甚至超过了男女之间的爱情宣言。被求爱的一方刚开始很可能拒绝和怀疑，但经过多次的祈求之后，往往会接受，有时候还满怀热情。于是这种段关系开始了。"

369

另一位合作者也给出了类似的描述，她自己以前就引来过无数火花。她说："也许可以说，60%的校园女孩有'火苗'关系，剩下的40%只有一半是主动拒绝，另一半没有收到邀请，要么是因为长相不够吸引人，要么是因为性格得不到认可。"关于开启这种关系的方式，她写道："有时候'火苗'发生在两个之前从未见过的人之间，仅仅是因为其中一方长得漂亮、有同情心、人好或者气质优雅。优雅有着巨大的魅力，尤其是对生活作息既单调又无聊的寄宿生来说。一听说某个走读生优雅迷人，她就会对此人产生一种生动的向往之情，迫不及待地想看到她，度日如年，等着第二天早上的到来。被爱慕的一方来到学校，对自己引起的骚动毫不知情，不知道有人从楼梯或宿舍走廊在看着自己的一举一动和穿着打扮……对于寄宿生来说，这些事情构成了校园生活的重要内容。对于有些人来说，这也许只是一个闹剧；对于另一些人来说，也可能成为一个悲剧。”

370

在这种关系当中，双方会有很多通信。奥比西和马尔凯希尼曾经阅读过300封此类信件，这些信在收信人手中保存完好，成为了他们主要的研究资料。它们清楚地表明，大部分“火苗”是从生理上的钦慕开始的，一种对美和优雅的钦慕。信中激情满满，似乎大部分写于生理和精神上的兴奋期。奥比西和马尔凯希尼认为，这种异常兴奋感也许可以被视为一种精神手淫。事后，写信的人会产生一种悔恨感，就像在生理上真的做了不光彩的事情。对于这种感觉与性冲动之间的内在联系，有一位女性合作者写道：“我可以说，爱上男人的女孩永远也体会不到‘火苗’之情的陪伴。”

奥比西和马尔凯希尼这样来概括“火苗”与普通友谊之间的区别：“（1）情人之间通信极其频繁，甚至找借口也要写信；（2）渴望看到对方、和对方说话，渴望握手、拥抱和亲吻；（3）聊天时间特别长，长时间的幻想；（4）总是嫉妒，表现形式多样；（5）情人眼里出西施；（6）到处写上心上人的名字；（7）不嫉妒心上人的优点；（8）愿意做出牺牲克服一切困难来表达自己的爱；（9）有人带着虚荣心回应‘火苗’的爱情宣言；（10）意识到自己在做被禁止的事情；（11）出于征服的快感，这些战利品（信件等）得以保留。”

相较于普通友谊，“火苗”还有一个明显的特征是具有可能371引发嫉妒的排他性。友情和爱紧紧地交织在一起。信的内容很纯洁（少数例外，但大多数如此）。火苗关系的纯洁性也体现在，它往往发生在寄宿生和走读生之间，发生在不同班级和教室的女孩之间，而很少发生在住得很近的女孩之间。“当然，”一位女性合作者写道，“女孩们身上的生理兴奋既纯洁又简单，（无论如何，我相信这一点）绝大多数校园女孩通过尽可能地与心上人接近（不分性别）就可以获得足够的满足感，在相互的仰慕和亲吻中，或者在不道德和充满隐喻的对话中。这种对话的目的是探索人类天性中最重要的神秘领域，是想知道为什么。它面对的是自然的必然性，女孩们能够感知和直觉到，只是不清楚是什么。这种对话在校园中是每天的必修课，尤其是最让人感到神秘的生殖话题。它充分体现了那个年纪的愚蠢无知。”这位女士在她的校园生活中仅发现一例明确的同性恋关系，当事人在学校不怎么受欢迎，也没有其他的“火苗”关系。她总结说，最主要的性表达是一直专注于性的神秘感，不厌其烦地说起它。

另一位曾经在师范学校呆过的女士有更丰富的经验。她在 14 岁的时候体验到了作为一名新生的孤独感和不幸福。有一天，当她站在教室角落里独自沉思的时候，一位同伴——此人在她来的那一天就带着她逛校园——跑到她跟前，“抱着我，闭着嘴亲了一下，轻轻地拨弄我的头发。我一脸震惊地盯着她为什么这样，与此同时却体验到了一种美妙和至高无上的舒适感。就是从这里开始的！后来我遭受了猛烈地亲吻和拥抱，让我十分震惊，我开始问自己为什么要接受这种不可预见的新感情。我坦率地问她为什么这样，她的回答是：'因为我爱你，第一次见面我就迷上了你，你是如此漂亮和白净。当我用手指划过你的发丝的时候，当我亲吻你圆圆的脸蛋的时候，我感到了幸福和平静。我需要你的灵魂和身体。'在我看来，这些话像是大人说的，我完全没有领会它的重要性。在她第一次拥抱我的时候，我只是惊讶地看着她，对随之而来的亲吻和爱抚来不及做出任何反应。我感觉它和妈妈、爸爸、哥哥及其他人的吻都不一样，给了我一种不可名状的体验。她湿润而丰满的嘴唇让我心烦意乱。后来我们开始频繁通信，有了'火苗'那些事。有外人在场的时候，我们只是简单地问候，因为'火苗'是被严格禁止的。我之所以接受，一方面是因为我喜欢她，另一方面是因为害怕她奥赛罗般的嫉妒。当我和别人玩的时候，她会因为嫉妒而不顾后果地掐我脖子，甚至咬我；假如扎头发的时候没有叫她，她也会报复。她喜欢我把头发放下来，然后把脑袋放我肩上，尤其是在我没有穿好衣服的时候。我让她喜欢做什么就做什么，而她还是会严厉地责骂我，怪我从来不主动想她，不主动跑去见面和亲她。同时，每每想起要失去她，想到某天她也许会另有所爱，我也会暗地里伤心，但我从来没有告诉她这些！有一天，在和女校长一起欣赏美景之时，我突然被一阵巨大的悲伤笼罩，'哇'的一下哭出来了。女校长赶紧问我怎么了，我扑在她的怀抱里抽泣着说：'我爱她，如果她不再爱我，我就活不下去了！'她微笑地看着我，这笑容直击我的内心，让我立即看到自己有多傻，发现我的朋友错的有多离谱。373 从那天开始，我再也不能忍受我的‘火苗’，决然分手。我勇敢地面对了随之而来的攻击和撕咬，甚至被抓破了脸，一直被埋怨，几近虚脱。我不想指控她，那样也许太卑鄙，但是我找了一个借口换了床铺。以前她经常悄悄穿上衣服来我这，躺在我的枕头上，一呆就几个小时。她说她喜欢闻我的味道，健康、新鲜。现在，这种狂躁的欲望让我觉得恶心，只想与之一刀两断。后来，我听说她建立了一段不会受到任何宗教仪式祝福的关系。”

尽管这些信件的内容多是柏拉图式的，奥比西和马尔凯希尼评论道，但事实上还是有一种潜在的性感情在起作用，并表达在前面提到过的那种不得体的对话之中。“火苗”关系是一种爱情幻想，一种性爱游戏。这一点体现在，信中经常出现一些浪漫的名字和外号，有女人的，也有男人的。

在信的内容中，甚至也可以发现关于性的痕迹。“周五的时候，我们要去 B 区服务，”一位曾经在修女机构呆过的合作者写道，“但不幸的是，我在一扇窗外看到了 M. L.。当时我还以为她去了 A 区。搞得我一直很紧张，想象这位可爱的女子正在窗边，穿着无袖衬衫露着胳膊。”无疑，一个生活在自己家里的女孩可能也会留有这种印象，但校园里的想象色彩要更生动。学校屏蔽了相关因素，使得这种想象相对于校外的想象更有内容，更加强烈。一个可以随时见到女人的男孩，让他选择性地记住其中一个女人的脸蛋，留下的印象不会那么强烈；相反，一个住在学校见不到女人的男生，让他看到任何属于女人的物品都可能受到震动，尤其是在性欲旺盛之时偷偷看到的情况下。这样的物品会触发他无数荒唐的想象。假如所处的环境不允许他产生任何情色恋物癖的倾向，他就不会有这种想象。恋物癖虽然有，但很少见。这种倾向与习惯也许会在禁果之吸 374 引力的作用下形成，但很难得到自由的发展。敏锐的好奇心若无法得到满足，就会被进一步放大。“火苗”关系就是此类变态恋物癖的起点。一种在其他环境中不会超越正常友谊的情感，在这种情况下则可能发展为“火苗”，甚至是带有明显性特征的“火苗”。如此，男孩们和女孩们以极其敏感的方式体验到了最纯洁和最简单的情感。我们这里研究的女孩不知道如何简单地表达友谊，以为疯狂地爱上对方就体现了真正的友谊和细腻的情感，于是友情变成了激情。充满激情地爱上同伴，引发这种强烈欲望的是校园环境。这一点可以从下面这封信中看出来：“亲爱的，你比我更了解，敏感的女孩们离开自己的家，最珍惜的人都不在身边，是多么地需要去爱和得到爱。你能理解，一个人被迫生活在和自己没有感情的人当中有多么的艰难。”写信的人继续描述了自己所有的爱是如何转变成了对收信人的爱。

虽然“火苗”关系包含确定无疑的性因素，但我们不能把它视为一种真正的和先天性的反向本能。此类现象很常见，而且她们在离开学校后通常不再有这种感情，这足以表明其根源不是先天性的反向。几位女士合作者向奥比西和马尔凯希尼估计，师范学校中涉及“火苗”关系的女生大概在60%左右。当然，不能因此说女教师们比正常女性更可能性欲反向。根源是器质性的，但表现是理想化的和柏拉图式的，不同于校园中的

375 其他现象。没有人调查过校园中各种性表达的细节，但它们在校园中或多或少地存在，这一点已经得到了普遍的认可。前面提到的聊天就是激发性兴奋的一种方式，对话进一步放大了它的强度。一位合作者写道，此类对话是每天的必修课；聊天的时候，通常也是信写得最轻松的时候。情况也可能是，感官刺激转变成了一种超越性的情感，进一步强化了这种“火苗”关系。

概而言之，奥比西和马尔凯希尼总结认为，“火苗”也许可以被看作是一种*暂时性的复杂情感*，其中包括性早期的生理因素、这个年纪的女性与生俱来的心理因素、偶然性的环境因素以及利他主义的社会因素。

二

奥比西和马尔凯希尼详细描述的现象和英国女子学校中的现象非常相似。英国女孩的情况体现在下列信件中。写信的人是一位对现代英国女子学校非常熟悉的女士：

“根据各种调查及个人的经验和观察，我相信，英国女孩对同性友人的依恋程度远远超出了人们的一般认识。这种依恋包含浪漫的感情，在她们的内心占有很重要的位置。尤其是校园中的女孩，那里有大量女生或年轻的女子在一起生活，关系更加隐蔽。

“根据我的发现，这种依恋关系——它们有独特的名字，如

‘迷情恋’（raves）、‘勺子’（spoons）等——在较小的私立学校相对少见，在公立寄宿学校贫困家庭的女孩当中则完全不存在。也许，这是因为她们和异性的交往更加自由。 376

“在我曾经呆过数年的一所英国学院里，‘迷情恋’尤为普遍。这是英国最大的学院之一，也是最好的学院之一。人们通常以为学校的措施已经消除了这种不健康的情感。女子学院所采取的措施类似于男生学院的措施。学校有无数的公寓，平均每栋公寓住有40—50个学生。公寓由受过良好教育的女舍监管理，每名女舍监配备若干名公寓管理员（和教师不一样）。每栋公寓都配有一个大花园，里面有网球场等设施，可以玩板球、曲棍球及其他游戏。参与此类游戏不仅受到了学校的支持和鼓励，而且还能带来乐趣。每一个女孩都有自己的隔间或卧室，低年级学生（未满17岁）未经允许不得进入他人的卧室，未经允许不得白天进入卧室。事实上，所有的这些都是为了杜绝变态感情的出现。但据我所知，一切照旧。女孩之间友谊似乎比其他地方更强烈，性事是她们聊天的首要话题。

“在这样的大校园里，‘迷情恋’的盛行不仅体现在数量上，还体现在它涵盖了13岁以上所有年龄段的女生。13岁以下的女孩也许会喜欢其他学生或老师，但方式不一样。‘迷情恋’可不仅仅是通常意义上的友谊，但与普通友谊也并非不相容。一名‘迷情’的女孩通常会有好几位亲密的朋友，而后者通常不具有迷情恋的感情和兴奋感。

“有过‘迷情恋’经验但后来又和男人相爱的女生跟我说，这两种感情很相似，只是当时在‘迷情恋’中没有意识到这一

377 点。如此看来，‘迷情恋’似乎有一个性的基础。不过，从另一方面来说，这种感觉在很多案例中似乎是精神性的，是对灵魂整体的一种提升，带着想过好生活的强烈愿望——更多的是对心上人的一种崇敬感，没有亲密接触或生理接触的欲望。

“一般而言，‘迷情恋’开始得比较突然。它可能是相互的，也可能是一厢情愿。在女生当中，通常发生在两个同伴之间；女孩也可能和她们的某位老师或熟悉的成年人建立这种关系，后者不一定生活在校园。在这种情况下，女孩的另一半虽然也有情绪化的感觉，但不一定对她有喜爱之情。

“偶尔，高年级的学生会与低年级的小女孩建立关系，不过这种情况很少发生，表现也不明显。18岁以上的女孩都不怎么参与，一般持厌恶态度。

“在我提到的那所学校，‘迷情恋’十分普遍，几乎无人幸免。任何新生一进来很快就会陷入其中。这意味着它具有传染性。有时候，这股风潮会暂时平息下来，隔一段时间再出现，类似于流行病。有时候，女生们的这种情感几乎都指向自己的老师。不过，更多的时候，发生在女生彼此间的迷情更明显。

“有时候，会出现好几个女生迷恋同一位老师的情况。在很多案例中，这样的女生一般有一位感情很深的同伴，两人相互谈论各自的迷恋对象，述说各自的感觉，释放自己的精力，偶尔还积极地演示无法当面向老师表达的情感。不过，在有些案例中，女生们没有表白的欲望，即便有机会去表白。

“据我的判断，这种关系并不总是出于生理上的吸引力，如378 美貌、优雅的气质等。参与者要么双方都有坚强的性格，要么是性格较弱的一方迷恋性格较强的一方，很少有反过来的时候。

“我经常注意到，有时候同一个人在不同的时间被不同性格、不同年龄的人迷恋，年龄跨度达30岁。很难说清楚，为什么有些人更容易激起这种感觉。通常她们比较保守，在生理上没有任何特别的吸引力，看不起迷情恋式的友谊，也没有做出任何暗示。说大部分迷情恋具有性的基础，这种说法也许是对的。但我可以确定，这一点在大部分涉及年轻女孩的案例中不成立，不存在任何不纯洁的行为或动机。她们大多对性一窍不通。不过，她们确实会不断地琢磨它，讨论这事，尤其是当她们有一段‘迷情’之时。两者之间似乎存在某种微妙的联系。这种无知本不应该存在。性的话题一旦被提及，就会一直持续，不断被说起，直到最后终于获得了相关认识，只是方式很可悲。据我个人经验，这种无知和想知道一切的好奇心将对她们的身心造成伤害。既然儿童有好奇的天性，若她们的父母告诉他们关于生殖的简单规律，那么大部分伤害是可以避免的。她们也不会总是谈论性事。为了寻找隐藏的神秘，她们总是翻阅圣经。

“对老师的迷恋，要比女生彼此之间的迷恋更常见。在这种情况下，女孩不会隐瞒自己的感情，不断的谈起它，描述自己的感觉，只要有人愿意听，也会给自己的朋友写信述说。在两个女孩之间的迷情恋中，出现性因素的可能性更大。两人的亲密接触会带来很大的快感，频繁的亲吻和拥抱。不在一起的时候也会写信交流，通常每天都写，满怀激情地表达爱意。她们也会经常谈论这种爱带来的幸福感，并争取做得更好。这种感情和深刻的宗教情怀非常类似，也会产生很多好的结果。她们会向彼此详细描述自己的各种情绪和感觉。

“迷情恋的持续时间各不相同。我知道有些持续了 3—4 年，更多的只有几个月。偶尔，迷情关系会发展为稳固的正常友谊。我觉得这里不存在真正的反向，迷情恋在女孩长大之后一般都消失了。无疑，迷情中的感觉和行为和正常的爱情关系很像。有人认为，大部分女孩发展浪漫的同性友谊，在很大程度上是因为异性的缺乏，比如说在学校里的。但我个人觉得这个问题有待商榷。在离开校园和有着充分自由的女孩当中，也经常可以看到这种关系，甚至是和异性经常调情的女孩，她们各个方面都很女性化，不能说是因为反向。

“这一点也体现在下面的案例当中：A 和 B 在同一所学校里上学，她们有各自的小团体，睡在不同的寝室，在学校活动中从未见过面，仅听说过彼此的名字。有一天吃饭的时候，两人偶然坐到了一起。俩人此时已经有了各自的迷情对象，A 迷上了见过的一个演员，B 迷上了家族里的一位已婚妇女。迷情恋的话题碰巧被提了出来，两人突然彼此感觉到了对方的魅力。从此以后，她们的生活有了一种新的乐趣，彼此把对方视为生活的全部，当时 A 是 14 岁，B 有 15 岁。两人都有一点早熟，懂得很多常识，热衷于游戏，喜欢学习，非常独立，同时又具备明显的女性特质，颇受异性欢迎。一见钟情之后，两人380 再次见面就有了一种微妙的感觉。她们所有的心思都在这个事情上，每天想方设法私下会面，在过道里多次拥抱，互祝晚安。她们尽可能地不让外人发现自己的感受。两人变得形影不离，一种真实而持久的喜爱之情开始慢慢发酵，其中出现了明显的性因素。尽管两人当时都对性事一无所知，但这并不妨碍她们在一定程度上沉溺于性本能之中。面对从未经历过的强烈感觉和情绪，在本能的驱使下有了这些表现。但同时，直觉告诉她们这件事可能是错的。她们努力与这种直觉抗争，并找理由为自己辩护。彼此一旦分开就觉得非常痛苦，每天写信互诉衷肠。在这种积极的相互吸引中，两人一度变得非常虔诚。这段活跃的感情持续了3—4年。中断10年之后，也就是现在，她们仍然非常喜爱对方，尽管她们的人生道路有过分叉，各自经历过异性的爱情。她们饶有兴致地回忆起当年这段友谊当中的性因素。A和B既受同性欢迎，也得异性青睐。B尤其容易激起同性的迷情之恋，即便自己从未做出任何暗示。这段迷情恋的持续时间特别长，而大多数只持续几个月。有些女孩会移情别恋，或者脚踩两条船。

"还有一个案例，我觉得其中不一定有性的基础。有两个20出头的女孩在走廊相遇，寥寥数语之后，一段温暖的友谊开始迅速发展。她们决然地为对方付出，但自认为这不是迷情恋。据我对她们的了解以及她们告诉我的事情，这段感情不涉及任何性欲，尽管彼此深爱对方。不在一块儿的时候，每天都写信，敦促对方积极向上。据我所知，她们表现出来的所有感觉都是为了塑造美好的灵魂。 381

"互相写信，交换礼物，发誓相爱到永远，一次次吵架与和好，经常表现出嫉妒。尽管这样的迷情恋主要出现在校园女生当中，但绝不仅限于校园。在所有30岁以下的女性群体当中都很常见。在已婚和非反向的女性当中也不是没有。当然，已婚女性一般对性事比较了解。

“迷情恋有没有带来直接的伤害，我也无法确定。在校园女生当中，假如情感不是过于强烈，假如双方没有沉溺在性感觉当中，那么我认为它带来的好处多于坏处。但假如发生在人生的后半段，这一点就值得怀疑了，因为那时候的欲望和感觉都处于最强烈的状态。”

三

美国女子学院中的情况，和意大利及英国的情况极其类似。马萨诸塞州克拉克大学的兰卡斯特先生数年前收到的一些信件提供了部分的佐证。

兰卡斯特向800多名教师和年长的学生发出过问卷，调查各种与青少年相关的问题。在收回的答卷中，有91人谈到了这个问题。[①] 其中，有28名男性和41名女性在25岁前有过恋爱经历，男女各11人没有恋爱经历。因为女性占多数，这意味着缺乏恋爱经历在男性中更常见。答卷来自于16—25岁的年轻人。有两位男性和7位女性爱上过虚构人物，有3名男性和不少于46名女性提到了同性的激情。兰卡斯特提到，同性之爱通

382

① 兰卡斯特，“青少年的心理学和教育学”，《教育学刊》，1897年7月，第88页。

常不为人所知，但非常普遍。它不仅仅是友谊，其中的爱意真实而强烈，富有激情。值得一提的是，这49个案例不是被问出来的，因为问卷中没有提到同性之爱。兰卡斯特发现大部分答卷都写得很漂亮，若可以全部发表出来，他甚至都不用点评了。他引述了一部分回答。有一名33岁的女子写道："14岁的时候我有了初恋，但对方是一名女孩。这是一种疯狂而强烈的爱，但它的特征和涉及的感觉，类似于我和另一位18岁男子的异性初恋。在这两段爱情中，我都没有把对方理想化，非常清楚他们的缺点。不过，我仍然沉浸其中无法自拔。第一段爱情持续了两年，第二段爱情持续了七年。后来经历的爱情都没有这两段爱情强烈，但现在，他们于我而言不过是两个陌生人。"另一位35岁的女人写道："校园中14—18岁的女孩经常陷入同性之爱，这种爱不是友情。被爱的一方年龄稍长，年级更高，更漂亮或有魅力。在我刚进女子学院的时候，知道至少有30个女孩爱上了高年级的学生。有些女生不过是赶时髦，但是我知道，我和其他很多人是带着真诚和激情去爱。我爱她，是因为她很聪明，且对别人的爱无动于衷，十分冷漠。她不算漂亮，尽管当时我们觉得她漂亮。她的一位崇拜者，在受到打击之后还病了两周。回校之后，有一天那位崇拜者正在和我说话，当我们的爱慕对象走进教室，她一下子晕了过去。在步入高年级之后，我也经常遇到脉脉含情的目光，收到原创的情诗和玫瑰，有人在半夜及凌晨三点给我写来热情洋溢的信。"在男性当中没有看到类似的坦白。

四

383　在南美的女子校园中也发现了同样的现象。梅尔坎特重点研究了布宜诺斯艾利斯地区的传统高中，那里的学生是10—22岁的女孩。[①] 麦克默特里发现，同性恋在这里没有得到明确的定义，通常与浪漫主义和神秘主义的倾向结合在一起。它一般被视为一种不好的东西，但以这种形式得到了广泛的传播，甚至成了一种风尚。学校的宗教禁令越严格，它的表现越明显。

此类学校中的娱乐活动十分匮乏，为了培养良好的举止，热闹的体育活动都被禁止。在所谓的游戏室，女孩们遵守最严格的礼仪，无需教师监督也能做到。麦克默特里简直不敢相信，看上去如此循规蹈矩的女孩会有另外的-·面。

在解散之后，会看到女孩们在长凳上、角落里和柱子边，胳膊挽着胳膊或手牵手，三三两两聚在一起。她们的聊天内容可想而知。“我是间接地了解到她们的对话和秘密的。她们是情侣，尽管这种情侣是精神性的，双方都是女性。与加尼尔（Garnier）、热基斯（Régis）、隆布罗索和邦菲利（Bonfigli）等研究权威的看法一致。”

麦克默特里发现，这种关系中的情侣双方具有很不一样的

① 梅尔坎特，“教育机构中的恋物癖和女同性恋”（Fetiquismo y Uranismo feminino en los internados educativos），《精神病学和犯罪学档案》（*Archivos de Psiquiatria y Criminologia*），1905年，第22—23页；麦克默特里在1914年8月的《泌尿科评论》（*Urologie Review*）中做过引述。

道德品质。“有一方是主动方，她会命令对方和关心对方，她会付出和做决定，考虑当前，畅想未来，克服困难，带来勇气。另一方比较温顺，会在争吵中让步和顺从，用甜言蜜语表达自己的感情。然而，在这种沉默和安静的感情氛围中，也充斥着嫉妒、争吵、欲望、幻想、美梦和悲叹。”

384

麦克默特里的线人告诉他，每一个女孩在现实中都有自己的密友，至少可以确定有 20 对同性情侣。主动方刚开始只是眉目传情，然后关系变得亲密，最后开始求爱。女性有很强的适应性，除非反感这一套，新手很快就会轻车熟路。假如被追求者不顺从，她必须做好发生冲突的准备，因为反抗越是强烈，追求者越是执着。

麦克默特里曾经读到过一些女孩之间的通信。尽管没有经过专门的训练，她们之间的措辞和叙事风格非常优秀。关于她们在现实中的亲密关系，没有其他资料可供研究。

人名索引

（索引页码为原书页码，即本书边码）

主题索引

（索引页码为原书页码，即本书边码）

图书在版编目（CIP）数据

性欲反向 /（英）霭理士著；吴杨义，邱娟译. — 北京：商务印书馆，2024
（性心理学研究；第二卷）
ISBN 978-7-100-23446-7

Ⅰ. ①性… Ⅱ. ①霭… ②吴… ③邱… Ⅲ. ①性心理学—研究 Ⅳ. ① R167

中国国家版本馆 CIP 数据核字（2024）第 044990 号

性心理学研究
第二卷
性欲反向
〔英〕霭理士　著
吴杨义　邱娟　译

商 务 印 书 馆 出 版
（北京王府井大街 36 号　邮政编码 100710）
商 务 印 书 馆 发 行
北京市白帆印务有限公司印刷
ISBN 978-7-100-23446-7

2024 年 12 月第 1 版　　开本 880×1230　1/32
2024 年 12 月北京第 1 次印刷　　印张 15 7/8

定价：80.00 元